大肠癌

经典方临证精华

主 编 赵宇明 莫日根 史圣华

全国百佳图书出版单位

中国中医药出版社

图书在版编目（CIP）数据

大肠癌经典方临证精华/赵宇明，莫日根，史圣华主编．—北京：中国中医药出版社，2021.1

ISBN 978-7-5132-5425-0

Ⅰ．①大… Ⅱ．①赵… ②莫… ③史… Ⅲ．①大肠癌-中医治疗法 Ⅳ．①R273.53

中国版本图书馆 CIP 数据核字（2018）第 293241 号

中国中医药出版社出版

北京经济技术开发区科创十三街 31 号院二区 8 号楼
邮政编码　100176
传真　010-64405721
河北省武强县画业有限责任公司印刷
各地新华书店经销

开本 880×1230　1/32　印张 10　字数 213 千字
2021 年 1 月第 1 版　2021 年 1 月第 1 次印刷
书号　ISBN 978-7-5132-5425-0

定价　48.50 元
网址　www.cptcm.com

社 长 热 线　010-64405720
购 书 热 线　010-89535836
维 权 打 假　010-64405753

微信服务号　zgzyycbs
微商城网址　https://kdt.im/LIdUGr
官 方 微 博　http://e.weibo.com/cptcm
天猫旗舰店网址　https://zgzyycbs.tmall.com

如有印装质量问题请与本社出版部联系（010-64405510）
版权专有　侵权必究

大肠癌经典方临证精华

编 委 会

内容提要

　　大肠癌是消化道常见的恶性肿瘤，本书由赵宇明先生组织学者编撰，重点围绕名医应用经典名方治疗大肠癌的临床经验，汇集名家心法、名医经方医案，并加以按语撰成。主要突出三个要素：常见疑难病症，应用经典名方的方法和思路，名老中医经验。书中内容简明实用，适合中医药专业人员阅读参考。

前 言

中医药学历史悠久，博大精深。数千年来，它以完整的理论体系、丰富的实践经验和卓越的临床疗效，屹立于世界医学之林，不仅为中华民族的繁衍昌盛做出了巨大的贡献，而且对世界医学的发展也产生着深远的影响。

本书重点围绕名老中医心得及其应用经典名方治疗大肠癌的临床经验编写，主要突出三个要素：常见疑难病症，应用经典名方的方法和思路，名老中医经验。

本书由内蒙古自治区中医医院和内蒙古医科大学中医学院领导带领一批具有较丰富临床经验的中青年临床一线医师和具有丰富中医教学经验的中青年教授，汇集名家心法、名医经验医案，并加按语，经过多次交换审改后成稿。其目的在于展现中医名家应用大承气汤、五苓散、葛根黄芩黄连汤等经典名方治疗大肠癌的心得经验，突出中医临床理、法、方、药的运用规律。读者如能细细品读，当大有所得，于医道一途之研修和提高殊多裨益。

由于编者所学习和掌握中医药及现代医学理论的深度有限，认识、把握尺度可能不够全面，存在偏差或谬误之处，还望同道多加指正，以期再次修正提高。

编　者
二〇二〇年十月　于呼和浩特

目 录

第一章　大肠癌诊治基础

一、传统中医学对大肠癌的相关论述

大肠癌在中医古籍中的论述散见于"肠积""积聚""癥瘕""肠蕈""肠风""脏毒""下痢""锁肛痔"等病证中。如《灵枢·五变》曰："皮肤薄而不泽，肉不坚而淖泽，如此则肠胃恶，恶则邪气留止，积聚乃作。"《中藏经·卷上·积聚癥瘕杂虫论第十八》："积聚癥瘕杂虫者，皆五脏六腑真气失而邪气并，遂乃生焉。久之不除也，或积或聚，或癥或瘕，或变为虫，其状各异。或能害人者，有不能害人者，有病缓者，有为病速者，有疼者，有痒者，有生头足者，有如杯块者，势类不同。盖因内外相感，真邪相犯，气血熏搏，交合而成也。积者系于脏也，聚者系于腑也；癥者系于气也，瘕者系于血也。"《灵枢·水胀》指出："肠蕈何如……寒气客于肠外，与卫气相搏，气不得荣，因有所系，癖而内著，恶气乃起，瘜肉乃生。"清代祁坤首先提出"锁肛痔"这一病名，《外科大成·论痔漏·二十四痔》曰："锁肛痔，肛门内外如竹节紧锁，形如海蛰，里急后重，便粪细而带扁，时时流臭水，此无治法。"又曰："脏痈痔，肛门肿如馒头，两边合紧，外坚而内溃，脓水常流，此终身之疾，治之无益。"

对于大肠癌的病因病机，目前认为本病的发生多由于素体虚弱，脾肾不足，复因饮食不节或误食不洁之物，或忧思抑郁，久泻久痢，或感受外邪等因素，致使湿热蕴结，下注浸淫肠道，引起局部气血运行不畅，湿毒瘀滞凝结而成肿瘤，而其中饮食不节（洁）是导致本病发生或发展的重要原因。《素问·痹论》云："饮食自倍，肠胃乃伤。"酒食不节，饥饱失常，损伤脾胃，脾失健运，不能输布水谷精微，湿浊凝聚成痰，痰阻气机，血行不畅，脉络壅滞，痰浊与气血相搏结，乃成癌瘤类疾病。凡酒食过度，恣食辛辣，过食生冷油腻或不洁饮食，酒食助湿生热，酿成痰湿，阻滞气机，使气、血、痰三者互结于肠道，即酿成大肠癌。故《临证指南医案》在谈论消化道肿瘤的病因时认为："酒湿厚味，酿痰阻气。"论及大肠癌，一般认为湿热、火毒、瘀滞属病之标，脾虚、肾亏、正气不足是病之本，二者互为因果。气滞血瘀、湿热蕴结多见于大肠癌早期，为实证；气血两虚、脾肾阳虚和肝肾阴虚多见于本病中、晚期，为虚证。

关于大肠癌的中医诊断要点，主要以临床症状为主，早期表现不明显，发展到一定程度会出现肛门坠胀、腹痛、排便习惯改变（便频、腹泻或便秘）、便血（鲜红色、暗褐色或果酱样便）等典型表现。中医古籍对此有相关论述，如《外科正宗·下部痈毒门·脏毒论第二十九》曰："蕴毒结于脏腑，火热流注肛门，结而为肿，其患痛连小腹，肛门坠重，二便乖违，或泻或秘，肛门内蚀，串烂经络，污水流通直孔，无奈饮食不餐，作渴之甚，凡犯此，未得见其有生。"

大肠癌腹痛是指胃脘以下、耻骨毛际以上部位发生疼痛为主要表现的一种脾胃肠病证。古代文献中的"脐腹痛""小腹痛""少腹痛""环脐而痛""绕脐痛"等，均属本病范畴。凡外邪入侵、饮食所伤、情志失调、跌仆损伤，以及气血不足、阳气虚弱等原因，引起腹部脏腑气机不利，经脉气血阻滞，脏腑经络失养，皆可引起腹痛。如《素问·举痛论》曰："寒气客于肠胃之间，膜原之下，血不得散，小络引急故痛……热气留于小肠，肠中痛，瘅热焦渴则坚干不得出，故痛而闭不通矣。"又曰："寒气客于肠胃，厥逆上出，故痛而呕也。寒气客于小肠，小肠不得成聚，故后泄腹痛矣。"《证治汇补·腹痛》曰："暴触怒气，则两胁先痛而后入腹。"《血证论·瘀血》云："瘀血在中焦，则腹痛胁痛；瘀血在下焦，则季肋、少腹胀满刺痛，大便色黑。"《诸病源候论·久腹痛》云："久腹痛者，脏腑虚而有寒，客于腹内，连滞不歇，发作有时。发则肠鸣而腹绞痛，谓之寒中。"《金匮要略·腹满寒疝宿食病脉证治》曰："病者腹满，按之不痛为虚，痛者为实，可下之。舌黄未下者，下之黄自去。""腹满时减，复如故，此为寒，当与温药。"其治疗当以"通"为大法，系据腹痛之痛则不通、通则不痛的病理生理而制订。临床应辨证施治，实则泻之，虚则补之，寒者热之，热者寒之，滞者通之，瘀者散之。正如《景岳全书·心腹痛》曰："凡治心腹痛证，古云痛随利减，又曰通则不痛，此以闭结坚实者为言。若腹无坚满，痛无结聚，则此说不可用也。其有因虚而作痛者，则此说更如冰炭。"《医学真传·腹痛》曰："夫通则不痛，理也。但通之之法，各有不同，调气以和血，调血以和气，通也；下逆者使之上行，中结者使之旁达，亦通也；虚者助之使通，寒者温之使通，无非通之之法也。若必以下泄为通，则妄矣。"

大肠癌腹泻是以大便次数增多、粪质稀薄，甚至泻出如水样为临床特征的一种脾胃肠病证。致泻的病因是多方面的，主要有感受外邪、饮食所伤、情志失调、脾胃虚弱、命门火衰等。古代文献对此有相关论述，如《素问·生气通天论》曰："因于露风，乃生寒热，是以春伤于风，邪气留连，乃为洞泄。"《素问·举痛论》曰："寒气客于小肠，小肠不得成聚，故后泄腹痛矣。"《素问·至真要大论》曰："诸呕吐酸，暴注下迫，皆属于热。"《素问·太阴阳明论》曰："食饮不节，起居不时者，阴受之……阴受之则入五脏……下为飧泄。"《杂病源流犀烛·泄泻源流》曰："湿盛则飧泄，乃独由于湿耳。不知风寒热虚，虽皆能为病，苟脾强无湿，四者均不得而干之，何自成泄？是泄虽有风寒热虚之不同，要未有不源于湿者也。"《景岳全书·泄泻》曰："凡遇怒气便作泄泻者，必先以怒时夹食，致伤脾胃，故但有所犯，即随触而发，此肝脾二脏之病也。盖以肝木克土，脾气受伤而然。"《素问·举痛论》曰："怒则气逆，甚则呕血及飧泄。"关于大肠癌发生腹泻的病机，一般认为是脾虚湿盛，脾失健运，大小肠传化失常，升降失调，清浊不分，而成泄泻。如《素问·脏气法时论》曰："脾病者……虚则腹满肠鸣，飧泄食不化。"《素问·宣明五气》谓："五气所病……大肠小肠为泄。"《景岳全书·泄泻》曰："泄泻之本，无不由于脾胃。"又曰："肾为胃关，开窍于二阴，所以二便之开闭，皆肾脏之所主，今肾中阳气不足，则命门火衰而阴寒独盛，故于子丑五更之后，当阳气未复，阴气盛极之时，即令人洞泄不止也。"医家张仲景在《金匮要略·

呕吐哕下利病脉证治》中对本病的诊治进行了详尽阐述,如"下利清谷,里寒外热,汗出而厥者,通脉四逆汤主之""气利,诃梨勒散主之"。又说:"下利三部脉皆平,按之心下坚者,急下之,宜大承气汤""下利谵语,有燥屎也,小承气汤主之。"篇中还对湿邪内盛,阻滞气机,不得宣畅,水气并下而致"下利气者",提出"当利其小便",以分利肠中湿邪,即所谓"急开支河"之法。另外,《医宗必读·泄泻》在总结前人治腹泻经验的基础上,提出了著名的治泄九法,即淡渗、升提、清凉、疏利、甘缓、酸收、燥脾、温肾、固涩,现广泛应用于临床。

大肠癌便秘是指由于大肠传导功能失常导致的以大便排出困难、排便时间长或排便间隔时间延长为临床特征的一种大肠病证。便秘的病因是多方面的,其中主要有外感寒热之邪、内伤饮食情志、病后体虚、阴阳气血不足等。如《素问·厥论》曰:"太阴之厥,则腹满膜胀,后不利。"《素问·举痛论》曰:"热气留于小肠,肠中痛,瘅热焦渴则坚干不得出,故痛而闭不通矣。"《灵枢·邪气脏腑病形》曰:"肾脉急甚……不得前后。"本病病位在大肠,并与脾、胃、肺、肝、肾密切相关。脾虚无力传送,糟粕内停,致大肠传导功能失常,而成便秘。胃与肠连,胃热炽盛,下传大肠,燔灼津液,大肠热盛,燥屎内结,可成便秘。肺与大肠相表里,肺之燥热下移大肠,则大肠传导功能失常,而成便秘。肝主疏泄气机,若肝气郁滞,则气滞不行,腑气不能畅通。肾主五液而司二便,若肾阴不足,则肠道失润,若肾阳不足,则大肠失于温煦而传送无力,大便不通。对于便秘的诊治,医家张仲景提出了寒、热、虚、实不同的发病机制，设立了承气汤的苦寒泻下、麻子仁丸的养阴润下、厚朴三物汤的理气通下，以及蜜煎导诸法，为后世医家认识和治疗本病确立了基本原则，有的方药至今仍为临床治疗便秘所常用。而"补土派"李东垣则强调饮食劳逸与便秘的关系，指出治疗便秘不可妄用泻药。如《兰室秘藏·大便结燥门》谓："若饥饱失节，劳役过度，损伤胃气，及食辛热厚味之物而助火邪，伏于血中，耗散真阴，津液亏少，故大便燥结""大抵治病，不可一概用巴豆、牵牛之类下之，损其津液，燥结愈甚，复下复结，极则以至引导于下而不通，遂成不救。"临床中，根据便秘实证邪滞大肠，腑气闭塞不通，虚证肠失温润，推动无力，导致大肠传导功能失常的基本病机，其治疗当分虚实。原则是实证以祛邪为主，据热、冷、气秘之不同，分别施以泄热、温散、理气之法，辅以导滞之品，标本兼治，使邪去便通；虚证以养正为先，依阴阳气血亏虚的不同，主用滋阴养血、益气温阳之法，酌用甘温润肠之药，标本兼治，使正盛便通。

大肠癌便血是指由多种原因引起火热熏灼或气虚不摄，致使血液不循常道，下泄于后阴，称为便血。其病因在古籍中论述较为丰富，如《济生方·失血论治》曰："所致之由，因大虚损，或饮酒过度，或强食过饱，或饮啖辛热，或忧思恼怒。"感受外邪、饮食不节、劳倦过度及久病或热病之后等，导致火热熏灼、迫血妄行及气虚不摄、血溢脉外。对于便血的病机论述，《景岳全书·血证》曰："血本阴精，不宜动也，而动则为病。血主荣气，不宜损也，而损则为病。盖动者多由于火，火盛则逼血妄行；损者多由于气，气伤则血无以存。"

其中火热之中，有实火和虚火之分，外感风热燥火、湿热内蕴、肝郁化火等，均属实火；而阴虚火旺之火，则属虚火。气虚之中，又仅见气虚和气损及阳、阳气亦虚之别。临证应辨清病因病机，分证论治，如《景岳全书·血证》曰："凡治血证，须知其要，而血动之由，唯火唯气耳。故察火者但察其有火无火，察气者但察其气虚气实。知此四者而得其所以，则治血之法无余义矣。"概而言之，对便血的治疗可归纳为治火、治气、治血三个原则。

综上，中医治疗大肠癌是根据中医传统辨证论治的理论，结合大肠的生理病理特点，主要从脾胃、肝、肾、大肠和气血，并结合寒热虚实进行辨证论治。明代李中梓《医宗必读·积聚》曰："初者病邪初起，正气尚强，邪气尚浅，则任受攻；中者受病渐久，邪气较深，正气较弱，任受且攻且补；末者，病魔经久，邪气侵凌，正气消残则任受补。"强调治疗本病应"屡攻屡补，以平为期"，为后世众多医家所遵从，现代临床也应用广泛，收效甚佳。此外，现代科学的发展使得中医药在治疗大肠癌方面更具特点，如给药途径的多样化，除常规口服给药的途径外，现有的中成药注射剂有复方苦参注射液、艾迪注射液等，均可静脉给药，发挥解毒抗癌的功效。亦可选用生脉注射液、黄芪注射液、参芪扶正注射液以扶助正气，提高机体的免疫功能。在患者口服给药困难时，或在口服汤剂的同时给予静脉用药，可增强疗效。同时，中药灌肠和肛滴法也是中医的一个特色，因直肠黏膜有很强的吸收功能，即使是在病变过程中吸收功能也很强，因而对不能手术或伴有梗阻，口服给药困难的患者，通过灌肠可增加局部的药物浓度，相应地提高疗效。针灸在大肠癌术后具有很好的调节肠道功能的作用，可改善大肠癌患者的相关临床症状。如针灸中脘穴和天枢穴可调理肠胃、疏通胃气、疏理胃肠气机，针灸足三里穴有调理气血、疏通经络、增强或调节胃肠道消化功能、改善消化不良症状的功能。

二、现代医学对大肠癌的认识

大肠癌是结肠癌、直肠癌和肛管癌的总称，在我国，大肠癌的发病率占肿瘤疾病的第三位，并有逐年上升的趋势。其好发部位以直肠和直肠乙状结肠交界部最多，占 60%～70%，其次为盲肠、升结肠、降结肠和横结肠。大肠癌的发病年龄多在40 岁以后，男女比例约为 2∶1。

（一）基本认识

1. 结肠癌 是指癌细胞起源于结肠上皮组织的恶性肿瘤，是消化道最常见的恶性肿瘤之一，好发部位依次为乙状结肠、盲肠、升结肠、降结肠、横结肠，多数为腺癌，男性多于女性，发病常在 40 岁以上。慢性结肠炎患者、结肠息肉患者、男性肥胖者等为易感人群。关于结肠癌的发生，多由于外界不良因素及生活习惯等导致。结肠癌临床可分为散发型和遗传型，散发型结肠癌的发生可能与高龄、高脂血症、高蛋白、吸烟、饮酒、低纤维饮食、肥胖、激素等因素有关，散发型结肠癌是多阶段、多基因变异积累过程，是遗传多态与外界不良因素暴露共同作用的结果。而遗传型结肠癌的发生多由于驱动基因的突变所导致。结肠癌早期可以没有任何症状，中晚期可表现为腹胀、消化不良，而后出现排便习惯改变、腹痛、黏液便或黏血便。肿瘤溃烂、失血、毒素吸收后，常出现贫血、低热、乏力、消瘦、下肢水肿等症状。如出现腹胀、腹痛、便秘或不能排便，体检见腹部膨隆、肠型、局部有压痛，听诊闻及肠鸣音，提示可能出现不全性或完全性肠梗阻。若肿瘤与网膜、周围组织浸润粘连，可形成不规则包块。晚期可出现黄疸、腹腔积液、水肿等肝、肺转移征象，恶病质、锁骨上淋巴结肿大等肿瘤远处扩散转移的表现。临床上因结肠癌发生的部位不同，表现也各异，如右半结肠癌，因右半结肠腔大，粪便为液状，癌肿多为溃疡型或菜花状癌，很少形成环状狭窄，不常发生梗阻。若癌肿溃破出血，继发感染，伴有毒素吸收，可有腹痛、大便改变、腹部包块、贫血、消瘦或恶病质表现。左半结肠癌，因左半结肠腔细，粪便干硬，癌肿常为浸润型，易引起环状狭窄，主要表现为急、慢性肠梗阻；包块体积小，既无溃破出血，又无毒素吸收，罕见贫血、消瘦、恶病质等症状，也难扪及包块。临床上结肠癌往往有器官转移，远处转移主要是肝脏，淋巴转移一般由近而远扩散，也有不按顺序的跨越转移，癌肿侵入肠壁肌层后淋巴转移的概率更大。结肠癌癌细胞或癌栓子也可通过血液转移，先到肝脏，后达肺、脑、骨等其他组织脏器。可直接浸润周围组织与脏器，脱落在肠腔内，可种植到别处黏膜上。播散至全腹者，可引起癌性腹膜炎，出现腹腔积液等。目前针对结肠癌的早期诊断难度较高，临床检查方法有临床症状观察、肛管指诊和直肠镜检、便隐血检测、乙状结肠镜和纤维电子结肠镜检查、下消化道钡透、粪便中脱落标志物的检测、癌胚抗原（CEA）等。关于结肠癌的现代临床治疗，早期癌可以采取内镜微创治疗，中晚期癌治疗方法是以手术为主，辅以化疗、免疫治疗、中药以及其他支持治疗的综合方案，以提高手术切除率，降低复发率，提高生存率。手术治疗的原则为尽量根治，保护盆腔自主神经，保存性功能、排尿功能和排便功能，提高生存质量。具体的手术方法有右半结肠切除术（适用于盲肠、升结肠及结肠肝曲部的癌肿）、左半结肠切除术（适用于降结肠、结肠脾曲部癌肿）、横结肠切除术（适用于横结肠癌肿），乙状结肠癌肿除切除乙状结肠外，还应做降结肠切除或部分直肠切除。伴有肠梗阻的手术原则：患者情况允许，可做一期切除吻合。如患者情况差，可先做结肠造口术，待病情好转后行二期根治性切除术。不能做根治术时的手术原则：肿瘤浸润广泛，或与周围组织、脏器固定不能切除时，肠管已梗阻或可能梗阻，可做短路手术，也可做结肠造口术。如果远处脏器转移而局部肿瘤尚允许切除时，可用局部姑息切除，以解除梗阻、慢性失血、感染中毒等症状。

2. 直肠癌 是指癌细胞起源于直肠上皮组织的恶性肿瘤，包括齿状线至乙状结肠-直肠交界处之间的癌，是消化道常见的肿瘤之一。我国直肠癌的发病率占大肠癌总发病率的60%~70%，发病率高，发病年龄多在40岁以上，近年来有年轻化的趋势。直肠癌的病因目前仍不十分清楚，其发病与社会环境、饮食习惯、遗传因素等有关。直肠息肉也是直肠癌的高危因素。目前研究认为，动物脂肪和蛋白质摄入过高、食物纤维摄入不足是直肠癌发生的高危因素。早期直肠癌多数无症状，疾病发展到一定程度时会出现排便习惯改变、血便、脓血便、里急后重、便秘、腹泻等，大便逐渐变细，晚期则出现慢性肠梗阻，肛门疼痛及肛门失禁，全身恶病质征象。当肿瘤侵犯膀胱、尿道、阴道等周围脏器时可出现尿路刺激症状、阴道流出粪液、骶部及会阴部疼痛、下肢水肿等。目前针对直肠癌的临床检查方法有直肠指检（是诊断直肠癌的必要检查步骤，约80%的直肠癌患者就诊时可通过直肠指检被发现。可触及质硬、凹凸不平肿块；晚期可触及肠腔狭窄，肿块固定；指套见含粪的污浊脓血）、直肠镜检（在直视下协助诊断，观察肿块的形态、上下缘及距肛门缘的距离，并采取肿块组织作病理切片检查，以确定肿块性质及其分化程度）、钡剂灌肠纤维结肠镜检（位于直肠中、上段癌肿，手指无法触到，采用乙状结肠镜检是一种较好的方法）、盆腔磁共振检查（了解肿瘤的部位，以及与周围邻近结构的关系，有助于术前临床准确分期，制订合理的综合治疗策略）、腹盆腔 CT（了解肿瘤的部位、与邻近结构的关系、直肠周围及腹盆腔其他部位有无转移，对直肠癌的分期很重要）、胸部 CT 或胸部 X 线检查（了解肺部、胸膜、纵隔淋巴结等有无转移）。关于直肠癌的现代临床治疗，一般以外科手术为主，辅以化疗、放疗的综合治疗。其中手术治疗分为根治性和姑息性两种。根治性手术包括经腹会阴联合切除（Miles 术）：适用于距肛缘不足 7cm 的直肠下段癌，切除范围包括乙状结肠及其系膜、直肠、肛管、肛提肌、坐骨直肠窝内组织和肛门周围皮肤。腹部作永久性结肠造口（人工肛门）。此手术切除彻底，治愈率高；经腹低位切除和腹膜外一期吻合术，也称直肠癌前侧切除术（Dixon 术）：适用距肛缘 12cm 以上的直肠上段癌，在腹腔内切除乙状结肠和直肠大部，游离腹膜反折部下方的直肠，在腹膜外吻合乙状结肠和直肠切端。此手术的损伤性小，且能保留原有肛门，较为理想。若癌肿体积较大，并已浸润周围组织，则不宜采用；保留肛括约肌的直肠癌切除术：适用于距肛缘7~11cm的早期直肠癌。如癌肿较大，分化程度差，或向上的主要淋巴管已被癌细胞梗塞而有横向淋巴管转移时，这一手术方式切除不彻底，仍以经腹会阴联合切除为好。现用的保留肛括约肌直肠癌切除术有借吻合器进行吻合、经腹低位切除-经肛门外翻吻合、经腹游离-经肛门拖出切除吻合以及经腹经骶切除等方式，可根据具体情况选用。姑息性手术适用于癌肿局部浸润严重或转移广泛而无法根治时，为了解除梗阻和减少患者痛苦，行姑息性切除，将有癌肿的肠段作有限的切除，缝闭直肠远切端，并取乙状结肠造口。如不可能，则仅行乙状结肠造口术，尤其是已伴有肠梗阻的患者。放射治疗在直肠癌治疗中有着重要的地位，目前认为局部分期较晚的中低位直肠癌，术前同步放疗后再手术比先手术再放疗的生存期更长。化学治疗适用于直肠癌术后病理分期为Ⅱ期和Ⅲ期的患者，建议术后化疗，总化疗时间为半年。对于直肠癌转移和复发患者的治疗，若出现局部复发，如果局部复发病灶范围局限，且无其他部位的复发、转移时，可予手术探查，争取切除。既往未行盆腔放疗的患者，盆腔内复发病灶采用放射治疗，可暂缓解疼痛症状。对于肝转移患者的治疗，近年来不少研究证实直肠癌肝转移的手术切除效果比预期乐观。直肠癌患者发生肝转移，不论是与原发灶同时存在，还是原发灶切除后才发生的，若肝转移灶能被彻底切除，则可提高生存率。凡属单个转移灶，可行肝段或楔形切除。如为多个肝转移灶而不能手术切除者，可先全身化疗，使肿瘤缩小到能手术切除的时候再行切除，可达到同样的效果。对部分患者而言，即使强烈化疗也不能使肝转移瘤缩小至能手术切除的程度，则行姑息性化疗。无手术切除机会的患者，采用全身化疗。如果有转移部位导致的疼痛、出血、梗阻等，则可采用相应的姑息治疗措施，如放疗、止疼药、造瘘术等。临床中发现，因直肠癌位置低，容易被直肠指诊及乙状结肠镜诊断，但因其位置深入盆腔，解剖关系复杂，手术不彻底，术后复发率高。中下段直肠癌与肛管括约肌接近，手术时很难保留肛门及其功能是手术的一个难题，也是手术方法上争论最多的一种疾病。

3. 肛管癌　是指发生在齿线下方直至肛缘线的癌肿。而发生在肛缘以外，以肛门为中心，直径 6cm 以内的癌肿称为肛周癌。肛管癌较肛周癌多见，二者发病率之比约为 7：1。肛管癌好发年龄为 55~65 岁，病因目前尚未明确，但有研究表明它是多因素作用下多基因失控所致，以往注意到长期慢性刺激如肛瘘、湿疣和免疫性疾病与肛管癌发生有关。近年来发现人乳头状病毒（HPV）与它有密切关系，特别是 HPV-16，50%~80% 的肛管癌细胞中有 HPV-16。性行为异常也是肛管癌的高危因素。此外，也有人注意到吸烟是肛管癌的重要诱因，有吸烟史的男性、女性发病率分别是正常人的 9.4 倍和 7.7 倍。肛管癌早期症状不明显，进展期的临床表现类似直肠下段癌，主要有大便习惯改变（如排便次数增加，常伴里急后重或排便不尽感）、粪便性状改变（如粪条变细或变形，常带有黏液或脓血）、肛门疼痛（肛管癌主要特征，初时肛门不适，逐渐加重以致持续疼痛，便后更明显）、肛门瘙痒伴分泌物、肛管内肿块（直肠指诊或肛门镜检查可见肛管内溃疡型肿块或息肉样、蕈状肿块，也有呈浸润型肿块伴肛管缩窄）、腹股沟淋巴结肿大（触诊常可及一侧或双侧腹股沟淋巴结肿大，多个，质韧实，或带有疼痛）。目前针对直肠癌的临床检查方法有组织病理学检查、肛门指诊（齿线附近可触及肿块，指套染有腥臭分泌物）、肛门镜检查（可见肛管内肿块呈息肉样、蕈状或有溃疡和浸润，肛管缩窄）。肛管癌扩散途径主要是淋巴道转移，而且主要是沿直肠上动脉向上方转移至直肠旁淋巴结，汇成直肠上淋巴结，继而转移到肠系膜下动脉周围。关于肛管癌的现代临床治疗，必须根据其病理类型、生长部位、侵犯的范围、癌细胞的分化和恶性程度、有无淋巴转移，采取不同治疗方法。其中手术是综合治疗的一部分，且更着重放射治疗和化学治疗的联合应用。近年来研究表明放疗、化疗对肛管癌的治愈率较高，传统扩大的 Miles 术式已不再被作为首选治疗方法，特别是早期肛管癌，手术治疗仅作为辅助治疗应用于临床。但 T3、T4 期肛管癌仍以 Miles 术为主，术前或术后加以放化疗。肛管癌 Miles 术后 1~2 年患者可出现腹股沟淋巴结转移，因此，腹股沟淋巴结清除术被视为肛管癌手术治疗不可缺少的方面。此外，局部切除术在临床中可以是根治性的，也可以是姑息性的，其用于原发瘤根治性局部切除是用于原发瘤≤2cm，位置表浅未向深部侵袭、无任何转移迹象、病理证实细胞分化良好的Ⅰ期鳞状细胞癌，切除范围至少应切除边缘外 2.5cm 的皮肤和部分肌肉，保留括约肌功能。姑息性局部切除是用于全身情况不能耐受经腹会阴联合切除术的患者，以及放化疗后有残留病灶者，有时也用于局部复发的患者。姑息性局部切除术目的以切除肉眼所见的病灶为主，术后常需加用放化疗。因肛管癌到目前为止病因尚不明了，因此，防治措施都属被动。但通过多年的肿瘤防治实践，临床上总结出了一些可行性经验，如治疗与癌有关的疾病：直肠息肉、溃疡性肠炎、克隆病、血吸虫病、肛瘘、肛窦炎等，且要行根治术。合理调整饮食结构：饮食要多样化，避免高脂肪、高蛋白、低纤维素食谱，少食用刺激性食物，保持大便通畅，防止大便秘结。开展普查：争取做到早发现、早治疗，对相类疾病要明确诊断，积极治疗，以免误诊和漏诊。其中对可疑为肛管直肠癌的患者，除早发现早诊断外，必须采用适当的方法，才能排除或确诊，如肛门指诊：即用戴手套的手指伸入肛门内绕肛门及直肠下段触摸，发现有肿物时，要仔细判定该肿物的质地、光滑度、活动度、边缘及形状，指套上脓血有无，色泽如何，及估计其距肛门的距离。纤维结肠镜检查：用此方法可看到全结肠的情况，能迅速找到肿物的位置、大小、浸润情况，并可取局部活体组织，以做病理切片。该方法是诊断肛门直肠癌最有效、最准确的方法。X线检查：多用气钡灌肠检查，具有重要的价值。大便潜血试验：可发现粪便中的潜血，也是早期诊断的重要方法。癌胚抗原测定：可作为重要参考。病史：详细了解患者病史，有助于明确诊断。

综上可知，大肠癌早期一般无明显症状，病情发展到一定程度典型症状表现为：①排便习惯改变：由于肿瘤的局部压迫和刺激，出现便频、腹泻或便秘，有时便秘和腹泻交替发作，常伴随里急后重、肛门坠胀、腹部隐痛等肠道刺激症状。②便血：为肿瘤侵犯血管，肿瘤破溃出血所致，可为鲜红色或暗褐色，一般出血量不多，长期间歇性出现。肿瘤部位较低者，常见鲜血，肿瘤部位较高者，出血和粪便混杂，多呈果酱样，部分患者表现为黏液血便。③全身中毒症状：与其他大多数肿瘤一样，大肠癌生长消耗体内营养，患者出现进行性消瘦，肿瘤消耗及长期慢性出血引起贫血，肿瘤的继发感染及肿瘤局部坏死引起发热及其他肿瘤中毒症状。④肠梗阻：肠梗阻是大肠癌晚期的表现，好发于左半结肠，增生型或浸润型结肠癌向肠壁四周蔓延浸润致肠道狭窄，引起慢性不完全性机械性肠梗阻。首发症状为腹胀，腹部不适，继而出现阵发性腹痛，便秘或排便变细甚至排便排气完全停止。部分浸润型结肠癌临床可出现急性肠梗阻，同时出现相应的体征：①结肠癌患者：肿瘤长到一定程度后，腹部查体即可扪及肿块，其中右半结肠癌90%以上可扪及肿块，肿瘤初期活动性尚可，侵袭周围组织后位置固定。②直肠癌患者：直肠指诊常可触及肿块，我国80%以上的直肠癌患者做直肠指诊时可有阳性发现，通过直肠指诊可以了解肿瘤的位置、形态、大小以及占肠周的范围、基底部活动度、肠腔有无狭窄、病灶有无侵犯邻近组织脏器及盆底有无结节等。临床表现出现的频度，右侧结肠癌依次以腹部肿物、腹痛及贫血最为多见，左侧结肠癌依次以便血、腹痛及便频最为多见，直肠癌依次以便血、便频及大便变形多见。当疾病发展到晚期可表现为：除了由于肿瘤局部病变引起的临床表现外，随着大肠癌进展，还会引起相应的局部或全身症状。如肿瘤盆腔广泛浸润可引起腰骶部疼痛、坐骨神经痛、闭孔神经痛及腹水；向前浸润阴道及膀胱黏膜可引起阴道流血或血尿，严重者可出现直肠阴道瘘、直肠膀胱瘘；双侧输尿管受压梗阻可引起尿闭、尿毒症；肿瘤压迫尿道出现尿潴留；淋巴管阻塞或髂静脉受压出现下肢、阴囊、阴唇水肿；肠穿孔引起急性腹膜炎、腹部脓肿；远处转移如肝转移出现肝大、黄疸、腹水；肺转移引起咳嗽、气促、咯血；脑转移导致头痛、呕吐甚至昏迷；骨转移引起骨痛、跛行甚至病理性骨折等。肿瘤进展至最后引起恶病质、全身衰竭。

（二）诊断与鉴别诊断

对于大肠癌的诊断，一般可归纳为：近期出现持续性腹部不适、隐痛、气胀；大便习惯改变，出现便秘或腹泻，或两者交替进行；便血；原因不明的贫血或者体重下降；腹部肿块。大肠癌的诊断程序：可疑大肠癌患者——详细询问病史——体格检查（包括直肠指诊）——实验室检查（血常规、粪便隐血、CEA、CA19-9）——辅助检查（纤维肠镜、X线钡灌肠、B超、CT、MRI、病理学检查）——仍可疑时手术探查，或确诊、分期，决定治疗方案。

临床工作中应注意，大肠癌须与以下疾病进行鉴别。

1. 阑尾炎　盲肠癌常有右下腹疼痛及右下腹肿块，且常发热，易误诊为阑尾炎或阑尾脓肿，误诊率达25%。结合病史和钡灌肠X线检查常可诊断。若不能鉴别，应以手术探查为宜。

2. 消化道溃疡、胆囊炎　右半结肠癌特别是肝曲结肠、横结肠癌引起的上腹部不适或疼痛、发热、粪便隐血试验阳性、右上腹肿块等，有时易被误诊为溃疡病、胆囊炎，结合病史和X线检查，鉴别诊断不难。

3. 结肠结核、痢疾　左半结肠或直肠癌常有黏液血便或脓血便，大便频或腹泻，常误诊为结肠炎，通过乙状结肠镜或纤维肠镜检查和细致的体检鉴别诊断并不难。

4. 痔疮 内痔的症状为无痛性出血，可能是粪便带血，也可能是肛门滴血或者线状流血。直肠癌患者也有便血，但就诊时常有肛门、直肠刺激症状。两者鉴别极为容易，肛门、直肠指诊或者肠镜检查便可鉴别。

5. 肛瘘 肛瘘一般先有肛周脓肿，以局部疼痛开始，脓肿破溃后成瘘，症状缓解，无直肠癌或肛管癌的排便习惯和粪便性质等方面的改变。

第二章　传统中医相关理论与经典名方

一、中医经典原文导读

《灵枢·肠胃》记载了大肠的形态与结构，曰："回肠当脐，右环回周叶积而下，回运环反十六曲，大四寸，径一寸寸之少半，长二丈一尺；广肠傅脊，以受回肠，左环叶积上下，辟大八寸，径二寸寸之大半，长二尺八寸。肠胃所入至所出，长六丈四寸四分，回曲环反，三十二曲也。"

《脾胃论》在谈及大肠功能时，曰："大肠主津，小肠主液。大肠小肠受胃之营气，乃能行津液于上焦，灌溉皮毛，充实腠理。若饮食不节，胃气不及，大肠小肠无所秉受，故津液涸竭焉。"

《外科大成·论痔漏·二十四痔》曰："锁肛痔，肛门内外如竹节紧锁，形如海蜇，里急后重，便粪细而带扁，时时流臭水，此无治法。"又曰："脏痈痔，肛门肿如馒头，两边合紧，外坚而内溃，脓水常流，此终身之疾，治之无益。"此为对于锁肛痔的最早论述。

《素问·腹中论》云："病有少腹盛，上下左右皆有根……病名曰伏梁。"

对于大肠癌的病因，《灵枢·刺节真邪》曰："虚邪之入于身也深，寒与热相搏，久留而内著……邪气居其间而不反……有所结，气归之，卫气留之，不得反，津液久留，合而为肠溜。"《灵枢·五变》曰："人之善病肠中积聚者，何以候之？少俞答曰：皮肤薄而不泽，肉不坚而淖泽，如此则肠胃恶，恶则邪气留止，积聚乃伤。"

《灵枢·水胀》曰："寒气客于肠外，与卫气相搏，气不得荣，因有所系，癖而内著，恶气乃起，瘜肉乃生。"

《灵枢·刺节真邪》曰："寒与热相搏，久留而内著……连以聚居，为昔瘤，以手按之坚。"

《丹溪摘玄》曰："由阴阳不和，脏腑虚弱，四气七情常失所以，为积聚也。久则为癥瘕成块。"

《中藏经·积聚癥瘕杂虫论第十八》："积聚癥瘕杂虫者，皆五脏六腑真气失而邪气并，遂乃生焉。久之不除也，或积或聚，或癥或瘕，或变为虫，其状各异。或能害人者，有不能害人者，有病缓者，有为病速者，有疼者，有痒者，有生头足者，有如杯块者，势类不同。盖因内外相感，真邪相犯，气血熏搏，交合而成也。积者系于脏也，聚者系于腑也；癥者系于气也，瘕者系于血也。"

《灵枢·百病始生》："积之始生，得寒乃生，厥乃成积也……厥气生足悗，悗生胫寒，胫寒则血脉凝涩，血脉凝涩则寒气上入于肠胃，入于肠胃则䐜胀，䐜胀则肠外之汁沫迫聚不得散，日以成积。卒然多食饮则肠满，起居不节、用力过度，则络脉伤……阴络伤则血内溢，血内溢则后血，肠胃之络伤，则血溢于肠外，肠外有寒汁沫，与血相抟，则并合凝聚不得散，而积成矣。卒然外中于寒，若内伤于忧怒，则气上逆，气上逆则六输不通，温气不行，凝血蕴里而不散，津液涩渗，著而不去，而积皆成矣。"此可谓以"积"论肠道肿瘤的详尽之笔。

关于大肠癌病机的论述，《素问·举痛论》曰："寒气客于小肠膜原之间，络血之中，血泣不得注于大经，血气稽留不得行，故宿昔而成积矣。""寒气客于肠胃之间，膜原之下，血不得散，小络引急故痛……热气留于小肠，肠中痛，瘅热焦渴则坚干不得出，故痛而闭不通矣。"又曰："寒气客于肠胃，厥逆上出，故痛而呕也。寒气客于小肠，小肠不得成聚，故后泄腹痛矣。"

《灵枢·五味》曰："水谷皆入于胃，五脏六腑皆禀气于胃……谷气津液已行，营卫大通，乃化糟粕，以次传下。"

《景岳全书·积聚》云："凡脾肾不足及虚弱失调之人多有积聚之病。盖脾虚则中焦不运，肾虚则下焦不化，正气不行则邪滞得以居之。"

《诸病源候论》曰："癥者，寒温失节，致脏腑之气虚弱而饮食不消，聚结在内，染渐生长块段，盘牢不移动者是癥也。"

《刘河间伤寒医鉴》云："肠澼下血，为少阴气不足，搏为阳气乘之，热在下焦，故下见血也。"

《医宗金鉴》曰："发于内者，兼阴虚湿热下注肛门，内结蕴肿，刺痛如锥。"

此外，日本学者丹波元坚《杂病广要·内因类·积聚》曰："气无形故不成块，然痰与食积、死血，多因气聚而成，是气虽不为块，而所以为块者实由乎气……病因饮食不消，癥者，由寒温失节，致腑脏之气虚弱，而饮食不消，聚结在内，渐染生长块段，盘牢不移动者，是癥也……若积引岁月，人即柴瘦，腹转大，遂致死。"所以，以气滞为先导，渐致血瘀、痰凝、湿聚、食积等相兼为患，成为大肠肿瘤发生发展的关键。

关于大肠癌临床表现及治疗的论述，《金匮要略·腹满寒疝宿食病脉证治》曰："病者腹满，按之不痛为虚，痛者为实，可下之。舌黄未下者，下之黄自去。""腹满时减，复如故，此为寒，当与温药。"

《外科正宗·下部痈毒门·脏毒论第二十九》曰："蕴毒结于脏腑，火热流注肛门，结而为肿，其患痛连小腹，肛门坠重，二便乖违，或泻或秘，肛门内蚀，串烂经络，污水流通直孔，无奈饮食不餐，作渴之甚，凡犯此未得见其有生。"

《素问·六元正纪大论》指出："大积大聚，其可犯也，衰其大半而止，过者死。"

《丹溪治法心要·块第八十一》曰："块，在中为痰饮，在右为食积，在左为死血。气不能作块成聚，块乃有形之物，痰与食积、死血而成也。"同时，确定了大肠癌从痰、从瘀论治的思想。

张仲景《伤寒论》曰："六七日不大便，烦不解，腹满痛者，此有燥屎也。如若热实结于阳明大肠，大便秘结者，大承气汤主之。"

李中梓《医宗必读·积聚》曰："初者病邪初起，正气尚强，邪气尚浅，则任受攻；中者受病渐久，邪气较深，正气较弱，任受且攻且补；末者，病魔经久，邪气侵凌，正气消残则任受补。"强调治疗本病应"屡攻屡补，以平为期"。

唐容川在《血证论》指出："大肠司燥金，喜润而恶燥。寒则滑脱，热则秘结……与胃同是阳明之经，故又多借治胃之法以治之。"

《类经·十二经病》曰："大肠与肺为表里，肺主气，而津液由于气化，故凡大肠之或泻或秘，皆津液所生之病，而主在大肠也。"

《景岳全书·血证》曰："血本阴精，不宜动也，而动则为病。血主荣气，不宜损也，而损则为病。盖动者多由于火，火盛则逼血妄行；损者多由于气，气伤则血无以存。"

参考文献

1. 杨国旺．大肠癌中医证治［M］．北京：中国中医药出版社，2014

二、经典名方探微

1. 黄连解毒汤

【出处】《外台秘要》

【组成】黄连三两　黄芩二两　黄柏二两　栀子三两

【功效】泻火解毒。

【主治】一切实热火毒之证。热病吐血、衄血，或热甚发斑，身热下痢，湿热黄疸；外科痈疽疔毒，小便黄赤，舌红苔黄，脉数。

【煎服法】上四味，以水六升，煮取二升，去滓，分二服。（现代用法：水煎服。）

【原文】《外台秘要》："苦烦闷，干呕口燥，呻吟错语，不得卧，余思作此黄连解毒汤方。"

2. 白头翁汤

【出处】《伤寒论》

【组成】白头翁五两　黄柏四两　黄连二两　秦皮四两

【功效】清热解毒，凉血止痢。

【主治】热毒痢疾。腹痛，里急后重，肛门灼热，下痢脓血，赤多白少，渴欲饮水，舌红苔黄，脉弦数。

【煎服法】上药四味，以水七升，煮取二升，去滓，温服一升，不愈再服一升。（现代用法：水煎服。）

【原文】《伤寒论》第 371 条："热利下重者，白头翁汤主之。"

《伤寒论》第 373 条："下利，欲饮水者，以有热故也，白头翁汤主之。"

3. 大承气汤

【出处】《伤寒论》

【组成】大黄（酒洗）四两　厚朴（去皮）五两　枳实四两　芒硝三两

【功效】峻下热结。

【主治】①阳明腑实证（痞、满、燥、实）。大便不通，频转矢气，脘腹痞满，腹痛拒按，按之则硬，日晡潮热，神昏谵语，手足出汗，舌苔黄燥起刺或焦黑燥裂，脉沉实。②热结旁流证。下利清水，色纯青，其气臭秽，脐腹疼痛，按之坚硬有块，口舌干燥，脉滑实。③里热实证之热厥、痉病或发狂等。

【煎服法】上四味，以水一斗，先煮二物，取五升，去滓，内大黄，更煮取二升，去滓，内芒硝，更上微火一两沸，分温再服。得下，余勿服。（现代用法：用水适量，先煎厚朴、枳实，后下大黄，芒硝溶服。）

【原文】《伤寒论》第208条："阳明病，脉迟，虽汗出不恶寒者，其身必重，短气，腹满而喘，有潮热者，此外欲解，可攻里也。手足濈然汗出，此大便已硬也，大承气汤主之。若汗多，微发热恶寒者，外未解也，其热不潮，未可与承气汤。若腹大满不通者，可与小承气汤，微和胃气，勿令至大泄下。"

《伤寒论》第209条："阳明病，潮热，大便微硬者，可与大承气汤；不硬者，不可与之。"

《伤寒论》第241条："大下后，六七日不大便，烦不解，腹满痛者，此有燥屎也。所以然者，本有宿食故也，宜大承气汤。"

4. 五苓散

【出处】《伤寒论》

【组成】猪苓（去皮）三两　泽泻四两　白术三两　茯苓三两　桂枝二两

【功效】利水渗湿，温阳化气。

【主治】膀胱气化不利之蓄水证。治外有表证，内停水湿，头痛发热，烦渴欲饮，或水入即吐，小便不利，水湿内停的水肿、泄泻、小便不利，以及霍乱、头痛、发热、身疼痛，热多欲饮水者，痰饮，脐下动悸，吐涎沫而头目眩晕或短气而咳者，舌苔白，脉浮或浮数。

【煎服法】捣为散，以白饮和，服方寸匕，日三服。多饮暖水，汗出愈，如法将息。（现代用法：散剂，每服6~10g；汤剂，水煎服，多饮热水，取微汗，用量按原方比例酌定。）

【原文】《伤寒论》第71条："太阳病，发汗后，大汗出，胃中干，烦躁不得眠，欲得饮水者，少少与饮之，令胃气和则愈。若脉浮，小便不利，微热消渴者，五苓散主之。"

《伤寒论》第74条："中风发热，六七日不解而烦，有表里证，渴欲饮水，水入则吐者，名曰水逆，五苓散主之。"

5. 葛根黄芩黄连汤

【出处】《伤寒论》

【组成】葛根五两　黄连三两　甘草（炙）二两　黄芩三两

【功效】解表清里。

【主治】协热下利。身热下利，喘而汗出，或疹后身热不除，或项背强急，心悸而下利，以及外疡火毒内逼，协热下利，舌红苔黄，脉数或促。

【煎服法】上四味，以水八升，先煮葛根，减二升，内诸药，煮取二升，去滓，分温再服。（现代用法：水煎服。）

【原文】《伤寒论》第34条："太阳病，桂枝证，医反下之，利遂不止，脉促者，表未解也。喘而汗出者，葛根黄芩黄连汤主之。"

6. 小承气汤

【出处】《伤寒论》

【组成】大黄四两　厚朴二两　枳实三枚

【功效】轻下热结。

【主治】阳明腑实轻证。谵语潮热，大便秘结，胸腹痞满，舌苔老黄，脉滑而疾；或痢疾初起，腹中胀痛，里急后重者。

【煎服法】上三味，以水四升，煮取一升二合，去滓，分温二服。初服汤当更衣，不尔者，尽饮之。若更衣者，勿服之。（现代用法：水煎服。）

【原文】《伤寒论》第208条："阳明病，脉迟，虽汗出不恶寒者，其身必重，短气，腹满而喘，有潮热者，此外欲解，可攻里也。手足濈然汗出，此大便已硬也，大承气汤主之。若汗多，微发热恶寒者，外未解也，其热不潮，未可与承气汤。若腹大满不通者，可与小承气汤，微和胃气，勿令至大泄下。"

《伤寒论》第213条："阳明病，其人多汗，以津液外出，胃中燥，大便必硬，硬则谵语，小承气汤主之。若一服谵语止，更莫再服。"

7. 大黄牡丹汤

【出处】《金匮要略》

【组成】大黄四两　牡丹皮一两　桃仁五十个　冬瓜仁半升　芒硝三合

【功效】泻热破瘀，散结消肿。

【主治】肠痈初起，湿热瘀滞证。右少腹疼痛拒按，按之其痛如淋，甚则局部肿痞，或右足屈而不伸，伸则痛剧，小便自调，或时时发热，自汗恶寒，舌苔薄腻而黄，脉滑数。

【煎服法】以水六升，煮取一升，去滓，内芒硝，再煎沸，顿服之。（现代用法：水煎服。）

【原文】《金匮要略》："肠痈者，少腹肿痞，按之即痛如淋，小便自调，时时发热，自汗出，复恶寒。其脉迟紧者，脓未成，可下之，当有血；脉洪数者，脓已成，不可下也，大黄牡丹汤主之。"

8. 大黄附子汤

【出处】《金匮要略》

【组成】大黄三两　炮附子三枚　细辛二两

【功效】温里散寒，通便止痛。

【主治】寒积里实证。腹痛便秘，胁下偏痛，发热，手足厥冷，舌苔白腻，脉弦紧。

【煎服法】以水五升，煮取二升，分温三服。若强人煮取二升半，分温三服。服后如人行四五里，进一服。（现代用法：水煎服。）

【原文】《金匮要略》："胁下偏痛，发热，其脉紧弦，此寒也，以温药下之。宜大黄附子汤。"

9. 枳实芍药散

【出处】《金匮要略》

【组成】枳实、芍药各等分

【功效】行气和血，缓急止痛。

【主治】气血郁滞证。产后腹痛，烦满不得卧，并主痈脓。

【煎服法】上二味，杵为散，服方寸匕，日三服，并主痈脓，以麦粥下之。（现代用法：水煎服。）

【原文】《金匮要略》："产后腹痛，烦满不得卧，枳实芍药散主之。"

10. 理中丸

【出处】《伤寒论》

【组成】人参三两　干姜三两　甘草三两　白术三两

【功效】温中祛寒，补气健脾。

【主治】脾胃虚寒证。脘腹绵绵作痛，喜温喜按，呕吐，大便稀溏，脘痞食少，畏寒肢冷，口不渴，舌淡苔白润，脉沉细或沉迟无力。

【煎服法】上四味，捣筛，蜜和为丸，如鸡子黄许大，以沸汤数合，和一丸，研碎，温服之。日三四，夜二服，腹中未热，益至三四丸，然不及汤。（现代用法：水煎服。）

【原文】《伤寒论》第386条："霍乱，头痛，发热，身疼痛，热多，欲饮水者，五苓散主之；寒多，不用水者，理中丸主之。"

11. 真武汤

【出处】《伤寒论》

【组成】茯苓、芍药、生姜（切）各三两　附子一枚（炮，去皮，破八片）　白术二两

【功效】温阳利水。

【主治】阳虚水泛证。小便不利，四肢沉重疼痛，浮肿，腰以下为甚，畏寒肢冷，腹痛，下利。或咳或呕，舌质淡胖，舌苔白滑，脉沉细。太阳病发汗太过，阳虚水泛证。汗出不解，其人仍发热，心下悸，头眩，身𣊓动，振振欲擗地。

【煎服法】上五味，以水八升，煮取三升，去滓。温服七合，日三服。（现代用法：水煎服。）

【原文】《伤寒论》第82条："太阳病发汗，汗出不解，

其人仍发热，心下悸，头眩，身瞤动，振振欲擗地者，真武汤主之。"

《伤寒论》第 136 条："少阴病，二三日不已，至四五日，腹痛，小便不利，四肢沉重疼痛，自下利者，此为有水气。其人或咳，或小便利，或下利，或呕者，真武汤主之。"

12. 黄芩汤

【出处】《伤寒论》

【组成】黄芩三两　白芍三两　甘草一两　大枣四枚

【功效】清热止利，和中止痛。

【主治】热泻热痢。身热，口苦，腹痛下利，舌红苔黄，脉数。

【煎服法】上四味，以水一斗，煮取三升，去滓，温服一升，日再，夜一服。（现代用法：水煎服。）

【原文】《伤寒论》第 172 条："太阳与少阳合病，自下利者，与黄芩汤。"

13. 乌梅丸

【出处】《伤寒论》

【组成】乌梅三百枚　细辛六两　干姜十两　黄连十六两当归四两　附子六两　蜀椒四两　桂枝六两　人参六两　黄柏六两

【功效】温脏安蛔。

【主治】脏寒蛔厥证。脘腹阵痛，烦闷呕吐，时发时止，得食则吐，甚则吐蛔，手足厥冷；或久泻久痢。

【煎服法】上十味，异捣筛，合治之。以苦酒渍乌梅一宿，去核，蒸之五斗米下，饭熟，捣成泥，和药令相得，内臼中，与蜜杵二千下，丸如梧桐子大，先食饮服十丸，日三服，稍加至二十丸。禁生冷、滑物、臭食等。（现代用法：乌梅用50%醋浸泡一宿，去核捣烂，和入余药捣匀，烘干或晒干，研末，加蜜制丸，每服9g，日服2~3次，空腹温开水送下；亦可作汤剂，水煎服，用量按原方比例酌减。）

【原文】《伤寒论》第338条："伤寒，脉微而厥，至七八日，肤冷，其人躁，无暂安时者，此为脏厥。非蛔厥也，蛔厥者，其人当吐蛔。今病者静，而复时烦者，此为脏寒。蛔上入膈，故烦，须臾复止，得食而呕，又烦者，蛔闻食臭出，其人常自吐蛔也。蛔厥者，乌梅丸主之，又主久利。"

14. 四逆散

【出处】《伤寒论》

【组成】甘草（炙） 枳实（破，水渍，炙干） 芍药柴胡各十分

【功效】疏肝和胃，透达郁阳。

【主治】①阳郁厥逆证。手足不温，或腹痛，或泄利下重，脉弦。②肝脾不和证。胁肋胀痛，脘腹疼痛，脉弦。

【煎服法】上四味，各十分，捣筛，白饮和，服方寸匕，日三服。（现代用法：水煎服。）

【原文】少阴病，四逆，其人或咳，或悸，或小便不利，或腹中痛，或泄利下重者，四逆散主之。

15. 参苓白术散

【出处】《太平惠民和剂局方》

【组成】莲子肉（去皮） 薏苡仁 缩砂仁 桔梗（炒令深黄色）各五两 白扁豆（姜汁浸，去皮，微炒）六两 白

茯苓　人参（去芦）　甘草（炒）　白术　山药各十两

【功效】益气健脾，渗湿止泻。

【主治】脾虚湿盛证。饮食不化，胸脘痞闷，肠鸣泄泻，四肢乏力，形体消瘦，面色萎黄，舌淡苔白腻，脉虚缓。

【煎服法】上为细末。每服二钱，枣汤调下。小儿量岁数酌减。（现代用法：作汤剂，水煎服，用量按原方比例酌减。）

【原文】《太平惠民和剂局方》："参苓白术散，治脾胃虚弱，饮食不进，多困少力，中满痞噫，心忪气喘，呕吐泄泻及伤寒咳噫。此药中和不热，久服养气育神，醒脾悦色，顺正辟邪。"

16. 四君子汤

【出处】《太平惠民和剂局方》

【组成】人参（去芦）三两　白术三两　茯苓（去皮）三两　甘草（炙）二两

【功效】益气健脾。

【主治】脾胃气虚证。面色萎黄，语声低微，气短乏力，食少便溏，舌淡苔白，脉虚弱。

【煎服法】上为细末。每服二钱，水一盏，煎至七分，通口服，不拘时；入盐少许，白汤点亦得。（现代用法：水煎服。）

【原文】《太平惠民和剂局方》卷三："治荣卫气虚，脏腑怯弱。心腹胀满，全不思食，肠鸣泄泻，呕哕吐逆，大宜服之。"

17. 六君子汤

【出处】《医学正传》

【组成】人参三两　白术三两　茯苓三两　甘草二两　陈皮一两　半夏二两

【功效】益气健脾，燥湿化痰。

【主治】脾胃气虚兼痰湿证。食少便溏，胸脘痞闷，呕逆等。

【煎服法】上为细末，作一服，加大枣二枚，生姜三片，新汲水煎服。（现代用法：水煎服。）

【原文】《医学正传》："六君子汤，治痰挟气虚发呃。"

18. 香砂六君子汤

【出处】《古今名医方论》

【组成】人参三两　白术三两　甘草二两　陈皮一两　半夏二两　砂仁二两　木香二两

【功效】益气健脾，行气化痰。

【主治】脾胃气虚，痰阻气滞证。呕吐痞闷，不思饮食，脘腹胀满，消瘦倦怠，或气虚肿满。

【煎服法】上加生姜二钱，水煎服。（现代用法：水煎服。）

【原文】《古今名医方论》："香砂六君子汤，治气虚肿满，痰饮结聚，脾胃不和，变生诸症者。"

19. 当归补血汤

【出处】《内外伤辨惑论》

【组成】黄芪十两　当归二两

【功效】补气生血。

【主治】血虚阳浮发热证。肌热面赤，烦渴欲饮，脉洪大而虚，重按无力。亦治疮疡溃后，久不愈合者。

【煎服法】以水二盏，煎至一盏，去滓，空腹时温服。
（现代用法：水煎服。）

【原文】《内外伤辨惑论》："当归补血汤，治肌热，燥热，困渴引饮，目赤面红，昼夜不息。其脉洪大而虚，重按全无。"

20. 四神丸

【出处】《内科摘要》

【组成】肉豆蔻二两　补骨脂四两　五味子二两　吴茱萸一两　大枣（去核）二两

【功效】温肾暖脾，固肠止泻。

【主治】脾肾阳虚之肾泄证。五更泄泻，不思饮食，食不消化，或久泻不愈，腹痛喜温，腰酸肢冷，神疲乏力，舌淡，苔薄白，脉沉迟无力。

【煎服法】上为末，用水一碗，煮生姜四两，红枣五十枚，水干，取枣肉为丸，如桐子大。每服五十至七十丸，空心、食前服。（现代用法：以上4味，粉碎成细粉，过筛，混匀。另取生姜200g，捣碎，加水适量压榨取汁，与上述粉末泛丸，干燥即得。每服9g，1日1～2次，临睡用淡盐水或温开水送服；亦作汤剂，加姜、枣水煎，临睡温服，用量按原方比例酌减。）

【原文】《内科摘要》卷下："四神丸，治脾肾虚弱，大便不实，饮食不思。"

21. 痛泻要方

【出处】《丹溪心法》

【组成】白术（炒）三两　白芍（炒）二两　陈皮（炒）

二两　防风二两

【功效】补脾泻肝，祛湿止泻。

【主治】脾虚肝旺之痛泻。肠鸣腹痛，大便泄泻，泻必腹痛，泻后痛缓，舌苔薄白，脉两关不调，左弦而右缓者。

【煎服法】上细切，分作八服，水煎或丸服。（现代用法：作汤剂，水煎服，用量按原方比例酌减）

【原文】《丹溪心法》卷二："治痛泄。"

22. 槐角地榆汤

【出处】《证治准绳·类方》

【组成】地榆三两　槐角三两　白芍（炒）四两　山栀子（炒焦）二两　枳壳（炒）三两　黄芩二两　荆芥二两

【功效】清肠凉血。

【主治】痔漏下血致虚，脉芤者。

【煎服法】上七味，内生地黄，以水七升，煮取二升，去滓，温服一升，日二服。（现代用法：水煎服。）

【原文】《证治准绳》卷六："治痔漏，脉芤下血者。"

23. 归脾汤

【出处】《重订严氏济生方》

【组成】白术一两　当归一两　茯苓一两　黄芪一两　远志一两　龙眼肉一两　酸枣仁一两　人参二两　木香一两　甘草一两

【功效】益气补血，健脾养心。

【主治】思虑伤脾，发热体倦，失眠少食，怔忡惊悸，自汗盗汗，吐血下血，妇女月经不调，赤白带下，以及虚劳、中风、厥逆、癫狂、眩晕等见有心脾血虚者。

【煎服法】加生姜、大枣，水煎服。（现代用法：水煎服。）

【原文】《重订严氏济生方》："归脾汤，治思虑过度，劳伤心脾，健忘怔忡。"

24. 益胃汤

【出处】《温病条辨》

【组成】沙参三两　麦冬五两　生地黄五两　玉竹二两

【功效】滋养胃阴。

【主治】阳明温病，下后汗出，胃阴受伤者。

【煎服法】上四味，水煎服，分两次服。（现代用法：水煎服。）

【原文】《温病条辨》："阳明温病，下后汗出，当复其阴，益胃汤主之。"

第三章 大肠癌名家名方治验

一、周仲瑛教授治疗大肠癌心得

周仲瑛，男，1928 年生，教授，国医大师，全国老中医药专家学术经验继承工作指导老师，国家级非物质文化遗产传统医药项目代表性传承人。长期从事中医内科医疗、教学、科研工作。在科研工作中坚持以中医理论为指导，以临床实践为基础，在大量临床实践经验中找出病证的病理特点、诊治规律，进行辨证立法，制方选药，作为课题研究设计的基础。先后主持国家级、省部级课题 24 项，已取得研究成果 18 项，获科技进步奖 13 项。

（一）临证所得

周仲瑛教授在长期进行大肠癌的防治研究中积累了丰富的临床经验，注重从"正气亏虚，诸邪久聚"角度辨治大肠癌，擅长应用"复法、大方"模式及"抗癌解毒法"治疗恶性肿瘤，极大地提高了肿瘤患者的生存质量，延长其生存时间，减轻放化疗的不良反应，改善了临床症状。

周仲瑛先生认为，肿瘤发生的病因极为复杂，但是总体病机可以归结为癌毒致病，正气亏虚，其形成以正虚为基础，癌毒侵袭为必要条件。癌毒是在"脏腑功能失调、气血郁滞的基础上，受内外多种因素诱导而生成的"，其侵袭脏腑组织后，在"至虚之处留着而滋生"，与"脏腑亲和而增长、复发、转移"，表现出火郁、热毒、寒凝、湿浊、水饮、气滞、血瘀等中医病理特征。周老认为，"癌毒"是肿瘤的特异性致病因子，一旦侵袭机体，无论正虚的程度如何，均会表现为邪毒嚣张，正气难御，普通治疗难以消除，癌毒进一步流注播散，疾病预后极差。因此，对于肠癌的综合治疗，周老重视抗癌解毒法，认为其具有客观的治疗需求，是祛除癌毒病因的重要保证。抗癌解毒法属于中医"攻法"的范畴，是积极的、主动的、进攻性的治疗措施，其主要运用对象便是"癌毒"本身。所谓"诸病在脏欲攻之，当随其所得而攻之"（《金匮要略·脏腑经络先后病脉证并治》）。

周老强调在临证治疗时，应在祛邪解毒抗癌、调和脏腑气血、扶正培本的总原则下，坚持以"辨证"为主导，根据癌毒所侵犯肠腑的特有病机及兼夹病邪的不同，分别予以"祛化湿浊毒邪""清解火热毒邪""逐瘀开郁""散结消癥，削伐有形之积""扶正抗癌"等治则治法。大肠癌的发病是一个漫长的过程，有一个较长的潜伏期，癌毒在疾病的发生发展过程中贯穿始终。周老认为"抗癌解毒"需有效地针对癌毒本身而适时采用，不可一味抗癌而不顾机体的整体状况。

大肠癌病程大致可分为三个阶段。

第一个阶段：肠癌初期，机体正气尚盛，体格壮实，此阶段"驱毒即是扶正"，当抓紧时机积极抗癌、消除病邪。

第二个阶段：肠癌中、后期，此时多表现为正气亏虚，癌毒留滞，虚实夹杂，该阶段抗癌解毒的运用当结合患者气血阴阳的虚损情况，适时补益，或先攻后补，或先补后攻，或攻补兼施，当以知为度，以平为期。

第三个阶段：肠癌终末期，患者多因癌毒病邪消伐或药物治疗不当而出现气血甚虚的情况，其治疗目的主要在于缓解患者的不适症状、提高患者的生存质量，故抗癌解毒处于次要位置。此时应扶正抗癌、养正消积，逐步改善患者的机体状况，为进一步的抗癌解毒创造机会。正如《医学心悟》所言："邪气初客，积聚未坚，宜直消之，而后和之。若积聚日久，邪盛正虚，法从中治，须以补泻相兼为用。若块消及半，便从末治，即住攻击之药，但和中养胃，导达经脉，俾荣卫流通，而块自消矣。更有虚人患积者，必先补其虚，理其脾，增其饮食，然后用药攻其积，斯为善治。"

抗癌解毒法并非单纯地罗列抗癌解毒药物，而是处处以辨证论治为主导。如祛化湿浊毒邪之法多用燥湿、渗湿、利湿，兼以解毒抗癌之品，药如法半夏、制天南星、土茯苓、椿根皮、泽漆、炙蟾皮、水红花子、藤梨根、苦参、大黄、马齿苋、白头翁、红藤、败酱草、凤尾草、地锦草等；清解火热毒邪之法多用清解热邪、抗癌解毒之品，药如山慈菇、白花蛇舌草、漏芦、半枝莲、肿节风、槐角、地榆、黄连、黄芩、大黄、红藤、败酱草等；逐瘀开郁之法多用逐瘀消癥、祛瘀生新之品，药如炙鳖甲、三棱、莪术、桃仁、石见穿、石上柏、炙刺猬皮、炮山甲（代）、土鳖虫、丹参、大黄等；散结消癥，削伐有形之积，多用行气活血、散结消癥之品，药如僵蚕、预知子（八月札）、山慈菇、炮山甲（代）、炙鳖甲、猫爪草、石见穿、制天南星、石上柏等；扶正抗癌之法多用补气健脾、益气养阴兼能抗癌消结之品，药如黄芪、天花粉、太子参、天冬、炙鳖甲、薏苡仁、仙鹤草、灵芝、红豆杉、红景天、鬼馒头等。此外，还可选择使用具有较强解毒、剔毒、攻通、止痛功效的药物，如露蜂房、炙全蝎、炙蜈蚣、蜣螂虫、炙蟾皮、马钱子等，以毒攻毒，但要注意需要从小剂量开始或间歇性使用，慎防伤肝损肾。

（二）诊疗验案

案1：葛根黄芩黄连汤加减治疗大肠癌

刘某，男，58 岁，2007 年 5 月 25 日初诊。患者结肠癌术后，右上腹平脐旁侧隐痛不舒 3 年，腹泻每日 2 次，无明显脓血，口苦。于当地医院查电子结肠镜示：升结肠癌。病理示：结肠腺癌 I 级。胸腹部 CT 无明显异常。舌质紫暗，舌苔淡、黄腻，脉细滑。辨证属肠腑湿毒瘀结，传导失司。治予清热解毒，活血化瘀。药用葛根 10g，黄连 6g，黄芩 6g，甘草 6g，失笑散（包）10g，栀子 10g，桃仁 10g，土鳖虫 5g，熟大黄 5g，九香虫 5g，椿根白皮 15g，薏苡仁 20g，仙鹤草 15g，独角蜣螂 2 只，莪术 9g，威灵仙 15g，炒莱菔子 15g，白花蛇舌草 20g，泽漆 15g，红藤 20g，败酱草 15g，土茯苓 20g，龙葵 20g，炙刺猬皮 15g，红豆杉 12g，炒六曲 10g，炙鸡内金 10g，生黄芪 15g。

2007 年 6 月 22 日二诊：患者服药后右腹疼痛十减其五，大便细小，矢气增多，食纳增多，舌质暗紫，舌苔薄、黄腻，脉细滑。拟方：首诊方加炒延胡索 12g，水红花子 12g，炙蜈蚣 2 条。

2007年8月2日三诊：患者诉疼痛无明显增减，食纳良好，时有腹胀，大便溏，每日1~2次，舌质紫暗，舌苔黄、薄腻，脉细滑。拟方：二诊方加炒延胡索15g，莪术9g，冬瓜子15g，诃子肉10g。

2007年11月2日四诊：患者诉右侧腹痛持续难尽，喜温腹胀，大便不实，每日2次，舌质淡紫、有瘀斑，舌苔黄、薄腻，脉细滑。拟方：三诊方去威灵仙，加制附片9g，荜澄茄6g。

按：该患者结肠癌术后，右上腹平脐旁侧隐痛不舒，舌质暗紫，舌苔薄、黄腻，脉细兼滑。其病机属肠腑湿毒瘀结，传导失司。故方中葛根芩连汤清解里热；桃仁、土鳖虫、独角蜣螂、莪术等活血化瘀、消积退肿，《长沙药解》记载蜣螂善破癥瘕，能开燥结；泽漆利水豁痰；九香虫温通助阳、搜剔解毒；红藤、败酱草、椿根白皮善清肠中湿热；炙刺猬皮、白花蛇舌草、龙葵、红豆杉清热利湿、抗癌解毒。《神农本草经疏》道："猬皮治大肠湿热血热为病，及五痔阴蚀下血，赤白五色血汁不止也。"《救荒本草》谓龙葵具有"拔毒"之功，配合炒六曲、炙鸡内金、生黄芪、生薏苡仁健脾消导，攻补兼施，极大提高患者的生存质量。

案2：六君子汤加减治疗大肠癌

唐某，男，47岁，2015年4月10日初诊。患者1年余前因劳累及过食辛辣出现大便带血，多为血丝，大便3~4次/日，此后患者腹泻渐频，多为不成形黑便，8~9次/日，于当地医院行电子结肠镜检查，病理示：直肠-乙状结肠交界处中低分化腺癌。2015年3月13日于当地医院行"直肠癌根治术"，术后病理（直肠上段切除标本）示：腺癌，Ⅱ级，部分为黏液腺癌，溃疡型，肿块大小为 6.5cm×5.5cm×3cm，肿瘤浸润肠壁全层达浆膜外纤维脂肪结缔组织，肠系膜内见癌结节 1 枚，直径为 1.5cm，TNM 分期为 T4bN1cM0，2015 年 3 月 25 日始予 FOLFOX4 方案化疗 1 个周期。就诊时症见：胃胀，大便偏干，脉细，舌质淡，边尖暗红有齿印，舌体胖大，舌苔黄腻，脉滑。辨证属脾虚胃弱，肠腑湿热浊瘀互结。治予健脾化湿，清热祛毒。药用：党参 12g，白术 10g，茯苓 10g，炙甘草 3g，陈皮 12g，法半夏 10g，生薏苡仁 15g，桔梗 6g，枳壳 10g，生黄芪 20g，土茯苓 30g，仙鹤草 15g，白花蛇舌草 20g，半枝莲 20g，刺猬皮 10g，泽漆 15g，鱼腥草 20g，冬凌草 20g。

2015 年 5 月 22 日二诊：直肠癌术后化疗 2 个疗程，药后刻下症见：恶心胃胀，便溏日 3~4 次/日，易汗出，食纳开始好转，舌质暗，舌体胖大，舌苔薄黄，脉细。拟方：首诊方加怀山药 12g，鸡血藤 20g，肿节风 20g，木香 5g，椿根白皮 15g，焦山楂 10g，焦神曲 10g。患者 2015 年 6 月 11 日行术后第 6 周期 FOLFOX4 方案辅助化疗，2015 年 6 月 24 日复查 CT 示病情稳定，2015 年 6 月 25 日行术后第 7 周期 FOLFOX4 方案辅助化疗。

2015 年 8 月 14 日三诊：直肠癌术后化疗后，有腹泻反应，服用黄连素后 3~4 次/日，大便如糊，食纳尚好，查肝功能示谷丙转氨酶异常升高，易汗。拟方：二诊方去枳壳、泽漆、冬凌草、刺猬皮，加乌梅肉 6g，炒白芍 10g，黄连 3g，败酱草 15g，生地榆 15g，诃子肉 10g，石榴皮 10g。患者于 2015 年 10 月 8 日行 FOLFOX4 方案第 12 次化疗。

2015 年 10 月 23 日四诊：直肠癌术后化疗 12 个疗程结束，

大便 3~4 次/日，成形，舌质暗红，舌体胖大，舌苔黄、薄腻，脉细滑。辨证属脾虚胃弱，肠腑湿热浊瘀互结。拟方：三诊方怀山药改用 15g，加凤尾草 15g。

2015 年 11 月 20 日五诊：自诉感觉良好，食纳知味，大便 2~3 次/日，细条状。舌质暗红，舌体胖大，有齿痕，舌苔黄、薄腻，脉细。拟方：四诊方加冬瓜子 15g。2016 年 2 月 22 日复查 CT 示病情稳定。

2016 年 2 月 26 日六诊：自诉夜晚燥热不舒，口干，食纳良好，大便质黏欠实，2~3 次/日，肩膝关节有痛感，手足麻，舌质暗红，舌体胖大，边有齿痕，舌苔薄、黄腻，脉细。拟方：五诊方加桑寄生 15g，片姜黄 10g。

按：本案为结直肠腺癌根治术后辅助化疗配合中药综合治疗案，于周仲瑛先生处治疗 10 个月余，前后六诊始终辨为脾虚胃弱、肠腑湿热、浊瘀互结之证。首诊拟党参、炙甘草、白术、茯苓、生黄芪健脾升清，陈皮、半夏降胃燥湿，生薏苡仁、土茯苓、鱼腥草清热化浊，仙鹤草、白花蛇舌草、冬凌草、半枝莲、刺猬皮抗癌解毒，桔梗、枳壳宣气畅气，泽漆消痰散结。复诊时患者食纳见苏，遂守方守法击鼓再进，加怀山药补益脾胃，椿根白皮清热化浊，焦山楂、焦神曲消食助运，肿节风抗癌解毒，煨木香理气解郁，鸡血藤活血化瘀，配合同期化疗 6 个疗程，既减毒增效，又极大地改善了患者的生活质量，复查 CT 示病情稳定。后患者再次行化疗，因腹泻反应明显，三诊、四诊时遂去下气之枳壳，伤阴之泽漆，加乌梅、白芍、黄连酸苦泻热、养阴燥湿，诃子肉、石榴皮涩肠止泻，生地榆凉血清肠，击鼓再进加败酱草、凤尾草清热化浊，配合同期第 7 到第 12 周期化疗。五诊时患者转入化疗后的中药巩固治疗，大便较化疗期间成形，依然守方守法，更加冬瓜子助清热化浊之功。六诊前查 CT 示病情稳定，因肩膝有关节痛感，遂守方加桑寄生、片姜黄随症治之。整个中药辅助治疗过程，无论化疗期间的综合治疗，还是化疗结束后的巩固治疗，周仲瑛先生始终谨守"脾虚胃弱、湿热浊瘀"的基本病机，立足复法大方，尤为注重清热化浊法，主次分明，攻补兼施，对有效控制肿瘤的侵袭、转移是极其重要的。

（三）名中医经验发微

周仲瑛先生从"正气亏虚，诸邪久聚"的病机来辨治大肠癌，临证施治分别以祛化湿浊毒邪、清解火热毒邪、逐瘀开郁、散结消癥，削伐有形之积、扶正抗癌之法为原则，大抵在肠癌的诊治过程中，抗癌解毒的主要运用对象便是"癌毒"本身，而癌毒每与痰、湿、瘀血、热邪、寒毒等病邪相互搏结、结聚，故在辨证用药时，应兼顾其他有形之邪，治疗要重视与清热、利湿、散结、化瘀、健脾、补肾、滋阴等法配伍应用，才能收到较好疗效。

参考文献

［1］韦堂军，赵智强. 周仲瑛运用抗癌解毒法治疗肠癌经验［J］. 中医杂志，2015，56（1）：99-101

［2］张锡磊，霍介格. 国医大师周仲瑛从脾胃虚弱、湿热浊瘀论治大肠癌的经验［J］. 江苏中医药杂志，2018，50（1）：16-17

二、孙桂芝教授应用经方治疗大肠癌

孙桂芝，女，1937 年生，教授，全国老中医药专家学术经验继承工作指导老师，肿瘤科学术带头人。从事中西医结合治疗肿瘤工作近 50 年，擅长以中西医结合之法综合治疗肿瘤。临证善用引经药和药对，筛选出抗肿瘤复发转移和减轻放化疗毒性的有效方药和方案，研制中药制剂 16 个。先后主持国家级、省部级课题 9 项，并获国家级成果奖 1 项，部级成果奖 5 项。

（一）临证所得

孙教授认为，肠癌是本虚标实的疾病。久居湿地，寒温失调，情志失调，饮食劳倦，正气不足，脾肾两虚为肠癌病机的主轴。正如宋代窦汉卿《疮疡经验全书》所言："多由饮食不洁，醉饱无时，恣食肥腻……任情醉饱，耽色不避，严寒酷暑，或久坐湿地，恣意耽看，久忍大便，遂致阴阳不和，关格壅塞，风热下冲，乃生五痔。"故脾肾亏虚为肠癌发生的关键病机，而局部湿、毒、瘀互结是其发生和发展的病理基础。湿邪困脾，饮食伤脾，肝郁克脾，均可导致脾虚不运，湿邪内停，着留不去，日久蕴化，生热化毒。同时局部经脉气血运行不畅，瘀血阻滞，湿热毒邪胶着，更加大便不畅，恶秽久滞，内毒愈盛，终成癌肿。陈实功《外科正宗·脏毒论》曰："又有生平性情暴急，纵食膏粱，或兼补术，蕴毒结于脏腑，火热流注肛门，结而为肿。"

孙教授认为大肠癌的病因病机中正虚、邪实两者并存，二者互为因果，即肿瘤的发生、发展以"人身之本"——正气亏虚为条件，而以"病邪之本"——癌毒侵袭为发生的根本，二者缺一不可。即：①恶性肿瘤是全身疾病的局部表现，即强调"全身状况"是恶性肿瘤发生的基本"内环境"，或者说正气亏虚、内部失调（如气血紊乱、情志抑郁、气机不畅等）是恶性肿瘤发生的内部条件，亦即通常所说的"邪之所凑，其气必虚"。②正邪斗争贯穿恶性肿瘤的整个过程，即强调邪气始终在推动疾病的发生、发展是疾病之根本。多种普通内科疾病亦可出现脾胃亏虚、脾肾亏虚、气滞血瘀痰凝，甚至毒结等病证，但不一定是恶性肿瘤。如大肠息肉亦可表现为脾肾亏虚、气滞血瘀、痰凝结聚，但与大肠癌尚有本质区别，故说明单纯的正气亏虚、内部失调尚不足以直接导致恶性肿瘤。大肠癌等恶性肿瘤的发生，必然与邪气的本质直接关联。

孙教授认为，肠癌的治疗需要坚持辨证为先、辨病结合的诊疗思路。早期肠癌患者湿热毒瘀互结为多见，对应治疗当采用清热、祛湿、解毒、化瘀为主。晚期及术后、放疗、化疗的患者，多以阴阳气血亏虚为多见，分别予滋阴、温阳、益气、养血等治法，以扶正固本。方证对应是肠癌辨证论治的核心。同时应该针对肠癌不同的疾病时期和疾病特点有侧重地给予治疗。对肠癌患者的兼证必须予以重视，及时结合肠癌病因病机予以施治，针对肠癌类疾病本身特点，以及其不同病程阶段的不同特点，当区别治疗。如接受化疗者，临床多见恶心、呕吐等，可予橘皮、竹茹、清半夏、枇杷叶以行气清热、化痰安胃、止呕缓吐。对于食欲不振，体弱无力的患者，常予代赭石、鸡内金、麦芽以调节升降、斡旋气机、健脾开胃。发生肝转移患者，可予预知子、凌霄花。发生骨转移患者，可予骨碎补、补骨脂、续断、鹿衔草以补肾强骨，抗侵袭。发生肺转移患者，可予僵蚕、百合、桔梗、九香虫以清肺解毒，活血抗癌。对于大便溏泻属脾虚者，予芡实、莲子以健脾补肾，缓急止泻。下痢不止甚则脱肛者，可予赤石脂、禹余粮涩肠止泻。对于大便偏干者，可予生地黄、白术、郁李仁以润下通便。肠癌手术后发生肠粘连者，可予水红花子、三七、九香虫、厚朴、木香、柴胡以行气活血，调理肠胃功能。

此外，所谓"正气存内，邪不可干"，即充足的人体正气在抗击病邪中起着关键作用。当正气亏虚或失调时，人体对邪气的侵犯就缺乏强有力的抵抗，恶性肿瘤的发生即以此为基础。《灵枢·平人绝谷》云："五脏安定，血脉和，则精神乃居。"《素问·上古天真论》强调"精神内守，病安从来"，指出了精神与气血之间有着相互影响。因此，正气充足无碍，包括人体的身心两个部分。恶性肿瘤是身心疾病，只有身心并调，才能有利于疾病的控制与康复。当身心失调时，就为恶性肿瘤的发生、发展、转移提供了条件。基于此种认识，孙教授用药时时固护正气，调理身心，处方多以扶正为主，体现了"以人为本"的理念。

（二）诊疗验案

案1：四君子汤加减治疗大肠癌

王某，男，65岁，2010年4月15日初诊。患者2010年3月因劳累后出现间断性排便不规律，就诊于当地医院，查胸腹部CT示：直肠占位。活检病理结果示：直肠腺癌。后于该院行手术治疗。术后病理：直肠中分化腺癌，肠系膜淋巴结内可见癌转移（6/17），术后行FOLFOX方案化疗。化疗后间断性排便不规律，遂求诊于孙教授门诊，刻下症见：间断性排便不规律，时干时稀，肛门下坠感，偶有腹痛，乏力，纳差，小便调，睡眠可，舌质暗，舌苔白、略腻，脉细弱。辨证属脾肾不足，血瘀湿蕴。治予健脾益肾，活血祛湿，调便理肠。方用四君子汤加减。处方：太子参 30g，白术 15g，茯苓 15g，炙甘草 10g，黄芪 30g，黄精 10g，陈皮 10g，鸡血藤 15g，枸杞子 10g，红藤 10g，败酱草 10g，儿茶 10g，蚕沙 10g，皂角刺 10g，九香虫 6g，炮山甲（代）6g，水红花子 10g，木香 10g，三七 5g，鸡内金 30g，代赭石 15g，麦芽 30g，重楼 15g，白花蛇舌草 30g。14 剂，水煎服，每日 1 剂，早晚两次分服。

2010 年 5 月 6 日二诊：患者自诉大便较前改善，基本规律，1~2 次/日，基本成形，乏力、纳差较前改善，腹痛缓解，诉偶有腰酸不适感，舌质暗，舌苔白、略腻，脉细弱。拟方：首诊方去儿茶、蚕沙、皂角刺，加杜仲 10g，桑螵蛸 10g。继服 14 剂，水煎服，每日 1 剂，早晚两次分服。

2010 年 5 月 22 日三诊：自诉大便规律，1~2 次/日，细条软便，乏力、纳差不明显，腹痛缓解，腰酸不适感较前减轻，小便调，诉近日寐欠安，舌质暗，舌苔白略腻，脉细弱。拟方：二诊方加远志 10g，酸枣仁 10g，茯神 15g。继服 14 剂，水煎服，每日 1 剂，早晚两次分服。后坚持门诊中药治疗，复查 CT 示病情稳定，未复发转移。

按：该患直肠腺癌术后，术后行 FOLFOX 方案化疗。症见间断性排便不规律，时干时稀，肛门下坠感，偶有腹痛，乏力、纳差，小便调，睡眠可，舌质暗，舌苔白、略腻，脉细弱。辨证属脾肾不足，血瘀湿蕴。予四君子汤加减。孙教授从整体观念出发，治疗首重健脾益气，扶正培本，调整机体的免疫功能，使正胜邪却，选用太子参、炒白术、茯苓、炙甘草。黄芪益气补脾；黄精补脾益气，滋润肺阴；枸杞子滋补肝肾，益本填精。此外，清热解毒、行气化滞、泄浊散结是祛除病邪的主要治法，药物红藤、重楼、败酱草、白花蛇舌草均为解毒散结之品，且本类药物经现代药理证实均有抗癌作用。孙教授认为红藤专入大肠经，有清热解毒、消痈止痛之功，为治肠癌首选要药，同时善用炙穿山甲（代）、皂角刺活血破瘀，散结消肿。便血加三七粉、儿茶、赭石、鸡血藤，为大肠经之血药，活血祛瘀，润肠通便。综观全方，气、血、精共补，脾肾共调，药力直走阳明火肠经，力专药精，疗效甚佳。

案2：四君子汤合白头翁汤加减治疗大肠癌

李某，女，42岁，2004年8月7日初诊。患者于2003年年底因"大便次数增多、黏液多、大便带血，伴有腹痛、里急后重"在当地医院就诊，查便常规示：白细胞（WBC）25~45个/HP，红细胞（RBC）35~60个/HP，诊断为细菌性痢疾，经抗生素及中药治疗后症状较前缓解。出院后每当饮食不适时仍见大便次数增多，偶可见大便带血，患者未予重视，间断在当地以中药治疗控制。2004年5月病情再次加重，大便黏液多、带血，腹痛，里急后重，经抗生素及中药治疗不能缓解。并于右上腹可触及一鸡蛋大小包块，质地偏硬，伴有触痛，遂行钡灌肠检查，于结肠肝曲部位发现肠腔狭窄充盈缺损，于当地肿瘤医院行剖腹探查，术中发现结肠肝曲肿块，约3.4cm×4.5cm，向腔内突出，表面伴有糜烂出血，且于肝门附近有3个结节状物，质地硬，表面粗糙，最大者3.2cm×2.8cm，最小者1.5cm×2.0cm，因靠近肝门静脉，肝脏肿块无法切除，术中仅将结肠肿物切除，并行活检。术后病理示：低分化腺癌。随予MFV方案化疗，4周为1个疗程，共行2个疗程后因化疗反应强烈不能耐受，中止化疗，前来本院门诊。初诊症见：面色晦暗，神疲乏力，气短懒言，眼睑色淡，纳少恶心，腹痛嗳气，大便呈糊状，每日 3~5 次，舌暗淡，苔白腻，脉沉细。辅助检查：血常规：白细胞（WBC）3.2×10^9/L，中性分叶核粒细胞（N%）58%，血红蛋白（Hb）67g/L。便常规：红细胞（RBC）3~5 个/HP，白细胞（WBC）0~2 个/HP，潜血（+）。辨证为脾胃虚弱，湿热蕴结。治以健脾化湿，清热解毒祛瘀。方用四君子汤合白头翁汤加减。药如下：太子参 15g，白术 10g，茯苓 12g，炙甘草 9g，白头翁 20g，黄连 6g，黄柏 6g，败酱草 15g，红藤 15g，厚朴 10g，生薏苡仁 30g，炒莱菔子 15g，藤梨根 15g，预知子 12g，炙穿山甲（代）6g，儿茶 10g，白屈菜 10g，白花蛇舌草 30g，槐花 15g，地榆 15g。14 剂，水煎服，每日 1 剂，早晚两次分服。

2004 年 8 月 25 日二诊：服药后患者自诉腹痛减轻，大便稍稀，每日 2~3 次，未再出现便下脓血，但仍时呈黏液样便，舌暗淡，苔白腻，脉沉细。拟方：首诊方加蚕沙 20g，皂角刺 10g。14 剂，水煎服，每日 1 剂，早晚两次分服。

2004 年 9 月 10 日三诊：患者大便恢复正常，每日 1~2 次，未再出现便下脓血，食欲好转，自感活动有力，舌暗淡，苔白腻，脉沉细。拟方：二诊方去儿茶、槐花、地榆，加青皮 10g，半夏 15g。14 剂，水煎服，每日 1 剂，早晚两次分服。后坚持门诊中药治疗，后期中药重在健脾调胃，佐以解毒抗癌。复查 CT 示病情稳定，未复发转移。

按：该患直肠腺癌术后，术后行 MFV 方案化疗。症见面色晦暗，神疲乏力，气短懒言，眼睑色淡，纳少恶心，腹痛嗳气，大便呈糊状，每日 3~5 次，舌暗淡，苔白腻，脉沉细。

辨证为脾胃虚弱，湿热蕴结。治以健脾化湿，清热解毒祛瘀。方用四君子汤合白头翁汤加减。四君子汤主治脾虚运化无力，湿热下注，日久瘀毒内结而成大肠癌者。以太子参易人参，取其不温不燥，补气益津之效；白术甘苦，温，健脾燥湿，益胃和中；茯苓甘淡而平，健脾渗湿，助白术使湿从小便而去；陈皮辛苦，温，理气醒脾，燥痰化湿，增强健脾祛湿之效；方中红藤味苦，性平，归大肠经，具有清热解毒、活血止痛的功效；败酱草味辛微苦，性微寒，入大肠经，具有清热解毒、消痈排脓、祛瘀止痛等功效。肠道肿瘤类疾病，气血瘀滞、热毒胶结是其戕害人体脏腑、抗药耐药的根本。

（三）名中医经验发微

孙教授认为大肠癌病因病机中正虚、邪实两者并存，二者互为因果，即肿瘤的发生、发展以正气亏虚为条件，以癌毒侵袭为发生的根本。孙教授主张大肠癌的治疗需要坚持辨证为先、辨证辨病结合的诊疗思路，早期以湿热毒瘀互结为多见，对应治疗当采用清热、祛湿、解毒、化瘀为主。晚期及术后、放疗、化疗的患者，多以阴阳气血亏虚为多见，分别予滋阴、温阳、益气、养血等治法，以扶正固本。故临证治疗中要重视气血不足、脾肾亏损，以健脾益肾，补益气血为根本。

参考文献

[1] 王辉，孙桂芝．孙桂芝治疗肠癌经验［J］．中医杂志，2012，53（9）：1454-1456

三、章永红教授治疗大肠癌心得

章永红，男，1951年生，教授，全国首批中医学博士，江苏省名中医，中华中医药学会肿瘤分会常务委员。从事中医治疗肿瘤工作 40 余年，师从名中医钱伯文先生，临床对恶性肿瘤及疑难杂症的病因病机、治疗方法等有着丰富的经验。发表医学论文 100 余篇，先后主持完成了省厅级课题 6 项，获省级中医药科技进步奖 2 项，获药物发明专利 5 项。

（一）临证所得

章教授认为大肠癌病因多为长期的饮食不节，或劳倦过度，或忧思抑郁，或久病失养而损伤脾胃，导致气血生化乏源，正气虚损，邪气乘袭，蕴结于脏腑，气机受阻，痰湿内生，瘀毒蕴结，形成肿瘤。病性总属正虚邪实，正虚以脾胃气虚为主，邪实以湿热瘀毒多见。患者先天脾胃亏虚，后天饮食失养，且病久正气已虚，加之手术、放化疗均为攻邪之法，正气更伤，脾胃功能减退和失调，不能正常运化，以致湿从中生，久蕴化热，湿热困阻脾胃，阻滞气机通降，日久血滞毒瘀，阻碍脾胃运化，形成恶性循环。大肠癌患者临床常见消瘦、乏力、神疲、虚弱、食少纳呆等症状，甚至出现大肉陷下的表现，中医将这些症状和体征辨证归为"脾虚证"。而腹胀、腹痛、便秘等症状，多因湿热瘀毒阻滞气血运行所致。

临床对于大肠癌的治疗，章教授强调辨病与辨证相结合。关于辨病论治，清代徐灵胎在《兰台轨范·序》中说："欲治病者，必先识病之名，能识病名而后求其之所由生，知其所由生又当辨其生之因各不同，而病状所由异，然后考其治之之法，一病必有主方，一方必有主药。"所谓一病必有主方、主药就是辨病论治。肿瘤是一类比较特殊的疾病，有时影像学或病理学诊断已经明确，而患者却没有任何症状，或者患者出现的症状不是肿瘤的相关症状，此时无证可辨，在治疗时就应首先辨病，其次辨证，把西医辨病和中医辨证相结合将有助于提高对肿瘤的认识，这样不但明确了所患肿瘤的种类、病理类型、临床分期及机体的一般状况，且可根据中医理论进行有效辨证，由此使整体和局部相结合，宏观和微观相统一，更有利于选择有效的抗肿瘤措施，制订合理恰当的治疗方案。

章教授根据大肠癌病性以脾气虚弱为本，湿热瘀毒蕴结为标，提出治疗当以扶正气、健脾胃为主，辅以清热化湿、活血解毒。而尤以益气健脾为重。如李杲指出："治脾胃即所以安五脏""善治病情，惟在调理脾胃"。李中梓在《医宗必读》也说："脾土强者，自能胜湿。"张元素说："欲其消散必借脾胃气旺，消磨开散，以收平复之功。如一味克消，则脾胃更弱，后元气愈亏。故见故者不去，新者复生矣。"谆谆告诫要扶助正气，健运脾胃，不能一味克消，实为中医治疗肿瘤的根本大法。然而肿瘤又不同于其他虚损之证，补益药物应用不当反而刺激肿瘤细胞的生长。扶正药物大多性味温热，补益的同时有助热助火之弊，因此临床应用时应选用性味平和、甘温平补之品，如党参、白术、黄芪、西洋参等，避免使用辛甘大温助阳药物。

临证根据大肠癌的病机特点，章教授总结经验，以四君子汤为基本方自拟经验方治疗各期大肠癌，药物主要有炒党参、炒白术、云茯苓、炙甘草、炙黄芪、生薏苡仁、白扁豆、丹参、白花蛇舌草、仙鹤草、败酱草等。方中黄芪味甘微温，归脾、肺经，益气固表，为方中君药。党参味甘，性平，归脾、肺经，益气、生津、养血；白术味苦甘，性温，归脾、胃经，补气健脾，燥湿利水，共为方中臣药，合黄芪同用益气健脾，扶助正气为主。茯苓、甘草、薏苡仁、白扁豆、丹参、仙鹤草、败酱草、白花蛇舌草俱为佐使，以健脾化湿，清热解毒，活血祛瘀。全方集益气、健脾、化湿、解毒等为一体，祛邪与扶正并用，非一味猛攻，而是以扶正为主，使攻不伤正，补不助邪，共奏益气健脾、清热化湿、活血解毒之功。

同时，现代药理研究表明，章教授临床经验方中的多种药物具有调节免疫功能、抗肿瘤活性、改善高凝状态等药理作用。如黄芪具有调节免疫、诱导动物干扰素的形成、增强 B 细胞功能的作用；党参具有调节机体免疫、清除自由基等作用；茯苓有抑制肿瘤生长及调节免疫作用；白术可增强直接细胞毒作用、促进机体激素调节与酶系统功能、增强抗肿瘤的免疫作用；薏苡仁的活性成分（薏苡仁酯、薏苡仁油）及总提取物均有很强的抗肿瘤作用。

（二）诊疗验案

案1：四君子汤加减治疗大肠癌

卢某，女，67 岁，2008 年 12 月 1 日初诊。患者于 2008 年 2 月在当地医院诊断为结肠癌肝转移，行姑息术治疗，术前术后行全身化疗多个疗程，腹腔灌注化疗 2 次。刻下症见：面色萎黄，神疲乏力，腹胀痛，恶心纳差，大便不成形，无规律，小便尚调，夜寐可，舌质淡，舌苔黄腻，脉细濡。辨证属脾胃气虚，湿热毒瘀。治以益气健脾，化湿清热，活血解毒。拟方：潞党参 15g，炒白术 15g，云茯苓 15g，炙甘草 6g，炙黄芪 20g，怀山药 20g，薏苡仁 30g，白扁豆 15g，陈皮 15g，白芍 10g，炒当归 15g，白花蛇舌草 20g，仙鹤草 15g，败酱草

15g。14剂，水煎服，每日1剂，早晚两次分服。

2008年12月15日二诊：患者仍见面色萎黄，自诉乏力较前稍有好转，恶心、腹部胀痛消失，大便基本成形，但仍无规律，小便调，夜寐安，舌质淡，舌苔薄腻，脉濡。患者脾虚症状仍明显，治疗继以益气健脾化湿为主。拟方：首诊方去陈皮、白芍。14剂，水煎服，每日1剂，早晚两次分服。

2008年12月30日三诊：患者面色萎黄较前改善，可见光泽，乏力、恶心、腹部胀痛消失，大便细软条状，每日2~3次，便质黏，小便调畅，夜寐安，舌质淡，舌苔薄腻，脉濡。拟方：二诊方加泽泻10g，大黄（后下）6g。14剂，水煎服，每日1剂，早晚两次分服。随访3个月余，患者临床症状基本消失，原方长期服用。

按： 该患肠癌术后，治疗以益气健脾贯穿整个疗程，辅以薏苡仁、白扁豆、白花蛇舌草、仙鹤草、败酱草、当归等清热化湿、解毒活血。体现了章教授在诊治大肠癌方面以培补脾土为主的临证思路。因患者年老久病，又经多程化疗，体质虚弱，当以扶正为主，故方中以炙黄芪为君，味甘，微温，归脾、肺经，益气固表；党参味甘，性平，归脾、肺经，益气、生津、养血；白术味苦甘，性温，归脾胃经，补气健脾，燥湿利水，连同黄芪益气健脾，扶助正气。配合茯苓、薏苡仁、白扁豆、丹参、仙鹤草、败酱草、白花蛇舌草等健脾化湿，清热解毒，活血祛瘀。

案2：四君子汤合槐角丸加减治疗大肠癌

沐某，男，76岁，2015年8月14日初诊。患者因食辛辣刺激食物出现大便带血，量不多，暗红色，遂求治于当地医院，查电子结肠镜示：结肠癌，结肠息肉；病理结果示：降结肠—黏膜绒毛膜状管状腺瘤伴上皮内瘤变（中 - 重度异型增生），结肠距肛门 14 ~ 18cm 处中高分化腺癌，并见黏液糊。2015 年 7 月 2 日于江苏省肿瘤医院住院治疗，排除手术禁忌后于 2015 年 7 月 13 日行 "剖腹探查术"，结合术中所见情况，行姑息性 Dixon 术及横结肠袢式造口术。术后病理结果示：结肠溃疡型低分化癌，符合腺癌伴鳞状分化，累及全层达外膜外脂肪结缔组织，侵犯神经；上下切缘：黏膜慢性炎，肠系膜（3/8）淋巴结见转移癌及癌结节 2 枚；免疫组化标记结果：CK5/6 部分（+），P63（-），P40（-），CK7（+），CK20（-），CK8（+），Vil-lin（-），CDX-2 部分（+）。刻下症见：患者神萎少华，形体消瘦，乏力明显，偶心悸气短，纳谷不香，夜寐欠佳，大便溏泄，带少量鲜血，舌质淡，舌苔白腻，脉细滑。章教授认为此为脾气虚损，湿毒内蕴，辨证属脾虚湿毒。治以健脾益气，化湿祛毒。药用：党参 20g，炒白术 20g，茯苓 20g，炙甘草 6g，槐角 12g，侧柏叶 10g，地榆 10g，枳壳 10g，黄芩 12g，生薏苡仁 20g，生山药 10g，制黄精 10g，石斛 10g，天龙 3g，灵芝 20g，白花蛇舌草 15g，蛇莓 10g，藤梨根 10g，昆布 10g。14 剂，每日 1 剂，水煎服，饭后服用。

2015 年 8 月 29 日二诊：患者面色较前改善，体重稍增，乏力、心悸气短较前减轻，纳食可，夜寐不安，大便仍不成形，无鲜血，每日 2 ~ 3 次，便质黏，小便调畅，舌质淡，舌苔白腻，脉细滑。拟方：首诊方加焦神曲 15g，鸡内金 15g，茯神 15g。14 剂，水煎服，每日 1 剂，早晚两次饭后服。

2015 年 9 月 15 日三诊：患者面色润，稍有光泽，体重增加，乏力，心悸气短消失，纳食可，夜寐可，大便细条状软便，无鲜血，每日 1~2 次，便质黏，小便调畅，舌质淡，舌苔白腻，脉细滑。拟方：二诊方去蛇莓、昆布，加泽泻 10g，远志 15g。14 剂，水煎服，每日 1 剂，早晚两次饭后服。以此方随证加减治疗 3 个月余，患者此前不适症状均较前改善，现病情平稳。

按：患者老年男性，经手术治疗，加之年逾七旬，正虚之象明显，故治疗以扶正为主，辅以攻毒散结。补虚之法，章教授首推补益脾胃，脾胃乃后天生化之源，脾胃不能正常运化，任何补养之法都不能达到应有的作用。脾胃功能得以恢复，则气血化生有源，故方以党参、炒白术、茯苓、炙甘草、灵芝益气健脾。同时祛除癌毒是癌症治疗取胜的关键，而虫类药的特性是行走攻窜，善攻毒散结，对于邪毒内聚形成的有形结块，常能取得意想不到的疗效，非草本药物所能及，故章教授佐以天龙祛瘀攻毒，方用剂量 3g，以达到祛瘀而不伤正之效。辅以薏苡仁、白花蛇舌草、蛇莓、藤梨根等清热、化湿、解毒。

案 3：四君子汤合大黄牡丹汤加减治疗大肠癌

张某，男，78 岁，2015 年 8 月 28 日初诊。患者因大便带血 20 天于 2014 年 10 月 21 日就诊于江苏省人民医院，2014 年 10 月 8 日于南京军区总医院行电子结肠镜检查，结果示：直肠癌，直肠息肉。病理示：直肠中分化腺癌。排除手术禁忌证后于 2014 年 10 月 29 日于江苏省人民医院行"经腹直肠癌根治术 Dxion（微创）"，术后病理示：部分肠管切除标本：直肠腺癌，Ⅱ~Ⅲ级，溃疡型，肿块大小为 3.5cm×3cm×1cm，癌组织浸润肠壁全层达浆膜外脂肪结缔组织；上下切缘未见癌残留；肠周淋巴结均见癌转移，分别为（7/7，5/7）；另送（251组）淋巴结未见癌转移（0/1）；另送（252组）淋巴结示纤维脂肪组织。术后恢复良好，于2014年11月10日出院。2015年1月9日患者再次于江苏省人民医院住院，排除相关禁忌，于2015年1月14日行术后瘤床及盆腔淋巴结引流区放疗（累计16Gy/8f），同时次日开始口服卡培他滨片（希罗达）1000mg，日2次化疗，治疗8次后患者出现黏液脓血便，予停止化疗、止血等对症处理后好转。后患者黏液脓血便仍反复发作。就诊时症见：患者面色萎黄，乏力气短，偶心悸，头晕明显，口干口苦，纳谷不香，夜寐欠佳，大便次数多，6~7次/日，质溏，夹黏液脓血，舌质淡，舌苔白腻，脉细滑。章教授认为此属脾胃气虚，湿毒内蕴，辨证为脾虚湿毒。治以补益脾气，化湿解毒。药用：党参30g，炒白术30g，茯苓20g，炙甘草6g，生山药30g，生薏苡仁20g，砂仁15g，大黄6g，牡丹皮12g，桃仁10g，冬瓜仁10g，炙黄芪40g，炙黄精10g，麦冬10g，马齿苋10g，醋制莪术10g，白花蛇舌草15g，芡实20g。14剂，水煎服，每日1剂，早晚两次饭后服。

2015年9月12日二诊：患者面色萎黄较前改善，乏力气短、心悸较前减轻，头晕稍减，口干，纳食可，夜寐欠安，大便次数较前减少，4~5次/日，质溏，黏液脓血减少，舌质淡，舌苔白腻，脉细滑。拟方：首诊方加钩藤10g，天麻10g，石斛10g。14剂，水煎服，每日1剂，早晚两次饭后服。

2015年9月27日三诊：患者面色淡红，略有光泽，乏力气短、心悸消失，头晕减轻，纳食可，夜寐欠安，大便次数较前减少，3~4次/日，质溏，无黏液脓血，舌质淡，舌苔白腻，脉细滑。拟方：二诊方去芡实，加茯神15g，酸枣仁10g，远志10g。14剂，水煎服，每日1剂，早晚两次饭后服。

2015年10月12日四诊：患者面色润，有光泽，乏力气短、心悸消失，头晕消失，纳食可，夜寐可，大便次数较前减少，2~3次/日，质软细条状，无黏液脓血，舌质淡，舌苔白腻，脉细滑。拟方：三诊方去马齿苋、石斛、麦冬，加焦山楂15g，鸡内金15g。14剂，水煎服，每日1剂，早晚两次饭后服。以此方随证加减治疗3个月余，不适症状均较前改善或消失，现病情平稳。

按：患者老年男性，经手术化疗治疗，正气虚损明显，结合案例，章教授以益气健脾贯穿整个疗程，使用大剂量党参、黄芪、茯苓、炒白术、生山药补益脾气，同时配合白花蛇舌草、生薏苡仁解毒祛湿，马齿苋、莲子肉、芡实涩肠止泻。同时章教授认为久病入络必成瘀滞，故于大量补益药中辅以莪术、大黄、桃仁、牡丹皮活血化瘀，以达到祛邪不伤正之目的。此案例很好地体现了章教授在治疗大肠癌方面以培补脾土为主的思路。

（三）名中医经验发微

章教授认为大肠癌患者多因先天脾胃亏虚，后天饮食失养，且病久正气已虚，加之手术、放化疗均为攻邪之法，正气更伤，脾胃功能减退和失调，以致湿从中生，久蕴化热，湿热困阻脾胃，阻滞气机通降，日久血滞毒瘀，阻碍脾胃运化，形成恶性循环。大肠癌病性以脾气虚弱为本，湿热瘀毒蕴结为标，临证治疗当以扶正气、健脾胃为主，辅以清热化湿、活血解毒。而尤以益气健脾为重，因脾胃乃后天生化之源，脾胃不能正常运化，任何补养之法都不能达到应有的作用。脾胃功能得以恢复，则气血化生有源。故临证治疗中章教授重视脾胃亏损，以健脾益胃，补益气血为根本。临证用药以益气、健脾、化湿、解毒等为一体，祛邪与扶正并用，以扶正为主，使攻不伤正，补不助邪。

参考文献

1. 张振勇，章永红．章永红教授治疗晚期肠癌经验［J］．中医杂志，2009，29（7）：647-648

2. 曹晶，章永红．论癌症从虚毒论治［J］．南京中医药大学学报，2009，25（6）：408-411

3. 马瑞，章永红．章永红教授治疗恶性肿瘤经验探析［J］．福建中医药，2011，42（2）：26-27

4. 章迅，章永红．章永红治疗癌症的三大法则［J］．中医杂志，2011，51（6）：38-39

四、李琦教授治疗大肠癌心得

李琦，男，教授，国家中医药管理局重点学科中西医结合临床肿瘤学学科带头人，国家自然科学基金评审专家，全国百名杰出青年中医。临床中采用中医、中西医结合治疗肿瘤，突破传统观念，降低了肿瘤术后复发转移，提高了中晚期肿瘤的疗效，延长患者的生存期。主持国家、省部级科研项目 22 项，发表论文 183 篇，SCI 收录 43 篇，申请和授权国家发明专利 24 项，先后获得多次中华中医药科技进步奖。

（一）临证所得

李琦教授认为，大肠癌的发生与饮食不节、情志不舒、劳倦内伤、先天禀赋等一系列因素相关，如临床中问诊大肠癌患者既往史时，常表现有以下几点：其一，饮食因素中，以三餐不定时，时而过饥过饱，嗜食烟酒、膏粱厚味或腌渍重味者多见。如《素问·痹论篇》云："饮食自倍，肠胃乃伤。"日久则导致湿热内生，化为痈肿，肠道腐坏。其二，情绪因素中，以长期郁郁寡欢，多思多虑者和高度紧张，难以舒缓者多见，此类人群多见气滞血瘀之象。其三，素体羸弱，久病缠绵，脾胃虚弱，运化通降功能失常，排便常见不规律者，多见正气不足，同时出现"久病入络"的倾向。其四，禀赋因素，家族内本类疾病频发，本身体质与遗传决定了此类患者具有较大的发病倾向性。

大肠癌的病位在肠，其发生发展与脾胃、肝胆、肾等脏腑密切相关。疾病性质总属本虚标实，临证中往往虚实夹杂互见，虚者多责之以脾虚而失健运，或兼有肾虚，肾虚者又可见阴虚阳虚两端；其实者多责之以湿热蕴结，或有痰凝、瘀血、热毒之邪为患。李教授认为，尽管目前大肠癌的中医辨证分型尚不统一，但脾虚和湿热证是临床上大肠癌常见的中医证型，这已形成一定共识。故而李教授论治大肠癌一般从病证结合入手，通过患者临床表现综合分析病邪与病势，紧密联系患者西医诊疗套路，分析放化疗方案对患者体质的不良影响，单人单方，随证施治。对于大肠癌的辨证特点，总体离不开虚实两端，实证因素为湿、热、痰、毒、郁、瘀，而虚象又有气血阴阳的区别。故在临床上李教授将大肠癌分为脾虚湿热、气阴两

61

虚、湿热蕴结、脾肾阳虚、肝肾阴虚、瘀毒内阻等基本证型。

1. 脾虚湿热证 症见脘腹胀闷，口渴少饮，食少纳呆，便溏不爽，肢体困重，身热不扬，恶心呕吐，身目发黄，舌红，脉滑数。常用药：黄芪、白术、预知子、野葡萄藤、石见穿、薏苡仁、仙鹤草、藤梨根等。

2. 阴虚血热证 症见神疲乏力，面色苍白，口干舌燥，心烦，食欲不振，大便带血，或结或溏，舌质红，苔少而干，脉细数。常用药：党参、生地、白芍、白术、沙参、玉竹、麦冬、天花粉、丹参、预知子、甘草、红藤、野葡萄藤、藤梨根等。

3. 肝肾亏虚证 症见眩晕耳鸣，五心烦热，盗汗潮热，口苦咽干，腰酸腿软，大便秘结，舌红，少苔或无苔，脉细弦或细数。常用药：生地、熟地、知母、黄柏、白芍、丹皮、山茱萸、五味子、麦冬、泽泻、沙参、枸杞子、野葡萄藤、半枝莲等。

4. 湿热蕴结证 症见腹胀腹痛，肛门灼热，里急后重，大便黏稠，或黏液血便，咽干口苦，舌红，苔黄腻，脉滑数。主方：小柴胡汤合白头翁汤加减。常用药：白头翁、败酱草、红藤、马齿苋、黄柏、苦参、生薏苡仁、柴胡、黄芩、半夏、赤芍等。

5. 脾肾阳虚证 症见腹痛隐作，得温则减，畏寒肢冷，乏力困倦，面色少华，胃纳减少，大便稀溏，五更泄泻，舌淡胖，苔薄白，脉沉细。主方：理中丸合麻黄附子细辛汤加减。常用药：制附子、补骨脂、党参、白术、茯苓、生薏苡仁、麻黄、细辛、干姜、肉桂、陈皮、五味子等。

6. 瘀毒内阻证 症见腹胀痛拒按，憋闷不适，饮食难下，甚则可扪及腹部包块，大便黏液脓血，舌质紫暗有瘀斑，舌底静脉曲张，苔薄黄，脉弦或涩。常用药：当归、桃仁、赤芍、丹参、生地、川芎、生薏苡仁、半枝莲、藤梨根、败酱草、红藤、白花蛇舌草等。

李教授关于大肠癌的论治特点，体现为：其一，寒温并用，升降同调。大肠癌患者初起多为湿热蕴结，湿热瘀滞肠腑，令肠道传导失司，肠络受损，气血搏结，而出现里急后重、大便黏滞、便血等症。随着病程发展，进一步表现出寒热错杂、虚实夹杂的证候，此类对立矛盾的病机出现，往往增加了辨治的难度。湿热之邪滞留肝胆胃肠，阻碍三焦气机升降出入，出现腹部胀满、咽干口苦、嗳腐吞酸、身热不扬等症；脾肾亏虚则运化、纳气与温煦功能低下，出现神疲乏力、纳谷不馨、畏寒肢冷、大便溏薄甚则一日十数行等虚冷表现。寒热错杂，下元虚冷则气化失司，湿邪更胶结难去；中焦升降不调则水谷精微吸收、敷布失常，脏腑精气得不到充养。此种情形下，李教授常以寒温并用、升降同调为大法，以乌梅丸、理中汤、当归四逆汤、二仙汤等方糅合运用，尤以乌梅丸为代表方。李教授以为，乌梅丸为厥阴病代表方，厥者，阴之极也，厥阴为病，阴阳转化，寒热错杂是其特点，阴阳气不相顺接是其病机。然其本质是阴寒证候，表现为下利、手足厥逆；同时厥阴肝经本身藏有雷火，本经为病可见"消渴，气上撞心，心中疼热"的热证，发病或见"其人躁，无暂安时"之脏厥，或见"静而复时烦"之脏寒，"久利"为主症，治当清上温下，升降同调。乌梅用量宜大，以其酸甘能养肝阴与收敛止泻之效；炮附子、细辛、桂枝、蜀椒具有协同作用，共奏补火散寒之效以复其厥冷；黄连、黄柏苦寒清热燥湿以泻其雷火，人参甘温，补中益气，当归辛甘润以养肝血，诸药合用，对寒热错杂所致的腹泻、腹痛、消渴、烦躁、厥冷等症具有良好的治疗作用。其二，用药灵动，深中肯綮。李教授每遣方用药，必经深思熟虑，药味常常保持在十三四味，鲜有超大处方者，分析其缘由，因李教授擅用经方，辨证多从六经入手，经方特点是药味少而分量重，药味少则便于掌控疗效与病势转归。大肠癌患者阳明、太阴、厥阴经证多见，诸多病机与临床表现与《伤寒论》所言相契合，如"太阳阳明者，脾约是也""正阳阳明者，胃家实是也""少阳阳明者，发汗、利小便已，胃中燥烦实，大便难是也""太阴之为病，腹满而吐，食不下，自利益甚，时腹自痛。若下之，必心下结硬"等等，以六经辨证为指导，综合大肠癌本病特点，分经论治，疗效确切。在大肠癌临诊过程中，有颇多患者属多经合病，对此在组方上需执简驭繁，从经方中截取药对，组合化裁，以应对较为复杂的病机，如太阳阳明合病、太阴阳明合病、少阳阳明合病，包括三经合病，如少阳阳明太阴合病等。第二则由于李琦教授针对患者每次就诊的病情变化，调整用药一般仅仅数味，而对用药剂量的调整幅度较大，这是根据患者虚实病势变化做出的针对性调整，凭借的是对疾病进程精确的判断与把控。在实际运用中，往往能达到增强疗效、缩短治疗周期的效果。比如黄芪，传统医学认为其具有益气固表、升阳、利水、消肿托疮的功效，现代医学认为其具有明确的抑瘤与提升免疫作用，在大肠癌治疗过程中运用比较多。李琦教授从患者症状变化、体质耐受程度、药物制约三方面结合考虑，黄芪用量在 15～120g 之间，却能规避黄芪甘温之性所致的中满与升阳太过之象。再如附子、干姜、半夏、黄连之属，纵使药性峻猛，却能突破常规而不固守，得见桴鼓良效。其三，病证结合，衷中参西。李琦教授认为，对于大肠癌的治疗，中医与西医在疗效上是相辅相成的，在大肠癌发生发展的各个阶段，中医治疗都应当在西医规范化治疗的基础上予以发挥。经手术治疗患者应注重脾肾调补，以恢复气血为要，清除癌毒为辅；放化疗患者当以提高免疫、降低不良反应为主，切忌大肆攻伐，勿轻犯虚虚之戒；带瘤生存患者则以抗癌扶正为原则，以缩小瘤体、提高生活质量为目标。大肠癌的中医治疗，应在传统中医辨证的基础上，充分结合西医治疗后对人体产生的特殊变化，进而积极应对。如化疗常导致患者气血生化能力低下，影响肾主骨生髓的功能，李教授擅长运用中药发挥补益气血、壮骨生髓的作用，并增强患者对化疗的耐受度。常用药物为人参、黄芪、党参、当归、熟地、菟丝子、鹿角霜、补骨脂等。

（二）诊疗验案

案1：四君子汤合益胃汤加减治疗大肠癌

秦某，男，61 岁，2015 年 2 月 28 日初诊。患者于 2014 年 10 月 11 日在肿瘤医院行直肠切除术。肿瘤 2.5cm×2.5cm×1.0cm，病理结果示：腺癌，神经侵犯（＋），1/19LN，术后出现肠梗阻出血。TNM 分期：T2N1M0。期间 mFLOFOX6 方案化疗 4 次，后不能耐受而停止。刻下症见：神疲乏力，少气懒言，晨起口干，胃纳尚可，大便黏，夜寐安，舌质红，舌苔干、偏黄，脉细。《灵枢·五变》有云："人之善病肠中积聚者……皮肤薄而不泽，肉不坚而淖泽。如此，则肠胃恶，恶则邪气留止，积聚乃伤脾胃之间，寒温不次，邪气稍至。蓄积留止，大聚乃起。"充分阐述积聚为病由正虚邪恋而致，深合此案病机。从脉证可知本案属气阴两虚，故治拟补脾气、益胃阴、清热解毒之法。药用：党参 15g，炒白术 15g，茯苓 12g，炙甘草 6g，沙参 12g，麦冬 12g，生地黄 15g，玉竹 10g，黄芪 30g，炒山药 15g，牡丹皮 12g，半夏 10g，栀子 9g，黄芩 10g，女贞子 15g，石斛 15g，半枝莲 30g，野葡萄藤 30g，藤梨根 30g，莪术 15g，预知子 9g。7 剂，水煎服，每日 1 剂，早晚两次分服。

2015 年 3 月 9 日二诊：服前方后口干好转，大便略黏，舌质红，舌苔薄、略干，脉细。拟方：首诊方加红藤 30g，龙葵 30g。14 剂，水煎服，每日 1 剂，早晚两次分服。

2015 年 3 月 25 日三诊：服前方后神疲、口干好转，大便黏，后重感，舌质红，舌苔薄黄，脉细。拟方：二诊方加黄连 9g。14 剂，水煎服，每日 1 剂，早晚两次分服。

2015 年 4 月 15 日四诊：服前方后神气渐复，口干好转，大便黏滞，里急后重感，舌质红，舌苔薄黄，脉细弦。拟方：三诊方加葛根 30g，苦参 15g，黄连改为 12g。14 剂，水煎服，每日 1 剂，早晚两次分服。

2015 年 4 月 29 日五诊：服前方后大便已不黏，口干已平，舌质红，舌苔薄黄，脉细。拟方：四诊方去龙葵、红藤。14 剂，水煎服，每日 1 剂，早晚两次分服。此后病趋稳定，随证予以治疗。

按：本案直肠癌患者初诊以神疲乏力、少气懒言、口干、舌质红、舌苔干黄为辨证要点，证属中焦脾气不足，胃阴亏虚，津不上承，兼有下焦大肠湿热。立法以补脾气、益胃阴、清热解毒为要。方中党参、白术、茯苓、黄芪、山药补气健脾，麦冬、沙参、生地、玉竹、石斛、女贞子养阴生津，丹皮、栀子、黄芩清热散火，半夏、半枝莲、野葡萄藤、藤梨根、莪术清热解毒抗癌，预知子舒肝理气。二诊至四诊期间患者大肠湿热毒邪渐重，而见大便黏滞，里急后重之象，故以黄芩、黄连清热燥湿、厚肠止利。服药后大便黏滞得除，匮乏之气阴渐复，胃肠调和，诸症悉平而进入治疗的稳定期。

案2：四君子汤合小承气汤加减治疗大肠癌

张某，男，66岁，2014年12月31日初诊。患者因"腰痛、腹胀1个月余，伴停止排便、排气2周"，2013年12月7日于第二军医大学附属医院行左半结肠切除术+横结肠造口术，术后病理结果示：结肠腺癌Ⅱ～Ⅲ级中分化，浸润全层至浆膜层，切缘无累及，肠周淋巴结（3/18）见转移，脉管内可见癌栓，ⅢB期。术后行化疗8次，于2014年8月行造口回纳术。刻下症见：中下腹胀满不适，纳寐可，二便闭，耳鸣，手足麻木，舌淡质暗，舌苔厚、黄腻，脉沉滑。证属脾气亏虚，湿热蕴毒，腑气不通，治拟健脾益气，清热除湿，行气通腑。药用：党参15g，炒白术9g，茯苓9g，炙甘草6g，大黄6g，枳实12g，厚朴12g，槟榔15g，黄芪15g，炒山药15g，生地黄15g，半枝莲15g，野葡萄藤30g，藤梨根30g，莪术15g，赤芍15g，补骨脂12g，菟丝子15g，白芥子9g，炒白芍20g。14剂，水煎服，每日1剂，早晚两次分服。

2015 年 1 月 15 日二诊：患者自诉服药后耳鸣及手足麻木较前好转，腹部胀痛明显，纳寐可，小便 4 次/日，大便 3 次/日，成形。舌质红，舌苔薄黄，脉沉滑。拟方：首诊方去赤芍、莪术、槟榔，加山茱萸 15g，乌药 15g，山慈菇 15g，预知子 12g。14 剂，水煎服，每日 1 剂，早晚两次分服。

2015 年 1 月 30 日三诊：患者自诉耳鸣及手足麻木已平，腹胀较前缓解，舌质红，舌苔薄黄，脉沉滑。复查 CEA：36.42μg/mL，复查 CT 未见异常。拟方：二诊方加浙贝母 9g。14 剂，水煎服，每日 1 剂，早晚两次分服。

四诊、五诊因排号原因于别处就诊，病史见腹胀时痛，矢气频，大便正常，舌红，苔黄腻，脉沉滑。易方为"肿瘤 1 方（具体药物及剂量不详）加炒白芍 9g，防风 9g，陈皮 9g，大腹皮 9g，焦山楂 9g，焦神曲 9g，鸡内金 9g"。14 剂，水煎服，每日 1 剂，早晚两次分服。

2015 年 3 月 3 日六诊：患者自诉有腹痛，纳寐安，大便调。舌质红，舌苔黄腻，脉沉滑。拟方：2015 年 1 月 30 日三诊方加山慈菇 15g。14 剂，水煎服，每日 1 剂，早晚两次分服。

2015 年 3 月 19 日七诊：患者自诉腹痛好转，大便自调，纳寐安，舌质淡红，舌苔薄黄，脉沉滑。拟方：六诊方加焦山楂 15g，焦神曲 15g，焦麦芽 15g，鸡内金 15g。14 剂，水煎服，每日 1 剂，早晚两次分服。此后诸症转稳，以健脾益肾，培元固本为治。

按：但凡临证，李教授强调明辨病位，因势利导的重要性。诚如《素问·至真要大论》所云："坚者削之，客者除之，劳者温之，结者散之，留者攻之……适事为故。"大肠癌之病机，经李教授论证，以脾肾亏虚为本，湿热毒邪为标多见，此案患者适合本法。在造口回纳术后的数月间反复腹胀不适，故初诊以"腹胀满，二便闭"为当务之急，"急则治其标"，当宗仲景"阳明之为病，胃家实也"之理，以开闭通腑为要，兼顾脾肾之本。在病位上，本案患者表现为中焦脾虚，下焦肠实之象，脾失健运则腹满不适，腑气不通则二便闭，舌质淡暗，舌苔厚黄腻为脾虚气滞，大肠湿热之表象。耳鸣、脉沉为肾虚之征，手足麻木当属脾胃失司，气血生化不足，络脉失养。因而在治疗上通补兼施，以通为要，方以党参、炒白术、茯苓、黄芪、山药健脾益气，补骨脂、菟丝子补肾固精，大黄、枳实、厚朴、槟榔、莪术行气通腑，白芥子破气散结，半枝莲、野葡萄藤、藤梨根清热除湿解毒，生地、赤芍、白芍清热养阴。纵观全方，标本兼顾，法度严谨。患者二诊时诸症好转，大便颇畅，遂去破气导滞之品，久用恐有耗气之痹，换投较温和的预知子与乌药行气。三诊脾肾之气渐充，经脉得气血濡养，耳窍得肾气温煦，腑气通畅，诸症悉平。然患者因排号原因而换诊易方，病势旋即复起，返诊后沿用原法，诸症复平，由此可见，李教授常言之谨守病机之重要。

（三）名中医经验发微

李教授认为大肠癌疾病性质总属本虚标实，临证中往往虚实夹杂互见，虚者多责之以脾虚而失健运，或兼有肾虚，肾虚者又可见阴虚阳虚两端；实者多以湿热蕴结，或有痰凝、瘀血、热毒之邪为患。脾虚和湿热证是临床上大肠癌常见的中医证型，故在临床上李教授常根据其虚实病机分为脾虚湿热、气阴两虚、湿热蕴结、脾肾阳虚、肝肾阴虚、瘀毒内阻等证。治疗上常以寒温并用、升降同调为法。同时注重病证结合，衷中参西，强调中医治疗在各个阶段都应当在西医规范化治疗的基础上予以发挥。经手术治疗患者应注重脾肾调补，以恢复气血为要，清除癌毒为辅；放化疗患者当以提高免疫、降低不良反应为主；带瘤生存患者则以抗癌扶正为原则。

参考文献

1. 杨燕青，李琦. 李琦教授辨治大肠癌验案三则［J］. 中医临床研究，2017，15（9）：125-127

2. 杨燕青，张兆洲，李琦. 李琦教授辨治大肠癌经验撷英［J］. 四川中医，2017，35（8）：4-7

五、柴可群教授治疗大肠癌心得

柴可群，男，教授，浙江省名中医，国家临床重点专科中西医结合肿瘤专科和国家中医药管理局"十二五"中西医结合肿瘤重点专科学术带头人。从医 30 余年，擅长运用中医药治疗肿瘤疾病，对大肠癌的病因病机及治疗方法有独到见解，临证经验丰富。发表学术论文 30 余篇，先后主持并参与完成了省厅级课题 12 项，获省级中医药科技进步奖 3 项。

（一）临证所得

柴教授认为大肠癌的发病多与内在的正气不足、情志不畅及外在的六淫邪毒、饮食失调等有密切关系。《医宗必读·积聚篇》云："积之成者，正气不足而后邪气踞之。"《灵枢·五变》云："人之善病肠中积聚者，皮肤薄而不泽，肉不坚而淖泽。如此，则肠胃恶，恶则邪气留止，积聚乃伤。"《灵枢·水胀》云："肠覃何如？寒气客于肠外，与卫气相搏，气不得荣，因有所系，癖而内著，恶气乃起，瘜肉乃生。"《外科正宗·脏毒论》云："又有生平性情暴急，纵食膏粱，或兼补术，蕴毒结于脏腑，火热流注肛门，结而为肿。其患痛连小腹，肛门坠重，二便乖违，或泻或秘，肛门内蚀，串烂经络。"

柴教授以为，大肠癌的病位虽在大肠，然与脾、肾、肝、肺等脏关系密切。大肠癌是因人体正气内虚，外邪乘虚入侵，复因饮食、情志所伤，致使气滞、血瘀、痰凝、湿浊、热毒等相互交结，久而渐成积块而病，是一种以正气虚损为本，局部实邪结聚为标，本虚标实的病证。正气亏虚，癌毒内蕴是大肠癌的基本病机，而正气亏虚为致病之根本，且贯穿于整个疾病发展过程，其中又以脾肾两脏亏虚为主；癌毒是大肠癌发生发展及复发转移的重要因素，其包括痰毒、湿毒、瘀毒、火毒、寒毒等。

柴教授辨治大肠癌，辨病辨证从正邪立论，立法遣方从扶正入手。依据大肠癌的病因病机特点，强调全程以扶正为本，立足脾肾；疾病发展过程中正邪盛衰变化，需辨明虚实，适度祛邪，酌情选用祛邪之品。对于肿瘤相关症状，宜审症求因，随证而治。主张在大肠癌治疗的全过程均需要中医药治疗的配合，并提出"三阶段"（根治阶段、随访阶段和姑息治疗阶段）治疗大肠癌的思想，根据这三个阶段中患者正邪盛衰的变化和病证发展特点，及时调整用药。在根治性治疗（手术、放化疗）实施之前，患者多以邪实为主，正气尚强，故应以攻邪为主，兼以扶正。根治性治疗后，患者体内局部实邪已祛除，而手术、放化疗均可耗伤人体气血阴阳，故此时人体以正气亏虚为主，治疗当重在扶正，以促进患者整体功能的恢复。在随访期，柴教授认为"正邪相争，癌毒为患"为该阶段的主要病机，故注重攻补并重的治疗原则，根据患者病情变化，适时调整祛邪药物的用量，大胆取舍，间歇给予，序贯用之，切勿犯虚虚实实之弊。在姑息治疗阶段，因癌瘤的长期消耗和各种治疗措施作用于人体后，正气虚损日久，必将累及脾肾之阳气，此时病机为脾肾阳虚、命门火衰，故治法上强调重用温阳之品以温补脾肾阳气，增强人体机能，改善患者的临床症状，提高其生活质量，并强调顾护胃气对本期患者的重要性。

1. 根治阶段　中医药在此阶段所起的作用主要体现在两个方面：一为在手术、放化疗前。此时患者以邪实为主，而正气尚能与之抗争，故处方用药上以攻邪为主，兼以扶正。善用清热解毒、活血化瘀、化痰软坚等药，如白花蛇舌草、紫花地丁、鱼腥草、藤梨根、蒲公英、丹参、红花、半夏、胆南星等，同时配伍太子参、茯苓、黄芪、山药、炒白扁豆等健脾益气，通过祛邪为主兼以扶正，既可达到化解癌毒的作用，又可优化患者的手术条件，提高患者对放化疗的耐受性。二为在大肠癌的根治性治疗后。因手术、放化疗均易耗伤人体气血阴阳，故表现出一派虚损证候，此时局部实邪已祛除，而以正气亏虚为突出表现，故治疗上以健脾补肾、补养气血、益气养阴、阴阳双补等治法为主，在辨证论治的基础上运用四君子汤、归脾汤、当归补血汤等经方进行加减。适当配伍沙参、麦冬、石斛、玉竹、天花粉、生地等养阴之品，以补放疗所致的阴液亏虚；同时配伍莱菔子、鸡内金、谷芽、麦芽等消食药，以消积导滞、促进消化，治疗因放化疗后消化道反应所致饮食积滞而引起的脘腹胀闷、嗳腐吞酸、不思饮食、大便失常等，并配以厚朴、佛手、青皮、陈皮等理气药，以行气导滞。提倡适当运用血肉有情之品（如龟甲、鳖甲、阿胶、鹿角胶等）以补充人体的物质基础，运用辛热温补之品（如附子、肉桂、干姜等）以充分激发人体之阳气，维持人体的功能状态。在此过程中，应该减少攻邪之品的用量，防止因攻邪太过而更加损伤人体正气。通过扶正，可以加快手术切口的愈合，促进患者术后机体功能的恢复，防治术后并发症，也可减轻放化疗的不良反应，达到减毒增效的治疗效果。

2. 随访阶段 通过手术、放化疗等根治性治疗之后，大肠癌患者体内的局部肿瘤病灶被清除，肿瘤标志物大多恢复正常，患者进入随访阶段。在此阶段中，大肠癌患者处于"无瘤"状态，而机体肿瘤生物学特性及生长内环境并未随着根治治疗的结束而产生根本性变化，这成为肿瘤复发转移的重要原因。此阶段治宜审症求因，从因论治，通过辨析癌毒本身的性质特点及癌毒与人体之间的关系，运用中医扶正祛邪治法，一方面化解癌毒，另一方面改变肿瘤的生物学特性与生长内环境，防治其复发转移。在此阶段，正虚与癌毒仍然存在，如果正虚和癌毒处于相对平衡状态，或者是正虚得补，癌毒得清，则患者能较长时间处于无瘤状态。而如果正虚愈甚，癌毒来复，则随访期缩短，患者疾病将出现复发或进展，缩短患者的生存期。随访期的治疗，柴教授以扶正与祛邪同步进行为原则，祛邪寓于祛除癌毒，防治大肠癌的复发转移，而扶正寓于提高机体的免疫功能，抑制根治性治疗后残存的肿瘤细胞，达到"养正积自除"的目的。因脾肾为先后天之本，正虚日久，均可累及脾肾；反之，若脾肾亏虚，则人体气、血、阴、阳俱虚。故柴教授认为，应重视脾肾两脏亏虚的病机特点，扶正重在健脾补肾。临证多以四君子汤、参苓白术散等为基本方，通过扶正培本，提高人体正气，增强机体防病、抗病及自身修复能力。并根据患者气、血、阴、阳虚损的偏重，配伍黄芪、山药、红景天，当归、阿胶、白芍，南沙参、玉竹、黄精，淫羊藿、锁阳、巴戟天。对于癌毒，应根据其致病特点和患者的临床表现，分为痰毒、湿毒、瘀毒、火毒、寒毒不同证型等。在用药上，予半夏、胆南星、夏枯草等化解痰毒，予玉米须、车前子、赤小豆等渗利湿毒，予丹参、红花、三棱、莪术等祛除瘀毒，予紫花地丁、白花蛇舌草、藤梨根等清解火毒，予附子、肉桂、桂枝、干姜等温化寒毒。柴教授提倡"祛邪有度"，其意有二：一为立法有度。根据患者的病机变化，选择相应的祛邪治法。二为攻邪适度。对于祛邪之品，应间歇给予，序贯用之。对于癌毒，尤其注重痰毒，认为痰毒是大肠癌发生传变的全过程中最主要的致病因素。痰是体内津液输布失常，水湿凝聚而成的病理产物，具有全身上下、皮里膜外无处不到的特点。痰的留着、黏滞特性与流动性，与肿瘤的难治性和易转移性相似。柴教授临证中注重从痰毒论治，并总结出"祛痰毒五法"，即化痰软坚、化痰逐瘀、化痰清热、温化寒痰、化痰除湿，临证根据不同病情分别选用。同时，不可单纯运用化痰解毒之品，而需建立在健脾补肾的基础上，因"痰之化无不在脾，痰之本无不在肾"，如脾健肾旺，则水湿不能停聚为痰，痰无所生，所以调补脾肾为治痰之本，亦为标本同治。大肠癌患者常因化疗和放疗、使用止吐药等导致肠道黏膜损伤、肠道津液匮乏，而出现大便秘结，柴教授在辨治大肠癌时，善于运用"六腑以通为用"和"肺与大肠相表里"的经典论述，予制大黄、火麻仁、郁李仁、杏仁、枳壳、玄参、陈皮、青皮等行气通便，予桔梗开宣肺气，达到宣上以通下的作用，既可缓解患者大便难的症状，也可排除滞留于肠内的癌毒及预防因大便秘结而导致的肠梗阻。

3. 姑息治疗阶段 姑息治疗贯穿于大肠癌治疗的全过程，当大肠癌患者出现复发转移时，姑息治疗则显得尤为重要。柴教授认为，在姑息治疗阶段，中医药仍可继续发挥作用，以改善患者的临床症状。由于癌肿的长期消耗和根治性治疗后，患者正气愈虚而出现复发转移，则局部实邪愈甚，然而攻邪将进一步耗伤人体正气，故治疗以扶正培本、对症治疗为主，使症状减轻，带瘤延年。晚期患者往往出现精神萎靡，形寒肢冷，手足不温，纳差乏力，恶心呕吐，腹胀腹痛，溲清便溏，舌淡、苔白腻，脉沉细诸症。此期大肠癌患者多为脾肾阳虚，命门火衰，仅用健脾补肾治法已力不能及，当着重运用温补之法，可时时投以淫羊藿、巴戟天、菟丝子等辛温之品以温肾壮阳、扶助正气，甚者可予附子、肉桂、干姜等大辛大热之品，以激发脾肾之阳气，最大限度充养人体正气；同时也可予紫河车、鹿角胶、阿胶等血肉有情之品。晚期患者要注意顾护人体胃气，"有胃气则生，无胃气则死"，故在晚期患者的治疗中，宜加用和胃消导之品，如佛手、青皮、陈皮、神曲、谷芽、麦芽、鸡内金等，使胃气得昌，药效得扬。

（二）诊疗验案

案1：四君子汤合当归补血汤加减治疗大肠癌

胡某，女，44岁，2014年6月17日初诊。患者于2014年5月在当地医院行经腹会阴直肠癌根治术，术后病理结果示：直肠中-低分化腺癌。就诊时症见：大便次数频多，不成形，肛门异物感明显，尾骶部疼痛，NRS 2~3分，不能平卧与坐位。伴虚劳乏力，便次频多，溏结不调，舌质淡，舌苔浊腻，脉细滑。中医诊断为：大肠癌，气血亏虚，兼见湿浊之证。故治以补气养血，利湿泄浊。药用：太子参30g，白术12g，茯苓15g，炙甘草6g，黄芪15g，当归6g，薏苡仁30g，无花果30g，芡实12g，半夏12g，黄柏12g，苍术12g，枳壳12g，佩兰12g，延胡索15g，藤梨根15g。14剂，水煎服，每日1剂，早晚两次分服。

2014年7月1日二诊：服药后患者自觉气力渐复，大便频次减少，4~5次/日，溏结不调，肛门异物感较前减轻，尾骶部疼痛较前缓解，可适当平卧，舌质淡，舌苔浊腻，脉细滑。拟方：首诊方加制大黄6g，郁李仁12g，丹参15g。14剂，水煎服，每日1剂，早晚两次分服。

2014年7月18日三诊：服药后患者自觉骶尾部疼痛改善明显，能平卧及久坐，但排便不爽，便次频多，3~4次/日，舌质淡，舌苔浊腻，脉细滑。拟方：二诊方去制大黄、丹参，加山药15g，苦杏仁12g。14剂，水煎服，每日1剂，早晚两次分服。

2017年8月6日四诊：服药后患者自诉尾骶部疼痛症状

明显改善，偶有肛门异物感，大便基本成形，2~3次/日，纳食不香，夜寐安，舌质红，舌苔薄腻，脉细。拟方：三诊方去徐长卿，加肉桂6g，玉竹12g，焦神曲15g。14剂，水煎服，每日1剂，早晚两次分服。后患者病情平稳，持续门诊随访治疗。

按：此例重在治症以促进术后康复。直肠癌术后出现的大便不调与尾骶部疼痛等症状，临床处理较为棘手，且严重影响患者生活质量，不利于术后康复。柴教授认为直肠癌术后正气损伤，余毒下阻。而脾胃为后天之本，脾胃虚弱，失于运化，因而出现大便不调；余毒阻滞于大肠，阻滞下焦气机，不通则痛，因而尾骶部疼痛。柴教授即以四君子汤补气健脾，当归补血汤益气养血，辅以苍术、黄柏清利下焦湿热，枳壳、延胡索疏肝行气止痛，调畅情志。运用此法不仅守护已虚之正气，而且通利下焦，使邪有出路，因此治疗大肠癌术后患者颇为得当。即所谓"扶正为本，祛邪有度"。嗣后再诊时，疼痛缓解，排便改善，知其恢复尚可，治当注重行气通便，以促康复，故以"肺与大肠相表里"为据，加宣肺通便之品玉竹、杏仁，宣上以通下。

案2：香砂六君子汤加减治疗大肠癌

周某，女，55岁，2013年8月10日初诊。患者于2011年5月在当地医院行右半结肠恶性肿瘤根治术，术后病理结果示：右半结肠中分化腺癌。2012年7月CT检查结果示：盆腔广泛转移。2013年6月行盆腔转移灶切除术。就诊时症见：烦躁，下腹部疼痛，NRS 2~3分，虚劳乏力，烦躁易怒，便次频多，溏结不调，舌质淡，舌苔浊腻，脉滑细。中医诊断为：大肠癌，气血亏虚，兼见湿浊之证。故以补气养血，利湿泄浊为治。药用：太子参30g，白术15g，茯苓12g，炙甘草6g，姜半夏12g，陈皮12g，木香12g，砂仁12g，当归15g，赤芍12g，麦冬12g，厚朴10g，枳壳10g，蒲公英12g，生薏苡仁15g，延胡索15g，大枣15g。14剂，水煎服，每日1剂，早晚两次分服。

2013年9月1日二诊：服药后患者自诉大便渐成形，下腹部疼痛较前稍减轻，虚劳乏力，烦躁易怒，便次频多，3~4次/日，溏结不调，舌质淡，舌苔浊腻，脉滑细。拟方：首诊方加胆南星15g，佩兰15g。14剂，水煎服，每日1剂，早晚两次分服。

2013年9月16日三诊：服药后患者自觉下腹疼痛明显改善，疲劳乏力仍甚，烦躁易怒减轻，便次频多较前减少，2~3次/日，基本成形，舌质红，舌苔薄腻，脉细。拟方：二诊方去延胡索、木香，加生地黄15g，桂枝6g，淫羊藿15g。14剂，水煎服，每日1剂，早晚两次分服。

2013年10月11日四诊：服药后患者自觉下腹疼痛消失，疲劳乏力较前减轻，便次基本正常，2~3次/日，细条软便，舌质红，舌苔薄腻，脉细。拟方：三诊方加黄芪10g，补骨脂12g。14剂，水煎服，每日1剂，早晚两次分服。后患者病情平稳，持续门诊随访治疗。

按： 对于结肠癌术后复发行化疗、放疗后的患者，柴教授认为其主要是以气血两虚、正气不足为主，以致痰、毒、瘀等病理产物结聚，不得外出，正所谓"邪之所凑，其气必虚"，病机属正虚邪恋，因此治法上以扶正为主，兼以祛邪。处方用香砂六君子汤加当归、赤芍、薏苡仁、大枣为主以益气养血，扶助正气，使正气得复，助正御邪，同时适时加入半夏、胆南星等清化痰热之药，或加蒲公英等清热解毒之药，或加佩兰等清热利湿之药，以驱邪外出。1个月后再诊，患者诉疼痛稍有所缓解，但仍觉疲乏，所以在益气健脾的基础上运用温阳通络之法，予以桂枝、淫羊藿等温阳之品，以激发脾肾之阳，兼行血通络。

（三）名中医经验发微

柴教授认为大肠癌是因人体正气内虚，外邪乘虚入侵，复因饮食、情志所伤，致使气滞、血瘀、痰凝、湿浊、热毒等相互交结，久而渐成积块的疾病，是一种以正气虚损为本，局部实邪结聚为标，本虚标实的病证。正气亏虚，癌毒内蕴是大肠癌的基本病机，而正气亏虚为致病之根本，其中又以脾肾两脏亏虚为主；癌毒是大肠癌发生发展及复发转移的重要因素，其包括痰毒、湿毒、瘀毒、火毒、寒毒等。临证治疗肿瘤相关症状时，强调宜审症求因，随证而治，主张在大肠癌治疗的全过程分阶段施行方案，提出"三阶段"（根治阶段、随访阶段和姑息治疗阶段）治疗大肠癌的思想，根据这三个阶段中患者正邪盛衰的变化和病证发展特点，及时调整用药。同时，柴教授根据大肠癌的疾病特点提出了"扶正为本，祛邪有度，全程调神，随证而治"的总体治疗原则，对大肠癌患者进行全程管理，根据每个阶段患者的病情特点和邪正关系进行辨证施治，可有效缓解患者的临床症状，延长带瘤生存时间。

参考文献

1. 杜瑀煊. 柴可群辨治结、直肠癌验案举隅 [A] //中国中西医结合学会肿瘤专业委员会. 第十五届全国中西医结合肿瘤学术大会论文集 [C]. 北京, 2017, 1: 12-13

2. 江灶坤, 柴可群, 陈嘉斌. 柴可群三阶段辨治大肠癌经验 [J]. 江西中医药大学学报, 2015, 27 (3): 20-24

六、郭勇教授治疗大肠癌心得

郭勇, 男, 教授, 浙江省名中医, 国家重点学科带头人, 中国医师协会中西医结合医师分会肿瘤病学专家委员会副主任, 浙江省中西医结合学会肿瘤专业委员会主任委员。从事中西医结合肿瘤内科工作 30 余年。擅长于常见肿瘤的综合治疗方案制订, 首创中医肿瘤"四阶段理论"学说, 运用中医药配合辅助放化疗治疗大肠癌取得了显著疗效。发表学术论文 80 余篇, 先后主持并参与完成了多项省厅级科学技术研究并获奖。

(一) 临证所得

郭教授认为大肠癌是由于正虚感邪、内伤饮食、情志失调所引起, 以湿热、瘀毒蕴结于肠道, 传导失司而发为本病, 其病位在大肠, 涉及脾胃、肝肾, 性质属本虚标实。大多数患者在其病程中多见虚实夹杂, 早期患者以湿浊、热毒、瘀阻等为主要表现, 中晚期患者多以脾肾亏虚、气血不足为主要表现。

随着现代医学的发展, 对大肠癌也出现了各种各样的治法, 因此, 现代中医药治疗大肠癌不能完全按照传统的模式辨证分型。郭教授通过近 30 年的临床实践，创立了中医肿瘤的"四阶段理论"，将肿瘤患者的诊治大致分为围手术期、辅助放化疗期、随访观察期及晚期姑息治疗期 4 个阶段，而中医药在各阶段发挥的作用是不一样的。辅助期治疗是以放、化疗为主要手段，同时辅以中医药治疗的时期，由于该期受到放化疗的影响，其证候有别于其他阶段。辅助治疗期患者经过放化疗后，身体较虚弱，此期病机特点是正虚邪微，中医治疗应以扶正为主，可以提高患者对化疗的敏感性，减少放、化疗毒性，提高放、化疗完成率，提高肿瘤治疗效果。郭教授及其团队先经过动物实验发现化疗药可明显加重或导致鼠脾虚证。后又通过对 75 例大肠癌化疗患者进行临床调查，证实了化疗会影响大肠癌患者的证型变化，主要表现为损伤脾肾两脏的功能，引起正气亏虚。进一步观察 151 例辅助治疗期大肠癌患者中医证候分布研究，结果显示：大肠癌辅助治疗期的中医主要证候可分为气血亏虚证、肝肾阴虚证、脾虚湿阻证、湿热蕴结证、瘀血内停证 5 类，并据此提出了相应的治法治则。

此外，既往中医讲究辨证论治，而郭教授一向主张辨病和辨证相结合，在辨病的基础上辨证，首先要在现代医学各个疾病的基础上研究中医证候，同病因不同阶段而异治，同阶段因不同体质、不同证候而异治。由于现代医学针对各个肿瘤疾病的放化疗方案不同，放化疗的疗程、剂量的不同，使得每种肿瘤在辅助治疗期的变化规律和特点也不同，大肠癌除了有一般恶性肿瘤的共性之外，也有不同于其他肿瘤的特点。因此，临床在辨证论治的同时还需结合辨病论治，病、证并重。由于大肠属六腑，而六腑"以通为用"，因此，相对于其他肿瘤，大肠癌多见脾虚兼湿热瘀滞，易造成腑气不通，多加用陈皮、半夏、苍术、厚朴、木香、砂仁、肉豆蔻理气燥湿，山药、白扁豆、石榴皮益气健脾。郭教授通过对 2008 年 6 月至 2009 年 2 月浙江省中医院郭勇教授门诊的大肠癌患者 100 例，473 张处方进行分析发现，舌苔黄腻是出现频率最高的舌象，舌苔黄腻在湿热证中有重要地位，提示湿热证是大肠癌的重要临床证型，清热化湿是大肠癌的重要治则，在大肠癌症状谱中，大便脓血、大便秘结、乏力等典型症状仍有重要的临床意义，故郭教授治疗大肠癌的基础方为四君子汤，以四君子汤健脾补虚，辅以藤梨根、虎杖根、水杨梅根等清热解毒。

　　对于大肠癌放、化疗期间出现的不良反应，郭教授认为中医药在辅助治疗期除了能增强放化疗敏感性、提高免疫力之外，还能有效减少放化疗引起的不良反应。部分患者化疗期易出现消化道反应，主要表现为纳呆、痞满、嗳气、泛酸、恶心、呕吐、腹胀、便秘或腹泻等。这是由于化疗药物损伤脾胃，导致或加重脾虚证，或湿浊内阻，蕴而化热。治疗中应注重健脾护胃、理气化湿。部分患者化疗后以骨髓抑制为特征，出现头晕、心悸心慌、面色㿠白、唇舌淡白、疲乏肢软等，机体处于正气虚弱，脾肾两亏状态，此时可以加强补肾健脾，益气养血。部分患者化疗引起末梢神经损伤，主要表现为肢端麻痹、冷痛、酸楚不适，属血虚脉络瘀阻证，治疗上以养血通络为主，常用药物为鸡血藤、络石藤、虎杖根、淫羊藿、桂枝、川芎、玫瑰花、红花等，用于缓解奥沙利铂化疗所致的神经毒性。放疗也属于辅助期治疗恶性肿瘤的一个重要手段，多数恶性肿瘤患者需要使用放射治疗，中医药与其配合不但可以增加肿瘤细胞的放疗敏感性，还能减轻放疗引起的一系列不良反应和后遗症。从中医学范畴来讲，放疗属中医"热毒"范畴。热毒聚于下焦，可出现腹泻、里急后重、肛门灼热等放射性肠炎症状。"热毒"入侵日久，易耗伤气阴，出现口渴欲饮、低热盗汗、疲倦乏力等气阴两虚证候。郭教授以益胃汤为基础方，药用南沙参、北沙参、天冬、麦冬、玉竹、石斛、百合等益气养阴，酌情加陈皮、谷芽、麦芽等运脾护胃，阴虚甚者加生地黄、牡丹皮、地骨皮等，可有效减轻放疗所致的不良反应。

临床中同为大肠癌患者，因体质不同，症状和转归也不尽相同，其治疗也随之不同。而对于辅助期的大肠癌患者，临床上已处于无瘤状态，其主要治疗目的是预防复发转移。通过中药调整患者不平衡的体质，以提高正气。郭教授认为，此期应考虑到体质的稳定性，在辨体质的基础上注意守方，用药时用量宜轻，药味宜少，以9~15味为佳，注意避开毒性药物，防止其对身体产生损伤。如果证候随内外因素影响发生变化时，可临时转为以治疗证候为主，药量药性据需要增加，辅以调体质药物控制证候的转归。具体体质用药为：气虚质者多用炒党参、白术、茯苓、炒薏苡仁等健脾益气之品；阴虚质者多用太子参、北沙参、麦冬等养阴之品；痰湿质多用苍术、厚朴、陈皮、半夏等理气燥湿之品；湿热质中热盛者多用夏枯草、炒黄芩、焦山栀等清热凉血之品，有湿者多用藿香、佩兰、荷叶、淡竹叶、滑石等化湿利湿之品。痰湿质者可加前胡、款冬花等化痰湿；瘀血质者多用蒲黄粉、五灵脂活血化瘀；气郁质者多用柴胡、郁金、预知子疏肝理气。

除了体质之外，季节气候的不同，患者所表现出来的证候也有所差别，其治疗也会相应变化。郭教授用药注重时令节气，春季多用疏肝之品，如川楝子、佛手片、绿萼梅等；夏季多用理气化湿药，如藿香、佩兰、荷叶等；秋季多加养阴润燥之品，如百合、玉竹、芦根、石斛等；冬季多用熟地黄、茱萸肉、黄芪、大枣等。除此之外，郭教授还认为，中成药的应用、中药静脉制剂的应用以及中药灌肠应用是现代中医药治疗肿瘤的重要手段。与传统中草药相比，中成药具有有效成分含量高、分剂量准确、便于携带服用等优点，多种中成药在目前肿瘤临床治疗中应用广泛，疗效确切。辅助期大肠癌患者经过手术后肠道本身存在一定程度的损伤，消化吸收功能较差，加之放化疗对胃肠道的不良反应，有些患者甚至无法口服汤剂或成药，中药静脉制剂便成为中药治疗大肠癌的一个重要手段。

（二）诊疗验案

案1：六君子汤加减治疗大肠癌

陈某，女，49岁，2013年5月13日初诊。患者2012年7月因"腹痛半月"就诊于桐乡市第一人民医院，行电子结肠镜检查示：升结肠占位，不能通过肠镜。于2012年12月12日在全麻下行右半结肠癌根治术，术后病理结果显示：右半结肠浸润型中-低分化腺癌（3cm×2.5cm×1.0cm），侵犯浆膜外伴脉管内癌栓形成，1/40只淋巴结转移。术后于2013年1月起行术后辅助化疗（XELOX方案、mFOLFOX6方案全身静脉化疗）。刻下症见：神清，精神一般，诉稍感乏力，纳眠尚可，双脚酸重，咳少量白痰，二便尚调，舌质淡红，舌苔薄白腻，脉细弱。郭教授认为该患者为素体正虚，正气不足，外邪趁虚侵袭，日久成积郁结于下而发为"肠蕈"，脾失健运，加之刀圭之后，更伤脾胃，故辨证属脾气亏虚证。治以补脾益气，健脾助运。药用：太子参 15g，白术 12g，茯苓 15g，炙甘草 6g，陈皮 9g，制半夏 9g，青蒿 12g，荷叶 9g，淡竹叶 9g，藤梨根 30g，炒稻芽 12g，炒麦芽 12g。14 剂，水煎服，每日 1 剂，早晚两次分服。

2013 年 5 月 29 日二诊：患者精神较前好转，诉仍感乏力，纳食不香，夜寐可，双脚酸重减轻，咳少量白痰，二便尚调，舌质淡红，舌苔薄白腻，脉细弱。拟方：首诊方加木香 12g，砂仁 12g，鸡内金 15g，鸡血藤 12g，淫羊藿 15g。14 剂，水煎服，每日 1 剂，早晚两次分服。

2013 年 6 月 17 日三诊：患者精神好转，周身乏力减轻，纳食尚可，夜寐可，双脚酸重明显减轻，无咳痰，二便调，舌质淡红，舌苔薄白腻，脉细弱。拟方：二诊方加虎杖根 15g，水杨梅根 15g。14 剂，水煎服，每日 1 剂，早晚两次分服。

2013 年 7 月 5 日四诊：患者精神可，周身乏力明显减轻，纳食佳，夜寐可，双脚酸重感消失，无咳痰，二便调，舌质淡红，舌苔薄白，脉细。拟方：三诊方去麦芽、稻芽、半夏，加薏苡仁 15g，山药 15g。14 剂，水煎服，每日 1 剂，早晚两次分服。后患者病情平稳，持续门诊随访治疗。

按：此例患者为化疗期间出现正气不足，外邪趁虚侵袭，日久成积郁结于下而发为"肠蕈"，辨证属脾气亏虚证。故治以健脾益气为主，方中太子参、白术、茯苓健脾益气，陈皮、半夏理气燥湿，青蒿、荷叶、淡竹叶清热利湿，藤梨根抗肿瘤，稻芽、麦芽护胃消食助消化，甘草调和诸药。因脾胃为后天之本，脾胃虚弱，失于运化，气血生化乏源，故出现乏力，双脚酸重，脉细弱等表现。因脾虚湿蕴，上蕴于肺，患者出现咳少量白痰，故方中用陈皮、半夏理气健脾化痰，即所谓"扶正为本，祛邪有度"。嗣后再诊时，乏力减轻，疼痛缓解，咳痰消失，知其恢复尚可，治当注重益气健脾培本为主，以促康复。

案2：六君子汤合当归补血汤加减治疗大肠癌

王某，男，54岁，2015年3月2日初诊。患者2014年11月因"反复腹泻半月余"于温州医学院附属第一医院就诊，当时行电子结肠镜检查示：右侧升结肠占位。遂于2014年11月21日在全麻下行右半结肠癌根治术，术后病理结果示：右半结肠回盲部中分化腺癌（8cm×4.2cm×3cm），浸润肠壁全层及浆膜外脂肪组织，1/13淋巴结转移。2014年12月19日起于当地医院行第一周期mFOLFOX6方案全身静脉化疗，自诉化疗后血液毒性明显，白细胞最低达$2×10^9$/L，伴倦怠乏力，气短懒言，肢体困重，喜卧，纳差。每次均因毒副反应而不能顺利继续下次化疗。于2015年3月2日因"反复乏力2个月余，为行下一周期化疗"入院，刻下症见：神清，精神一般，轻度贫血貌，体力尚可，纳差，略感腹胀，夜寐尚可，二便调，舌质淡红，边有齿痕，舌苔薄白，脉濡。查血常规示：白细胞：$4.4×10^9$/L，血红蛋白：108g/L，余无明显异常。药用：太子参15g，白术12g，茯苓15g，炙甘草6g，制半夏9g，陈皮9g，黄芪15g，当归6g，熟地黄12g，藤梨根30g，青蒿9g，荷叶6g，淡竹叶6g，生晒参6g，鸡血藤12g，炒薏苡仁15g。14剂，水煎服，每日1剂，早晚两次分服。本方联合第五周期 mFOLFOX6 化疗方案同用。

2015 年 3 月 18 日二诊：患者自诉服药后精神较前稍有好转，面色㿠白，体力较前增加，纳食不香，略感腹胀，夜寐可，二便调，舌质淡红，边有齿痕，舌苔薄白，脉濡。拟方：首诊方加枸杞子 15g，莱菔子 12g，鸡内金 15g。14 剂，水煎服，每日 1 剂，早晚两次分服。

2015 年 4 月 5 日三诊：患者自诉服药后精神明显好转，面色润，体力尚可，纳食不香，腹胀减轻，夜寐可，二便调，舌质淡红，边有齿痕，舌苔薄白，脉濡。拟方：二诊方加白芍 12g，川芎 12g。14 剂，水煎服，每日 1 剂，早晚两次分服。

2015 年 4 月 22 日四诊：患者自诉服药后精神良好，面色润泽，体力可，纳食可，腹胀消失，夜寐可，二便调，舌质淡红，舌苔薄白，脉细。拟方：三诊方去荷叶、淡竹叶、莱菔子。14 剂，水煎服，每日 1 剂，早晚两次分服。后患者化疗结束，自诉体力较前相仿，未出现明显乏力气短，无恶心呕吐，3 日后复查血常规未见明显血液毒性，白细胞正常范围，血红蛋白较前相仿，7 日后再次复查亦未见明显改变。病情平稳，持续门诊随访治疗。

按：郭教授认为此案患者为大肠癌术后，气血虚损，加之化疗毒邪损伤机体，易伤脾胃，脾气虚故见乏力，脾为气血生化之源，故见面色无华，辨为脾气亏虚证。治疗以健脾益气生血为主。方中六君子汤健脾益气燥湿，当归、黄芪、熟地黄益气养血，青蒿、荷叶、淡竹叶利湿，并防补气太过致气壅化热，生晒参联合鸡血藤补气养血，藤梨根通腑排毒，炒薏苡仁健脾护胃，促进药物吸收。中药有效预防化疗不良反应，提高化疗完成率。

（三）名中医经验发微

郭教授认为大肠癌是由于正虚感邪、内伤饮食、情志失调所引起，以湿热、瘀毒蕴结于肠道，传导失司而发为本病，其病位在大肠，涉及脾胃、肝肾，性质属本虚标实。大多数患者在其病程中多见虚实夹杂，早期患者以湿浊、热毒、瘀阻等为主要表现，中晚期患者多以脾肾亏虚、气血不足为主要表现。郭教授在临证中创立了中医肿瘤的"四阶段理论"，将肿瘤患者的诊治分为围手术期、辅助放化疗期、随访观察期及晚期姑息治疗期4个阶段，同时，郭教授强调大肠癌的中西医治疗中，应注意以下几个原则：中西医相结合、辨病和辨证相结合、扶正和祛邪相结合、治疗思路要与时俱进、中西并重，各发挥其所长，遵循"四阶段、一盲区、二弱点"的理念，对不同阶段、不同病情采取不同的治疗方法。临证治疗当以扶正气、健脾胃为主，辅以清热化湿、活血解毒，后期治疗时应重视脾肾亏损，气血不足，以健脾益肾，补益气血为根本。

参考文献

1. 赵海燕．郭勇教授中西医结合治疗大肠癌的经验［J］．中国医药导报，2010，7（10）：139-141

2. 蒋立文，郭勇．郭勇教授中医治疗辅助期大肠癌经验浅析［J］．中国中医急症，2013，22（12）：2055-2057

3. 郭勇．中医肿瘤的"四阶段"概念探讨［J］．中华中医药学刊，2009，27（2）：247-248

4. 杨维泓，周华妙，郭勇．中医药治疗大肠癌探讨［J］．福建中医药，2011，42（3）：46-47

5. 王辉，郭勇．大肠癌的中西医结合"四阶段"治疗探讨〔J〕．福建中医药，2011，42（5）：48-50

七、庞德湘教授治疗大肠癌心得

庞德湘，男，教授，浙江省名中医，浙江省中医肿瘤康复重点专科学科带头人，中国中医药研究促进会肿瘤专业常委，中国医师协会中西医结合医师分会肿瘤病学专家委员会委员。从事中西结合肿瘤内科工作 50 余年。深谙中医经典著作，对中医治疗肿瘤有丰富的临床经验，临床疗效甚佳，擅长于中医治疗各种肿瘤病，对于抗肿瘤复发、转移和肿瘤放化疗的增效减毒有深入研究，对肿瘤规范化治疗和内科治疗有深刻解读。发表学术论文 30 余篇，先后主持并参与完成了多项省厅级科学技术研究，获得省市科技进步奖 9 项。

（一）临证所得

古人关于大肠癌的病因病机记载颇多，如《素问·气厥论》曰："小肠移热于大肠，为虑瘕。"虑瘕即伏瘕，指大肠肿瘤，明确指出大肠肿瘤的病因病位。《灵枢·百病始生》曰："起居不节、用力过度，则络脉伤……则并合凝聚不得散而积成矣。"说明生活方式不当是引起肠内积聚的重要原因。《灵枢·五变》曰："人之善病肠中积聚者……积聚乃作。脾胃之间，寒温不次，邪气稍至，蓄积留止，大聚乃起。"说明大肠癌的发生与寒气侵犯大肠或饮食不节有关。张子和《儒门事亲》曰："积之始成也，或因暴怒喜悲思恐之气。"阐明了情志对该病的发病有重要的作用。《刘河间伤寒医鉴》云：

"肠澼下血，为少阴气不足，搏为阳气乘之，热在下焦，故下见血也。"说明便血与积证的发生均可为本虚标实所致。《外科正宗》云："蕴毒结于脏腑，火热流注肛门，结而为肿……肛门内蚀，串烂经络，污水流通大孔……见此未得见其有生。"提出热毒互结乃是该病的主要病因，并指出了该病的预后差。

庞教授从中医理论的角度出发，继承了前人的观点，又结合自身经验，认为大肠癌形成后属本虚标实之证，以标实为主，其病因多为外感六淫，久居湿地，寒温失调，寒湿之气客于肠道，或内伤情志，损伤脾胃运化，或饮食失节，恣食肥甘厚味、有毒之品等，导致湿邪蕴结肠道，郁久化热，损伤脉络，血瘀与湿热互结成积，又癌毒内生，从而形成大肠癌。

庞教授自幼熟读中医经典，尤其对"治未病"的思想有很深的研究，将"治未病"理念在中医肿瘤学中的应用与西医肿瘤学的三级预防相结合运用于指导临床实践。在大肠癌的治疗中，庞教授时时强调治未病的理念。认为大肠癌的发生与人为、环境因素的关系相当密切，特别是饮食因素，因此，极力强调养身调摄的重要性。《黄帝内经》指出："凡欲诊病，必问饮食居处"，要求"治病必求其本""药以祛之，食以随之"。合理的饮食习惯可以达到预防大肠癌的作用，目前一致认为，高脂肪低纤维素饮食是结肠癌的高危因素之一。《灵枢·百病始生》曰："卒然多食饮，则脉满，起居不节，用力过度，则络脉伤……肠胃之络伤，则血溢于肠外，肠外有寒，汁沫与血相抟，则并合凝聚不得散，而积成矣。"一些癌前病变，如大肠腺瘤、大肠息肉等均与大肠癌的发病密切相关。因此，在临床上庞教授非常重视对大肠癌癌前病变的治疗，同时强调，治未病是中医预防医学思想的重要理论基础，在疾病的预防、发生、发展、诊治等方面都有重要意义，特别是在早发现、早治疗和预防疾病的进一步恶化中有重要意义。

庞教授认为大肠癌形成后的基本病机是湿热毒邪蕴结大肠，气血瘀滞不畅，其治疗原则应以清热利湿、化瘀解毒为主。大肠癌病症复杂，随症兼以健脾和胃、疏肝解郁、理气化痰、破血消癥、补益气血、滋补肝肾之药等。主方为槐角地榆汤，方药组成为地榆、槐角、白芍药、栀子、枳壳、黄芩、荆芥等，为清肠凉血之要方。清热利湿法常为治疗下焦湿热的方法，如湿热下注或湿热蕴结下焦等均可选用。清热，指清除邪热或虚热的各种治法，由外感温邪引起的一般称为实热，邪在气分的宜用辛凉清热；热毒炽盛或夹湿的宜用苦寒清热；热在营血的宜用凉血清热法；热盛伤津的宜用甘寒清热；由阴虚而生的内热，称为虚热，宜用养阴以清热。利湿，指用利水渗湿药使湿邪从小便排出的方法。适用于水湿壅盛所致的淋浊、癃闭、水肿等证，有温阳利湿、淡渗利湿、清湿利湿、滋阴利湿、清热利湿、温肾利水等法。一般患者在大肠癌早期可无明显症状，随着疾病的发展，其临床症状与体征逐渐表现出来。有"湿热蕴结"型大肠癌的主症可见腹痛，里急后重，下痢赤白，下迫灼热，大便黏滞恶臭，或有发热寒战，胸闷，口黏腻，舌红，苔腻，脉滑数。此型的大肠癌治宜清热燥湿，化瘀解毒，方用槐角地榆汤加减。槐角、地榆、槐花清热凉血，善治下部出血；生地、黄芩、黄柏、大黄等清热燥湿解毒，通便导滞；防风、荆芥穗疏风止血；加白花蛇舌草清热解毒，凉血止痢。大肠癌患者病症一般比较复杂，多为虚实夹杂之证，对于腹痛绵绵不休者，宜重用白芍、甘草等缓急止痛；便血明显者，酌加三七、仙鹤草、茜草等化瘀止血；若患者痢下较重，稍佐收涩止痢之药，如荆芥穗、白头翁等；泻下重者，可加入少许肉豆蔻、赤石脂以收敛固涩；腹胀腹痛明显，触之有块，疼痛拒按，时有嗳气、矢气者，遵"气行则血行"之意，加用厚朴、枳实、莱菔子、川芎等理气活血类药，使气机通畅；另加蒲黄、五灵脂祛瘀止痛；手足麻木者，予僵蚕、全蝎、乌梢蛇等活血通络；若患者便秘，可适量加入柏子仁、火麻仁润肠通便；失眠者，加酸枣仁、远志以安神养心。

大肠癌多因湿热瘀毒蕴结导致肠道不通，而致腹痛腹胀、便秘、里急后重等肠道梗阻症状。庞教授强调积极治疗原发病，同时根据中医基本理论结合自己的临床心得，在辨证论治的理论前提下，以"六腑以通为用"为原则，巧妙采用"下法"予以治疗，取得了较好的临床效果。庞教授采用下法的"妙处"在于下中有升，下中有举，下中有敛，下中有补。大肠癌的腹痛腹胀除大便秘结引起外，尚有气滞不通的缘故，此时需继续秉承"六腑以通为用"的基本治法，以理气导滞为主。

手术、放化疗是现代临床治疗大肠癌的重要手段，但手术、放化疗对患者正气的严重损害以及所引起的不良反应越来越引起临床的重视，而中医药在减少术后并发症，恢复元气，加快机体恢复以及降低复发转移等方面的作用得到了临床医师的肯定。庞教授认为，放化疗期间及其之后辅助使用健脾和胃中药可明显降低化疗引起的消化道反应和其他不良反应，如经常予参苓白术散或香砂六君子汤加减治疗放、化疗引起的厌食、恶心和呕吐等不良反应。此外，将针灸治疗与现代医学相结合，在处理放化疗不良反应方面的研究取得了良好的临床疗效，庞教授曾用足三里穴位注射胃复安的方法治疗化疗呕吐144 例，实验证明此种方法较肌肉注射取得了更为满意的效果。

癌性疼痛是困扰临床的一个重大问题，直接关系到患者的生存质量。庞教授秉承中医经典，将癌痛病因分"不通则痛"和"不荣则痛"两种类型，对于大肠癌初期的腹痛腹胀，认为主要原因是"不通则痛"，治法则以"通法"为主。在治疗中后期癌痛上，则更多地以"补"为"通"，以"清"为"通"，有温阳止痛法、益气止痛法、温经止痛法、清利止痛法等。

临证中，庞教授从整体观念出发，强调辨证与辨病相结合，由于大肠癌是一个本虚标实或虚实夹杂的病症，庞教授强调在遣方用药上既要选用符合中医辨证分型、归经的治则方药，又要密切关注现代药理学研究进展，恰当选用经现代药理学研究证实具有抗癌或抑癌活性的中药。如在治疗大肠癌时酌情选用薏苡仁、藤梨根、无花果、白头翁、败酱草、苦参、红豆杉、红藤、蜂房、槐米等药，以辨证与辨病相结合，增强疗效。庞教授强调在临床治疗大肠癌中始终都要顾护胃气，正如李杲所说："有胃气则生，无胃气则死。"

（二）诊疗验案

案1：理中丸合六君子汤加减治疗大肠癌

李某，男，75 岁，2011 年 6 月 23 日初诊。患者 3 年余前出现腹痛腹胀，伴肛门排气停止，于当地医院查胸腹部 CT，结果示：乙状结肠肿瘤，遂于 2008 年 8 月 14 日行乙状结肠肿瘤根治术，术后病理结果示：乙状结肠溃疡型中分化腺癌，伴淋巴结转移癌。术后行 mFOLFOX6 方案化疗 6 周期（12 次）并定期复查。4 个月前复查 CEA 为 78.6ng/mL，再次入院，查肺部 CT 示：肺、胸膜转移可能，遂于 2011 年 5 月 8 日行左肺楔形切除术＋左胸膜活检术，术后病理结果示：转移性腺癌，诊断为乙状结肠癌术后肺、胸膜转移。术后行 XELOX 方案化疗 5 周期，化疗后Ⅱ度骨髓抑制，末次化疗后出现腹泻，大便每日 4~5 次，不成形，无发热，无腹痛腹胀，无恶心呕吐。刻下症见：大便溏薄，每日 4~5 次，神疲乏力，夜寐尚安，进食后胃脘不舒，舌质淡，舌苔薄白，脉细缓。辨证为术后损伤脾胃，脾胃虚寒证。治以理气健脾，温中止泻。药用：生晒参 9g，干姜 6g，白术 10g，炙甘草 6g，茯苓 12g，炒陈皮 10g，制半夏 10g，炙黄芪 30g，炒当归 6g，猫人参 30g，炒薏苡仁 30g，枸杞子 12g，鸡血藤 20g，焦山楂 30g，焦神曲 30g，焦麦芽 30g，苏梗 10g，石见穿 20g，白芍 6g，红枣 20g。14 剂，水煎服，每日 1 剂，早晚分服。

2011 年 7 月 10 日二诊：服药后患者自觉大便溏薄较前减轻，每日 3~4 次，神疲乏力较前好转，夜寐可，进食后仍感胃脘不舒，舌质淡，舌苔薄白，脉细缓。拟方：首诊方加补骨脂 12g，诃子肉 12g，莲子肉 12g。14 剂，水煎服，每日 1 剂，早晚分服。

2011 年 7 月 26 日三诊：服药后患者腹泻明显减轻，大便不成形，每日 3~4 次，神疲乏力明显减轻，夜寐可，进食后胃脘不舒感较前缓解，舌质淡，舌苔薄白，脉细。拟方：二诊方改黄芪为 20g，去猫人参、苏梗，加莱菔子 15g，鸡内金 15g。14 剂，水煎服，每日 1 剂，早晚分服。

2011 年 8 月 15 日四诊：服药后患者腹泻止，细条软便，每日 2~3 次，无神疲乏力，夜寐可，进食后胃脘不舒感明显减轻，舌质淡，舌苔薄白，脉细。拟方：三诊方去红枣、生姜，加怀山药 15g。14 剂，水煎服，每日 1 剂，早晚分服。后患者病情平稳，持续门诊随访治疗。

按：本例患者为化疗后脾胃受损，正气亏虚，庞教授根据《脾胃论》"有胃气则生，无胃气则死"的旨意，在遣方用药时注意保护患者的胃气，以生晒参、白术、茯苓、干姜、炙甘草等健脾益气温中，同时不忘祛邪，以石见穿、猫人参、薏苡仁等扶正抗癌。该患者临证主要表现为腹泻，故急以补骨脂、诃子肉、莲子肉等涩肠止泻，急则治其标。同时在后期症状改善后注意健脾益气，因脾胃为后天之本，气血生化之源，故佐以山药、鸡内金等健脾消食。

案 2：槐角地榆汤合六君子汤加减治疗大肠癌

陈某，男，62 岁，2012 年 8 月 7 日初诊。患者以"反复腹痛 1 年，便血 1 个月"为主诉入院，入院后行相关检查，诊断为结肠癌，肝骨转移，无手术指征，遂建议行全身化疗。化疗 6 周期后，患者出现排便不畅，伴里急后重感，便中带脓血，求治于我门诊。刻下症见：排便不畅，伴里急后重感，便中带脓血，肛门灼热，口干口苦，乏力，纳差，恶心，舌质红，舌苔黄腻，脉细数。庞教授四诊合参，辨证为肠积湿热蕴毒证，治以健脾利湿，清热凉血解毒。药用：槐角 10g，地榆 10g，白芍 12g，栀子 10g，黄芩 10g，枳壳 10g，荆芥 6g，生晒参 9g，白术 12g，茯苓 12g，炙甘草 6g，陈皮 10g，半夏 10g，白头翁 10g，苦参 10g，黄芪 30g，当归 10g，白花蛇舌草 15g，浙贝母 10g，佛手 10g，大血藤 12g，海浮石 12g，金荞麦 20g，薏苡仁 30g，麦芽 15g。7 剂，水煎服，每日 1 剂，早晚分服。

2012 年 8 月 15 日二诊：服上药后患者排便不畅较前稍有好转，伴里急后重感，便中带脓血，量减少，肛门灼热感不明显，口干口苦，乏力，纳食不香，恶心，舌质红，舌苔黄腻，脉细数。拟方：首诊方加大黄 6g，黄柏 12g，竹茹 12g。14 剂，水煎服，每日 1 剂，早晚分服。

2012 年 9 月 2 日三诊：服药后患者排便畅，不成形，质黏，里急后重及便中带脓血均不明显，肛门无灼热感，口干，乏力不明显，纳食不香，恶心减轻，舌质红，舌苔白腻，脉细滑。拟方：二诊方去佛手、大血藤、海浮石、金荞麦，加石斛 10g，川芎 12g，竹沥 12g。14 剂，水煎服，每日 1 剂，早晚分服。后患者病情平稳，持续门诊随访治疗，上方随证加减。

按：本例患者为肠积湿热蕴毒证，治以健脾利湿，清热凉血解毒。方中槐角、地榆、白头翁、黄芩等清肠凉血止血；苦参、生晒参、陈皮、茯苓、半夏等健脾燥湿；合大量抗肿瘤药物白花蛇舌草、浙贝母、佛手、大血藤、海浮石等清热解毒，化痰利湿，软坚散结；另加补益气血，健脾和胃之黄芪、当归、白术、薏苡仁等。庞教授认为临证应注重对全身功能的宏观调节，将扶正与祛邪辩证统一，以延长患者生存时间，提高患者生活质量。

（三） 名中医经验发微

庞教授认为大肠癌的发生与人为、环境因素的关系密切，特别是饮食因素，故临证极力强调养身调摄的重要性。其认为大肠癌形成后的基本病机是湿热毒邪蕴结大肠，气血瘀滞不畅，其治疗原则应以清热利湿，化瘀解毒为主。因大肠癌多易导致肠道梗阻症状，庞教授强调积极治疗原发病，同时根据中医基本理论在辨证论治的前提下，以"六腑以通为用"为原则，巧妙采用"下法"予以治疗，其妙在于下中有升，下中有举，下中有敛，下中有补。同时，在疾病治疗过程中，应以辨证与辨病相结合，庞教授强调在治疗大肠癌的始终都要顾护胃气，正如李杲所说："有胃气则生，无胃气则死。"

参考文献

1. 刘军清，庞德湘. 庞德湘教授辨治大肠癌经验拾萃［J］. 内蒙古中医药，2012，31（18）：127-129

2. 毛燕，庞德湘. 庞德湘教授治疗大肠癌经验［J］. 陕西中医药大学学报，2014，37（3）：20-21

八、裴正学教授治疗大肠癌心得

裴正学，男，教授，我国著名中西医结合专家，国家级名老中医师带徒导师，中华中医药学会终身理事，《中国中西医结合杂志》编委，甘肃省首批名中医。从事中西结合肿瘤内科工作50余年。临证对恶性肿瘤的治疗提出"西医诊断，中医辨证，中药为主，西药为辅"的方针，以"肺与大肠相表里"的经典论述为准线，运用经方治疗大肠癌。编著医学著作 15 部，发表学术论文 80 余篇，曾荣获中华中医药学会成就奖，国家级优秀论著一等奖，并先后主持完成了多项省厅级科学技术研究，获省科技进步奖多项。

（一）临证所得

裴教授认为因肺与大肠相表里，肺主皮毛，皮毛易受于风，风自皮毛入肺，直下大肠，是故风火相煽乃下血更著。历代医家称此为"肠风下血"，亦称此病为"肠风"。肠风可从阳化热，亦可从阴而化寒，后者慢而缓，前者速且急。若火聚而为毒，则称"脏毒"，"脏毒"之为病，下血多浊，肛肠肿硬，下血乃痛连少腹。中医学认为寒气客于肠间，与卫气相持，则阴阳格拒而"息肉"生。阳盛则热，阴盛则寒，阳盛可迫血妄行而下血；寒盛则气不统血亦下血。

临证中，裴教授将大肠癌的辨证分型分为以下 3 型。

1. 肠风虚寒型 此型临床症见颜面萎黄，食欲不振，体乏无力，大便下血，少腹时有隐痛，大便时干时稀，次数时多时少，脉沉细，舌质胖淡，苔薄白。裴教授认为此证治宜健脾益气，温中止血。方用香砂六君子汤、理中丸加味。处方：党参 10g，白术 10g，茯苓 12g，甘草 6g，陈皮 12g，半夏 12g，木香 10g，砂仁 10g，干姜 6g，附子 6g，黄连 3g，黄芩 10g，黄柏 10g，阿胶 10g（烊化），虎杖 10g，蒲公英 20g，生薏苡仁 25g，红枣 4 枚。配伍加减：伴恶心呕吐者，加生代赭石 30g；伴明显腹痛者，加延胡索 10g，川楝子 10g。适用于早期大肠癌患者。

2. 肠风夹热型 此型临床症见消瘦，衰竭，贫血，乏力，发热身困，脐周及少腹阵阵作痛，大便每日 3~4 次，里急后重，黏液血便或下血，排便不畅，舌质红，苔黄腻，脉滑数而无力。裴教授认为此证治宜清热燥湿、行气止痛。方用枳实芍药散、黄连解毒汤加味。处方：枳实 12g，芍药 12g，黄连 6g，黄柏 6g，黄芩 6g，栀子 6g，半夏 12g，当归 10g，苍术 9g，厚朴 10g，槟榔 10g，生黄芪 30g，木香 6g，川芎 6g，生薏苡仁 30g，陈皮 10g，防风 12g。配伍加减：纳呆，加焦山楂 9g，焦神曲 9g，焦麦芽 9g；腹痛者，加延胡索 10g，川楝子 10g；乏力甚者，加太子参 30g。适用于中期大肠癌患者。

3. 脏毒积聚型 此型临床症见腹满，肛门重坠，腹部可触及明显包块，患者已呈恶病质，行动困难，腹痛腹泻，黏液血便或便血，一部分患者腹胀难忍，有肠梗阻表现；一部分患者高热不退；一部分患者全身淋巴结肿大，肝大，舌质红，舌苔黄腻，脉滑数中空。裴教授认为此证治宜清热泻火、解毒逐瘀。方用白头翁汤、小承气汤加味亦可用之。处方：白头翁 15g，黄柏 12g，黄连 6g，大黄 6g，枳实 12g，厚朴 12g，白花蛇舌草 30g，半枝莲 30g，重楼 15g，冬瓜子 15g，槐花 15g，山慈菇 15g，白术 20g，莪术 10g，女贞子 15g，墨旱莲 15g，生薏苡仁 60g，丹参 15g，蒲公英 15g，败酱草 15g，紫花地丁 15g，乌药 10g，水蛭 3g。此型患者已属大肠癌晚期，大多合并远端脏器及淋巴结转移。

关于大肠癌术后的治疗，宜健脾补肾，兼以疏肝、化湿、行气活血。裴教授认为，大肠癌术后患者脾肾亏虚，脏腑功能衰败，机体免疫力低下，治疗的重点在于健脾补肾、补足正气，兼以疏肝、化湿、行气活血。临床常用药物为北沙参、潞党参、太子参、人参须、生地黄、山萸肉、黄芪、当归、白芍、炒苍术、厚朴、陈皮、防风、黄连、黄芩、木香、枳实、槟榔、生薏苡仁、甘草等。其中潞党参健脾益气、生津补血，太子参健脾补肺、养阴生津，人参须大补元气、补脾益肺，北沙参养阴清肺、益胃生津，山萸肉补肾养肝、涩精固脱，当归、白芍养血柔肝、抑制肿瘤转移，黄芪健脾益气，炒苍术、厚朴、陈皮运脾化湿，生薏苡仁祛湿排脓，防风祛风除湿，黄连、黄芩苦寒清降、减轻化疗后的胃肠道反应，当归、白芍、木香、枳实、槟榔调气行血，以防气滞血瘀、癌毒复发转移，甘草健脾益气。如有便血，裴教授临证常加槐花、地榆；有便脓血者，则予以桃花散；恶心呕吐、纳差食少者加焦山楂、焦神曲、焦麦芽、炒莱菔子、鸡内金、生代赭石、灶心黄土（煎汤代水）；肛门疼痛者加延胡索、川楝子、制乳香、制没药；中焦虚寒腹痛、肠鸣者加川椒、干姜、附子、饴糖（炒焦）；心悸失眠者加酸枣仁、茯神、川芎、知母；腰膝酸软、大便溏薄者加桂枝、附子、山药、丹皮、泽泻、茯苓、肉豆蔻、五味子、补骨脂、吴茱萸。裴教授临床用药虽无一味攻伐之药，却能有效延缓大肠癌的进展，延长患者生存期，在扶正固本的前提下，兼顾消除患者的各种临床症状。患者各个症状的缓解都为直肠癌的治愈提供了有利条件，不但能缓解患者术后、化疗后的不良反应，改善患者的生存质量，还能提高机体免疫力，预防和治疗大肠癌术后复发及转移，延长患者无进展生存期和总的生存期。

（二）诊疗验案

案1：黄连解毒汤合枳实芍药散加减治疗大肠癌

李某，男，66岁，2011年12月12日初诊。患者于1年前因腹胀、排便困难，于当地医院行相关检查，诊断为结肠癌，并行结肠癌根治手术，术后病理结果示：中-低分化腺癌。术后化疗4个周期，病情平稳。就诊时症见：发热，排便不畅，里急后重，黏液血便，体乏无力，纳呆，不寐，舌质红，舌苔黄腻，脉滑数。裴教授诊断为肠积，证属肠风夹热证，治以清热解毒，行气止痛。处方：枳实12g，芍药12g，黄连6g，黄柏6g，栀子6g，黄芩10g，当归10g，苍术9g，厚朴10g，槟榔10g，生石膏15g，佛手10g，川芎6g，杏仁10g，生薏苡仁30g，陈皮10g，黄芪30g，防风12g，甘草6g。14剂，水煎服，每日1剂，早晚分服。

2011年12月30日二诊：服药后患者不发热，自觉排便不畅，里急后重，黏液血便较前好转，仍感体乏无力，纳呆，不寐，舌质红，舌苔薄白，尺脉弱。拟方：首诊方去苍术，加木香12g，砂仁12g，党参15g，茯苓20g，白术15g。14剂，水煎服，每日1剂，早晚分服。

2012年1月15日三诊：服药后患者自觉排便不畅，里急后重，黏液血便较前明显好转，体乏无力较前减轻，纳食可，夜寐可，舌质红，舌苔薄白，脉细。拟方：二诊方去木香、砂仁、党参、茯苓、白术，加苍术15g，白花蛇舌草15g，半枝莲15g，虎杖15g，重楼15g，蒲公英15g，败酱草15g。上方10倍，研末过筛，炼蜜为丸，1丸/次，日2次。后患者病情平稳，门诊定期复诊。

按：裴教授认为，有一份肿瘤，就有一份感染，发热也由此而至。此观点与现代肿瘤炎症学说不谋而合。由"肺与大肠相表里"论治，对于正气不虚，邪气较盛之热毒者，惯用黄连解毒汤或与其他清热解毒药物合用，临床疗效甚佳。

案 2：黄连解毒汤合二至丸加减治疗大肠癌

代某，女，82 岁，2012 年 6 月 8 日初诊。患者于 1 个月前因腹胀、便血就诊于当地医院，行相关检查后，诊断为结肠癌。2012 年 6 月 2 日淋巴结活检病理结果示：低分化腺癌。因患者年事已高，家属决定放弃手术及化疗。刻下症见：发热，呃逆，腹胀痛，便血，腹股沟淋巴结肿大，舌质红，舌苔黄腻，脉滑数。裴教授诊断为肠积，辨证属脏毒积聚型。治以清热泻火，解毒逐瘀，方用黄连解毒汤加味。处方：黄连12g，黄芩 12g，栀子 12g，黄芩 10g，白花蛇舌草 30g，半枝莲30g，重楼 15g，冬瓜子 15g，槐花 15g，山慈菇 15g，白术20g，莪术 10g，女贞子 15g，墨旱莲 15g，生薏苡仁 60g，丹参15g，蒲公英 15g，败酱草 15g，紫花地丁 15g，乌药 10g。配合灶心黄土水煎经胃管注入，每日 1 剂，依病情注入上药 2~4h后，使用胃管将胃内容物引出，并冲洗胃后用大承气汤、黄土汤加味水煎取汁，药液上经胃管缓慢滴入，下经肛门输液式缓慢滴入，双管齐下。

2012 年 6 月 13 日二诊：用药 5 剂后，患者热退，自觉呃逆、腹胀痛、便血较前减轻，腹股沟淋巴结肿大，舌质红，舌苔黄腻，脉滑数。拟方：首诊方原方。

2012 年 6 月 18 日三诊：用药 5 剂后，患者自诉呃逆、腹胀难忍、腹痛、便血较前明显减轻，腹股沟淋巴结肿大较前减小，舌质红，舌苔白腻，脉滑。拟方：槐花 150g，山慈菇150g，白术 200g，莪术 100g，女贞子 150g，墨旱莲 150g，生薏苡仁 600g，丹参 150g，水蛭 30g，乌药 100g，川楝子 200g，郁金 60g，肉苁蓉 150g，延胡索 200g，大腹皮 150g，姜黄 100g，木香 60g，檀香 60g，沉香 60g，大黄 60g，枳实 100g，厚朴 100g，当归 100g。10 倍研末，过筛，口服，9g/次，日 3 次，温开水冲服。

2012 年 9 月 10 日四诊：服药 3 个月后患者复诊，触诊下腹部包块、腹股沟淋巴结变小，无腹胀难忍，无便血，偶有腹痛，舌质红，舌苔薄白，脉细。拟方：三诊方原方继服。后患者病情平稳，持续门诊随访治疗。

按： 在大肠癌的病程中，肠梗阻是常见的并发症。对于不完全性梗阻，裴教授常以大承气汤为基础方辨证论治，以通腑降逆。而对完全性梗阻则必须使用胃管将胃内容物引出，并冲洗胃后用大承气汤为基础方辨证论治，药液上可经胃管缓慢滴入药汁，下经肛门输液式缓慢滴入药汁，双管齐下，必要时留置胃肠管胃肠减压，但要特别注意的是溃疡性肿瘤慎用。此案即为典型的脏毒积聚型肠积，故裴教授用黄连解毒汤加味治疗，临床显效。

（三）名中医经验发微

裴教授常谓："中医治疗肿瘤要持之以恒，扶正固本是治疗恶性肿瘤的基本法则。"而在病情危重或急诊时，应积极采取西医西药的有效手段，中西合参，"急则治其标，缓则治其本"，不至于延误病情。全面把握，领会中医药"甚者从之、微者逆之，攻补兼施"是治疗肿瘤的基本原则。大肠癌发病隐匿，临床发现多见于中晚期，目前以手术、放疗、化疗、靶向治疗、基因治疗相结合的综合疗法虽已显示出良好的疗效，但仍存在患者难以耐受放化疗毒性、细胞耐药及复发和远处转移等问题。裴教授认为，正虚是大肠癌发生、发展的根本原因，扶正固本是治疗的根本法则，健脾补肾是扶正固本的具体方法；急则治标是治大肠癌的必要手段，西医手术、放化疗属于急则治标的范畴；中药健脾补肾配合西医手术、放化疗是扶正祛邪思想的体现。

参考文献

1. 黄邦荣. 裴正学教授治疗大肠癌经验 ［J］. 中医研究，2013，26 (5)：56-58

2. 裴正学. 裴正学医学经验集 ［M］. 兰州：甘肃科学技术出版社，2003

3. 祁莉，裴正学，陈浩方. 裴正学治疗大肠癌术后的经验 ［J］. 国医论坛，2018，33 (2)：20-22

九、朴炳奎教授治疗大肠癌心得

朴炳奎，男，教授，中国中医科学院首席研究员，任全国中医肿瘤医疗中心主任，世界中医药学会联合会肿瘤专业委员会会长及中国中西医结合学会肿瘤专业委员会主任委员。从事中西结合肿瘤内科工作50余年。临床对于各种常见的恶性肿瘤主张中西医结合的个体化辨病辨证治疗，以改善肿瘤患者的生存质量，降低复发转移率。编著医学著作10部，发表学术论文50余篇，承担多项国家自然科学基金项目，并先后主持完成了多项省厅级科学技术研究，获省科技进步奖多项。

（一）临证所得

朴教授在临床诊治大肠癌时，观察到其临床症状多为胃肠功能紊乱、大便习惯改变、便血、肠梗阻、腹部肿块、局部症状等，属于中医"肠蕈""肠积""脏毒""肠澼""癥瘕""锁肛痔"等范畴。如《灵枢·百病始生》云："积之所生，得寒乃生，厥乃成积也。"《灵枢·五变》谓："人之善病肠中积聚者……则肠胃恶，恶则邪气留之，积聚乃作；肠胃之间，寒温不次，邪气稍至，蓄积留止，大聚乃起。"指出本病的发生与外邪侵袭有关。《诸病源候论》言："积聚由脏腑不和，脏腑虚弱，受于风邪，搏于脏腑之气所为也。"指出脏腑虚衰，外邪侵袭，滞留局部，可致积聚。《景岳全书》云："凡脾肾不足与虚弱失调之人多有积聚之病，盖脾虚则中焦不运，肾虚则下焦不化，正气不行则邪气得以居之。"指出本病与脾胃关系密切，发病以正气亏虚，尤以脾肾两虚为主。《外科正宗》又云："醇酒厚味，勤劳辛苦，蕴毒流注肛门结成肿块。"指出大肠癌与饮食因素相关。朴教授在继承历代医家学术思想基础上，结合自己的临床实践，指出脾胃气虚或可为大肠癌的始动因素，然其终将肝、脾、肾三脏皆虚，正虚邪实则为大肠癌的基本病机。今人生活方式及膳食结构发生变化，体力锻炼少，工作压力大，应酬多，酒食无度，肉类及高脂肪饮食多。情志不畅，肝气郁结，饮食不节均可伤及脾胃，脾胃受损，运化失司，水反为湿，谷反为滞，搏结于肠，蕴毒日久，局部气滞血瘀痰阻，结成肿块。脾胃为后天之本，气血生化之源，脾胃气虚，气血生化乏源，肾失所藏，肾气亏虚，脾失温煦而运化失职，肝失濡养，横逆犯胃，终致肝、脾、肾三脏皆虚，日久则邪渐盛而正愈虚，可加速病情恶化和肿瘤转移扩散。

临证中，对于大肠癌的治疗，朴教授主张采用中西医结合的综合治疗方式。早期癌肿应手术切除，如病情需要，可行术前放疗以提高手术切除率，降低术后复发率。如手术未根治或术后局部复发者，可行辅助放化疗。但无论手术或者放化疗，均应配合中医药辨证论治，以减轻手术、放化疗副作用，提高机体免疫力，增强化疗敏感性，延缓疾病进展，提高患者生活质量。临床上，多数大肠癌患者就诊时往往已行手术及放化疗，或者已复发转移，朴教授临证以扶正培本为主，健脾益气或益气生血，调整机体阴阳气血及脏腑功能，维持机体"阴平阳秘"状态，做到"正气内守"，兼顾解毒抗癌，杀伤肿瘤细胞，延缓其复发转移。

朴教授临证治疗大肠癌以李杲《内外伤辨惑论》中当归补血汤为基础方加减运用，常用药物如下：黄芪、当归、太子参、白术、山药、枳壳、益智仁、女贞子、枸杞子、半枝莲、土茯苓、仙鹤草、生薏苡仁、藤梨根、陈皮、炒山楂、炒神曲、炒麦芽、甘草等。当归补血汤用治气虚血弱之证，研究表明其可提高大肠癌患者的免疫功能，与化疗联合使用时，能够提高免疫指标的活性，改善患者的临床症状。朴教授临床治疗大肠癌多辨证予以不同治法，具体如下。

1. 扶正培本法 《医门法律》云："故凡治病者，必求于本，或本于阴，或本于阳，知病所由生而直取之，乃为善治。"朴教授认为，大肠癌发病于正虚邪实，患者求诊中医之时，往往正虚较甚，治疗尤重于健脾益肾、益气生血以扶正培本。药以白术、山药、枳壳、益智仁、黄芪、当归、太子参等健脾益肾，脾胃健运，水谷精微化生气血，充实人体正气。当归、黄芪同用，取当归补血汤之意，黄芪用量三倍于当归，大补脾肺之气，以资化源，当归养血和营，合用取"气旺血生，阳生阴长"之意。药以女贞子、枸杞子补益肾精，寓"阴阳双求"之意，取叶桂平补肾阴肾阳之法。根据《临床实用中药词典》所述，女贞子、枸杞子均对红系造血系统有促进作用。同时药理研究证实白术、黄芪、当归、太子参、女贞子、枸杞子均可增强机体免疫功能，且白术挥发油可增强癌细胞的抗原性抗体的特异主动免疫，黄芪可加速人体内肿瘤细胞的死亡，枸杞子丙酮提取液有抗突变物质，通过抗御、阻断突变发挥抗癌作用，山药对实验性大鼠食醋脾虚模型有防治作用。诸药合用，共奏健脾益肾、益气生血之功。

2. 解毒抗癌法　朴教授认为大肠癌发病于正虚邪实，临证应兼顾扶正祛邪，扶正以增强机体抗癌能力，祛邪则在攻夺邪实的基础上保护元气，即所谓"扶正即所以驱邪，驱邪即所以扶正"。临床需兼顾扶正培本、解毒抗癌。朴教授喜用半枝莲、白花蛇舌草、莪术、苦参、白英、土茯苓、仙鹤草、生薏苡仁、藤梨根。半枝莲辛苦性寒，清热解毒、化瘀消肿，可抑制多种肿瘤。白花蛇舌草微苦、甘，寒，清热解毒，其水煎剂不仅可抑制某些肿瘤活性，而且可促进细胞免疫及体液免疫功能、放射损伤的免疫功能的恢复。莪术破血行气，消积止痛，其提取物莪术醇及莪术酮可抗癌，其莪术油制剂可增强机体免疫力。苦参清热燥湿，其氧化苦参碱可增强环磷酰胺对艾氏癌实体型的抑制作用。白英清热解毒、祛风利湿，其提取物对小鼠肉瘤 S180 有明显抑制作用，临床用于多种肿瘤的治疗。仙鹤草补虚抗癌，有研究发现一定浓度的仙鹤草制剂连续给药，可杀灭癌细胞，而不损害正常细胞。生薏苡仁所含的不饱和脂肪酸为主要的抗癌成分，亦可增强体液免疫。藤梨根清热解毒，除湿消肿，亦具抗肿瘤、调节免疫的双重作用。

3. 调护脾胃法 张元素言："壮人无积，惟虚人则有之，皆由脾胃怯弱，气血两衰，四气有感，皆能成积……善治者，当先补虚，使血气壮，积自消也。不问何脏，先调其中，使能饮食，是其本也。"朴教授认为脾胃为后天之本，气血生化之源，大肠癌患者多脾胃亏虚日久，运化功能失司，故在临证时尤其注意顾护脾胃，在健脾益气类方剂中加用陈皮、炒山楂、炒神曲、炒麦芽。山楂、神曲、麦芽为消食之品，多渐消缓散，脾胃虚者固不宜久用，然经炒制后药性和缓，且与健脾益气之品同用，使补气而不滞气，消积而不伤正，与"脾以运为健，胃以通为补"相契合，终使脾得健运而气行，胃得通补而和降，机体的消化吸收功能才能健全。

朴教授临证时常常以基础方为主灵活加减，如肝气郁结较重，加柴胡、郁金、预知子以行气疏肝；热象明显者，加黄芩、牡丹皮以清热；腹痛、里急后重明显者，加木香、乌药以理气止痛；腹痛，腹部包块明显者，加桃仁、莪术、丹参以活血消癥；肿物增大合并有肠梗阻者，加用大黄、川厚朴、枳实、槟榔以通腑泻热；便下赤白，出血多，加仙鹤草、山栀炭、槐花、地榆、大黄炭以凉血止血；久泻不止，加五味子、补骨脂、肉豆蔻以涩肠固脱；贫血明显者，加何首乌、鸡血藤滋阴补血；瘀血明显者，加三七、莪术活血祛瘀。朴教授常言，临证时应辨明气血阴阳，斟酌用药，才能取得较好疗效。

此外，朴教授临证多重视调护，其言，肿瘤患者精神压力较大，尤其是直肠癌术后造瘘患者，容易有自卑心理，这时医务人员及患者家属需要耐心护理，帮助患者消除紧张、恐惧心理，树立战胜癌症的信念，提高患者的生活质量。大肠癌发病在很大程度上受食物和营养因素影响，可嘱患者增加对全谷食物、膳食纤维、叶酸、硒和钙的摄入，减少肉类、高脂肪饮食的摄入，并注意适量运动，这对于患者的恢复有良好的促进作用，临床值得重视。

（二）诊疗验案

案 1：当归补血汤合四君子汤加减治疗大肠癌

高某，女，73 岁，2011 年 6 月 23 日初诊。患者于 2011 年 2 月因劳累后出现便血，2011 年 3 月 10 日于当地医院行电子结肠镜检查，结果示：直肠距肛门 10cm 处见肿物，环周 1/3~1/2。遂于当地医院行直肠癌根治手术，术后病理结果示：中分化腺癌侵及肌层，上下断端未见特殊，淋巴结转移性癌。术后放疗 23 次，并行 2 周期西罗达化疗，2011 年 5 月 27 结束，期间出现白细胞下降，术前 CEA 升高，术后恢复正常。此次以"直肠癌术后 3 个月"为主诉就诊，刻下症见：大便次数多，不成形，尿道不适，偶有头晕，纳眠可，舌质淡红，舌苔薄白，脉缓。诊断为：肠蕈，证属脾气亏虚、癌毒内盛证。西医诊断为：直肠中分化腺癌，术后、放化疗后。治以健脾益气，解毒抗癌为法。处方：黄芪 30g，当归 10g，太子参 15g，白术 15g，茯苓 12g，炙甘草 6g，山药 15g，枳壳 10g，五味子 15g，肉豆蔻 5g，半枝莲 20g，莪术 9g，生薏苡仁 20g，龙葵 15g，炒山楂 10g，炒神曲 10g，炒麦芽 10g。14 剂，每日 1 剂，水煎服，早晚分服。

2011 年 7 月 10 日二诊：服药后患者自诉大便次数较前减

少，4~5 次/日，仍不成形，尿道不适症状减轻，头晕较前缓解，纳眠可，舌质淡红，舌苔薄白，脉缓。拟方：首诊方加补骨脂 15g，诃子 12g。14 剂，每日 1 剂，水煎服，早晚分服。

2011 年 7 月 26 日三诊：服药后患者自觉大便次数较前明显减少，2~3 次/日，细条状软便，尿道不适症状仍存在，头晕消失，纳眠可，舌质淡红，舌苔薄白，脉缓。拟方：二诊方去五味子、诃子，加萹蓄 12g，瞿麦 12g。14 剂，每日 1 剂，水煎服，早晚分服。

2011 年 8 月 12 日四诊：患者病情稳定，复查 CT，结果示：直肠、乙状结肠壁增厚。血常规、肝功能、肾功能、血清肿瘤标志物、便常规均正常。患者体重较前增加，且大便次数较前明显减少，基本正常，1~2 次/日，细条状软便，尿道不适症状消失，无头晕，纳眠可，舌质淡红，舌苔薄白，脉缓。拟方：三诊方去肉豆蔻，黄芪改为 20g。14 剂，每日 1 剂，水煎服，早晚分服。后患者病情平稳，坚持门诊定期复诊。

按：本案患者高龄女性，脏腑之气虚衰，邪气易于结聚，气血运行不畅，易于壅滞，均可致发病。患者平素饮食不节或外邪入侵，脾胃受损，则水反为湿，谷反为滞，痰湿瘀血结于肠道，上犯于胃，累及脾土，脾不健运，生化之源不充，加之肠道癌瘤消耗精血，遂致脾气亏虚、气血并损，加之手术、放化疗，更伤机体正气。脾胃运化失司，精微随糟粕下行，则大便次数多，不成形；脾胃气虚，清阳不升，脑府失于精髓充养，则头晕。治疗当以健脾益气、解毒抗癌为法。药以黄芪、当归、太子参、白术、茯苓、山药、枳壳以健脾益气、益气生血；半枝莲、莪术、生薏苡仁、龙葵以解毒抗癌；五味子、肉豆蔻涩肠止泻，助健脾益气之功；炒山楂、炒神曲、炒麦芽以顾护脾胃，增强消化吸收的功能；甘草调和诸药。

案 2：当归补血汤合六君子汤加减治疗大肠癌

张某，男，33 岁，2004 年 1 月 8 日初诊。患者 2003 年 6 月 14 日于天津市滨江医院行直肠肿物切除术（保肛），术后病理结果示：中分化管状腺癌，大小约为 6.0cm×4.5cm，侵及浆膜层，淋巴结未见癌（0/3）。术后予放疗 35 次，具体剂量不详。化疗为 3 个周期，方案为替加氟＋羟基喜树碱，因副作用明显，患者要求停药。刻下症见：大便稀溏，带血及黏液，便意频繁，排便不爽，偶有腹痛，乏力，纳可，寐差，小便正常。舌质淡红，舌苔薄腻，脉弱。诊断为：肠蕈，证属放化疗耗伤气血，脾气亏虚为主，湿毒蕴结，下注大肠为标。西医诊断为：直肠癌术后，放、化疗后。治以健脾益气养血，利湿解毒抗癌为法。处方：生黄芪 40g，当归 9g，太子参 15g，炒白术 15g，茯苓 15g，炙甘草 6g，陈皮 10g，半夏 10g，补骨脂 10g，山药 12g，益智仁 15g，薏苡仁 15g，黄柏 10g，仙鹤草 15g，猪苓 15g，半枝莲 20g，煅牡蛎 15g，炒山楂 30g，炒神曲 30g，炒麦芽 30g，三七粉 3g（分冲）。14 剂，每日 1 剂，水煎服，早晚分服。

2004 年 1 月 25 日二诊：上方服用半个月后，患者自觉症状较前改善，大便带血减少，黏液明显减少。目前症见：排便不爽，偶有腹胀、肛门下坠感，乏力较前减轻，纳可，寐欠安，小便调。舌质淡红，舌苔薄白，脉缓。拟方：首诊方改炒白术为生白术 15g，加麸炒枳壳 12g。14 剂，每日 1 剂，水煎服，早晚分服。

2004年2月10日三诊：服药后患者自觉排便次数明显减少，排便不爽感较前明显减轻，大便不带血，无黏液，腹胀无，乏力无，纳可寐安，小便正常。舌质淡红，舌苔薄白，脉缓。拟方：生黄芪40g，当归10g，生白术15g，麸炒枳壳12g，陈皮10g，苏梗10g，姜厚朴10g，郁金10g，龙葵10g，金银花12g，连翘10g，重楼15g，莪术9g，炒山楂30g，炒神曲30g，炒麦芽30g，女贞子15g，肉苁蓉15g，炙甘草6g，三七粉3g（分冲）。14剂，每日1剂，水煎服，早晚分服。

2004年3月1日四诊：服药后患者自诉排便次数正常，1~2次/日，无明显排便不爽感，大便不带血，无黏液，腹胀无，乏力无，纳可寐安，小便正常。舌质红，舌苔薄白，脉缓。拟方：三诊方加茯苓15g，山药15g。14剂，每日1剂，水煎服，早晚分服。此后患者每隔3个月来门诊复诊，期间患者于2004年5月至10月又以替加氟+羟基喜树碱方案化疗4个周期，化疗期间配合中药治疗，恶心、呕吐以及血象下降等副作用明显减少。2004年8月开始出现大便次数明显增多，质黏，每日达7~8次，自诉尿痛，夜尿频多，行电子结肠镜检查示：放射性肠炎，处方增加赤芍、白芍、鸡血藤、莪术、白头翁、苦参、黄柏、虎杖等养阴活血、利湿解毒之品为治。

患者分别于2005年8月、2006年3月、2006年8月行3个周期的希罗达单药化疗，坚持连续服用中药，每隔半年复查一次，临床症状明显改善。2010年7月22日再次行电子结肠镜检查示：放射性肠炎"恢复期"，肿瘤标志物、肝功能、肾功能等均未见异常。

2012 年 11 月 15 日三十六诊：患者病情稳定，复查电子结肠镜、胸腹部 CT 均未见异常，血常规、生化全项、肿瘤标志物等亦均正常，无任何复发转移迹象。刻下症见：大便质软，每日 3~4 次，无腹胀腹痛，纳可，眠差，夜尿频多，每晚 2~4 次，无尿急尿痛，舌质淡，舌苔薄白，脉缓。处方：生黄芪 30g，太子参 15g，炒白术 15g，茯苓 15g，炙甘草 6g，陈皮 10g，山药 15g，麸炒枳壳 10g，益智仁 15g，土茯苓 20g，半枝莲 20g，莪术 9g，白英 15g，炒山楂 10g，炒神曲 10g，炒麦芽 10g，酸枣仁 15g，煅牡蛎 15g，枸杞子 15g，覆盆子 15g。14 剂，每日 1 剂，水煎服，早晚分服。现患者仍在继续口服中药维持治疗中。

按： 本案为朴教授临床治疗大肠癌的一个典型病例，治疗过程中共有 36 诊处方，总结来看，其常用的健脾药有炙甘草、炒白术、生白术、生黄芪、炒山楂、炒神曲、炒麦芽、山药、薏苡仁、太子参、茯苓等；理气药有麸炒枳壳、陈皮、半夏、姜厚朴等；补肾药有益智仁、女贞子、补骨脂等；抗癌药有土茯苓、莪术、白英、重楼、半枝莲等；养阴药有山药、五味子、白芍等；活血药有莪术、赤芍、当归等；利湿药有黄柏、败酱草等。可见朴教授治疗肠癌常用的方法为健脾益气，理气活血，解毒利湿。这与朴教授认为肠癌的主要病机为脾肾两亏，瘀血内阻，痰湿下注，癌毒内生相符。朴教授治疗肠癌善于将补脾气、滋脾阴、助脾阳、恢复脾胃功能相结合，燮理中焦升降，洒陈气血津液，从而提高机体免疫功能，改善肿瘤患者全身微环境，防止复发转移。方中解毒抗癌药土茯苓，因《本草备要》谓其："祛湿热，补脾胃。"《本草纲目》言其：

"治恶疮痈肿"。现代药理研究亦表明土茯苓对于多种肿瘤都具有明显的抑制作用，朴教授临床对于各种肿瘤，尤其消化道肿瘤常常选用土茯苓，认为其性味平和，解毒抗癌尚能兼顾脾胃，而有祛邪不伤正之功。

（三）名中医经验发微

朴教授认为脾胃气虚或可为大肠癌的始动因素，然其终将肝、脾、肾三脏皆虚，正虚邪实归为大肠癌的基本病机。并且临床上观察到多数大肠癌患者就诊时往往已行手术及放化疗，或者已复发转移，故朴教授临证以扶正培本为主，健脾益气或益气生血，调整机体阴阳气血及脏腑功能，兼顾解毒抗癌，杀伤肿瘤细胞，延缓其复发转移。朴教授治疗大肠癌常用扶正培本、解毒抗癌、调护脾胃之法，认为脾胃为后天之本，气血生化之源，大肠癌患者多脾胃亏虚日久，运化功能失司，故在临证时尤其注意顾护脾胃，在健脾益气方剂中加用陈皮、炒山楂、炒神曲、炒麦芽，与健脾益气之品同用，使补气而不滞气，消积而不伤正。

参考文献

1. 王兵，侯炜. 朴炳奎教授治疗大肠癌经验［J］. 时珍国医国药，2014，25（4）：962-964

2. 乔红丽，侯炜. 朴炳奎教授辨治大肠癌经验探析［J］. 中医学报，2014，29（2）：168-170

十、刘沈林教授治疗大肠癌心得

刘沈林，男，教授，我国著名中医肿瘤专家，第四批、第五批全国老中医药专家学术经验继承工作指导老师，中华中医药学会脾胃病分会副主任委员。从事中医肿瘤内科工作 30 余年，临床对肿瘤的发病提出了正虚癌毒的概念，并将基因检测的肿瘤易感性纳入癌毒的范畴，治疗中强调中医药的治疗当贯穿始终，辨证与辨病相结合，注意时时顾护胃气。主编《现代中医临床手册》和《中医肿瘤学》等医学著作，发表医学论文 108 篇，获国家发明专利 3 项。

（一）临证所得

刘教授在辨治大肠癌时，认为应治病求本，健脾为要。因正虚为本，是肿瘤滋生的土壤，正气充沛则肿瘤失去了赖以生存的根基，脾虚贯穿于大肠癌发生发展的全过程。肿瘤的发生发展，其病机无不体现脾虚的特点；肿瘤的症状，无论早期、进展期或晚期，无不表现脾虚征象；肿瘤的预后，脾胃之气的存亡是其直接的指征。由此，刘教授强调，脾胃为后天之本，脾虚则气血生化乏源，正气亏损，癌毒更盛。可见脾虚癌毒既是晚期大肠肿瘤的病理基础，亦是其发展恶化的动因。因此，通过调养脾胃，祛除癌毒，可使患者脾运健，胃纳佳，则气血生化有源，正胜则邪不可干，从而能有效地改善患者的临床症状，减少化疗药物的副作用，最终控制疾病的进展。故在临床治疗中，以健脾益气为基本治疗法则，根据不同的辨证分型，分别配合温中、养血、滋阴、补肾等法。大量的临床与实验研究证明，健脾法的运用在预防肠道肿瘤的发生、增强机体免疫功能、抑制肿瘤的生长和复发转移、改善患者预后、延长生存期及提高生存质量、对化疗的减毒增效及与手术的协同作用方面有着十分显著的效果。

此外，在治疗过程中，刘教授强调要辨证为本，配合辨病。辨证论治是中医的基本原则，亦是中医治疗的生命力之所在，肿瘤治疗同样如此。正因为该类疾病病因病机错综复杂，病情发展变化多端，疾病预后危重凶险，更需充分把握病机之关键，审证求因，方能取效。辨证论治中的因人、因时、因地制宜与现代肿瘤学中强调治疗个体化的理念相吻合。证是疾病某一特定阶段的病机概括，是对疾病当前本质所作的结论。大肠肿瘤患者，其病机有其共性特点，即以脾胃虚弱为本；而不同个体又有所差异，故需灵活化裁，方能理法相合。因此治疗以健脾益气法为基础，临证可酌情加减。

目前大肠癌的治疗是在手术、放化疗的基础上配合中医辨证施治的综合治疗，结合西医对肿瘤的认识，术后虽然肉眼可见病灶已切除，但体内仍有癌毒残留。根据这一临床特点，结合抗癌中药的药理研究，刘教授在临床治疗中，在辨证论治基础上，根据癌毒的特点，配合使用经现代药理学研究具有抗肿瘤效应的药物。如以健脾和胃为主要治法的应配合半枝莲、石见穿；以健脾益胃、养阴清热为主要治法的应配合急性子、藤梨根；以健脾温中或健脾清肠为主要治法的应配合蒲公英、白花蛇舌草、莪术。目的在于清热解毒，软坚散结，祛除潜在之癌毒，以消除隐患，更好地抑制癌毒弥漫流窜。

同时，刘教授还指出，在肿瘤的治疗中，脱离辨证论治的原则，一味追求"抗癌"药的运用，而忽视患者整体状况，往往会造成不良后果，不但不能控制病情，反而使得病情进展。故治疗时应以辨证为主，辨病为辅，适当选择抗癌药物，中病即可。刘教授认为，肿瘤是全身疾病的局部表现，患者的身体之于肿瘤，正如土壤之于种子，治疗中既要注重患者整体状况的调整，使机体的免疫能力最大化，不给肿瘤生长以可乘之机，又要充分考虑局部肿瘤的控制。其在多年的临床经验中，总结出"肠道肿瘤整体多脾胃虚弱，局部多邪毒炽盛"的观点，认为治疗当在整体调治的同时，予以局部解毒祛邪外治之法以控制瘤灶。局部治疗方法包括药物外敷、灌肠等，均在临床上予以推广实践。

刘教授在治疗大肠癌术后或放射治疗后慢性泄泻时，常配合中药保留灌肠，酌选生地榆、五倍子、败酱草、石榴皮、云南白药、锡类散等入药，一则直达病所，解毒散结，祛腐生新，清肠止泻；一则使药物通过肠道黏膜血管吸收达于全身，创造新的给药途径，加强疗效。对于顽固性便秘，则选用大黄 3g，壁虎粉 3g，冰片少许，调糊状贴脐，外用麝香追风膏固定，日 1 次，取大黄通便，壁虎消积攻坚，冰片取其穿透之力以达病所，力专而效宏，治疗常获良效。

此外，刘教授临床多用经方，灵活变通。其认为，古代无恶性肿瘤之病名，其病散见于各科疾病之中，研读古代医籍，可以发现当时许多在恶性肿瘤临床治疗中行之有效的经方，列举如下。

1. 乌梅丸 乌梅丸原系《伤寒论》厥阴病主方。"蛔厥者，乌梅丸主之，又主久利"，适用于上热下寒证的治疗。厥阴病的特点是"消渴，气上撞心，心中疼热，饥而不欲食，食则吐蛔，下之利不止"。乌梅丸由乌梅、细辛、附子、桂枝、人参、黄柏、黄连、干姜、当归、椒目组成，具有温脏、补虚、安蛔之功效。刘教授认为，乌梅丸药物配伍，具有以下三个特点：一是酸苦合法，取乌梅之酸和黄连之苦寒，既能酸敛柔肝，又能清热燥湿；二是寒温并用，既取干姜、附子辛温助阳，又伍以黄连、黄柏苦寒清泄；三是寓泻于补，在祛邪消导的方药中，加上人参、当归补气调血。刘教授强调，乌梅丸重用乌梅，因其外用可敷于痈毒，能祛腐敛肌，故尤其对肠道息肉病变能起到很好的控制和治疗作用，适用于肠道恶性肿瘤的治疗。临证时，刘教授取乌梅丸组方立法之意，治疗肠道肿瘤患者的慢性腹泻、复发性肠息肉病变，屡获效验。

2. 半夏泻心汤 半夏泻心汤由半夏、黄芩、黄连、干姜、人参、炙甘草、大枣 7 味药组成，治疗少阳病（半表半里阳证）误下后，因津液虚甚陷于半表半里阴证（即厥阴病），致寒热错杂，痞塞于中，而出现心下痞满而不痛证。其方药配伍精当，疗效卓著，对于虚实并见、寒热错杂的急慢性肠炎等肠道疾病的治疗效果更为显著。刘教授在总结多年临床经验的基础上，指出肿瘤是一个全身性疾病，临床上其病理改变以"瘀（滞）、毒、痰（湿）、虚"最为多见。我们从临床观察看到肿瘤一般为全身属虚、局部属实的病变，其特点为因虚致实，又因实致虚，病因病理复杂，变化多端。临床多表现为虚实夹杂、寒热错杂。大多数肿瘤患者，又接受放疗、化疗、介入治疗等，均易出现骨髓抑制和消化道反应，加之肿瘤患者以中老年人为多，且病程日久，有不少患者出现寒热错杂证。刘教授认为，临床凡见到口干渴、咽喉不利、心烦、恶心呕吐等上热症状，以及心下痞满、腹痛、肠鸣泄泻、食纳差等下寒症状之上热下寒、寒热错杂证时，均予本方化裁以和解半表半里，清上温下，收效甚捷。同时，治疗时应把握寒热的部位、寒热的比例以及兼夹证候，及其在疾病中主次地位的变化，只有立法准确，用药无误，寒热方能渐次化解。

刘教授认为癌毒之形成与扩散均与血瘀密切相关，临床上大部分患者表现出局部癥块、疼痛固定、舌质紫暗或有瘀斑，晚期复发转移患者瘀象尤为显著。王清任在《医林改错》中指出："气无形不能结块，结块者，必有形之血也。"同时现代研究表明，肿瘤患者均有不同程度的高黏血症，而高黏血症又是肿瘤患者复发转移的主要机制之一。《素问·阴阳应象大论》云："血实者宜决之。"故活血化瘀是治疗恶性肿瘤血瘀证的重要法则。活血化瘀方药具有活血化瘀、补血养血、攻瘀散血、破血祛瘀以及止血等多种功效，临床应依据肿瘤血瘀证在不同发展阶段证候变化的不同特点，并结合微观血瘀证指标，整体辨证论治。常用的活血化瘀药有当归、丹参、红花、川芎、桃仁、赤芍、红藤、三七、延胡索、三棱、莪术、土鳖虫、水蛭、益母草、鳖甲、川楝子、乌药以及五灵脂等。如临证之时，理气和血用当归、川芎；行气活血用桃仁、红花、莪术；破气行血用水蛭、虻虫。

（二）诊疗验案

案 1：四君子汤、真武汤、当归补血汤加减治疗大肠癌

刘某，女，48 岁，2006 年 11 月 8 日初诊。患者 2006 年 4 月因便血、便次增多于当地医院就诊，行电子结肠镜检查，结果示：直肠腺癌。遂于同年 4 月 25 日在该院行直肠癌根治术，术后病理结果示：直肠管状腺癌Ⅱ级，溃疡性，肿瘤大小 3.0cm×2.0cm×1.5cm，肿瘤浸润至深肌层，上下切缘阴性，周围淋巴结（0/15）未见转移。术后患者在该院肿瘤内科行

FOLFOX 方案化疗 6 个周期，末次化疗时间为 2006 年 10 月底。刻下症见：直肠癌术后，腹部造瘘，小腹怕冷无痛，大便成形、略干，纳可，夜寐安，手足麻木，舌质淡，舌苔薄白，脉细。刘教授诊断为：肠癌，证属脾肾虚毒瘀证。治以健脾益气，化瘀解毒，标本兼治。处方：潞党参 15g，炒白术 10g，云茯苓 15g，炙甘草 5g，炙黄芪 30g，当归 10g，白芍 10g，制附片 5g，炮姜炭 5g，炒薏苡仁 20g，煨木香 10g，三棱 10g，莪术 10g，白花蛇舌草 15g，败酱草 15g，焦山楂、焦神曲各 15g。14 剂，水煎服，每日 1 剂，早晚分服。

2006 年 11 月 23 日二诊：服药后患者自诉小腹怕冷较前好转，但时有隐痛，大便略干，纳可，夜寐安，手足麻木较前稍减轻，舌质淡，舌苔薄白，脉细。拟方：首诊方去炮姜炭，当归改为 20g，加鸡内金 10g。14 剂，水煎服，每日 1 剂，早晚分服。

2006 年 12 月 8 日三诊：患者自诉近来大便不爽，排出困难，下腹部不适，手足麻木减轻，纳可寐安，小便正常，舌质淡，舌苔薄白，脉细。此时辨证属肝脾不调、运化不健，治以健脾调肝，祛邪以尽余邪。拟方：潞党参 10g，炒白术 10g，炒白芍 10g，怀山药 15g，云茯苓 12g，广木香 10g，枳实 10g，槟榔 10g，厚朴 10g，台乌药 10g，木瓜 15g，半枝莲 15g，白花蛇舌草 15g，败酱草 15g，地榆 15g，炙甘草 5g，焦山楂、焦神曲各 10g。14 剂，水煎服，每日 1 剂，早晚分服。

2006 年 12 月 25 日四诊：患者病情稳定，食欲尚可，腹部较为舒适，舌质淡，舌苔薄白，脉细。拟方：三诊方加鸡内金 15g，炙黄芪 15g。14 剂，水煎服，每日 1 剂，早晚分服。

此后患者长期在刘教授门诊以健脾益气、扶正解毒方剂调理治疗5年，定期复查肿瘤指标及胸腹部CT等，病情稳定，临床效果良好。

按：中医无"肠癌"之病名，一般认为肠癌属于中医学"肠蕈""癥瘕""积聚""锁肛痔""脏毒"等范畴。中医对大肠癌病机的认识，多从脾虚毒蕴立论。刘教授认为肠癌发病与正气不足、邪气所胜有关，其中脾虚为本，邪实为标。邪气当理解为癌毒，因为只有癌毒才能体现肿瘤难以治愈、易复发转移、预后差的特点。在肠癌术后治疗中，即使患者一般状况很好，运用中医传统的四诊方法已无证可辨，此时应将现代医学检测结果，如肿瘤术后脉管癌栓、肿瘤微小转移灶检测异常、肿瘤酶学异常，甚至基因检测的肿瘤易感性等，纳入中医广义望诊的范畴，注意癌毒的存在，进行抗癌的中医药治疗。本案患者为肠癌术后，脾胃虚弱，尤以脾阳不振为主，治以健脾益气、解毒抗癌。方用炙黄芪、潞党参、炒白术、云茯苓、炒薏苡仁等健脾益气；制附片、炮姜炭温振脾阳。肿瘤术后，脾气虚弱，脾阳不振，以健脾温阳而治，体现了辨证治疗的特色。刘教授认为，肠癌为病，脾气虚弱为本，故健脾益气当贯穿肠癌治疗始终。患者肿瘤术后，未见癥积包块，方中仍佐以半枝莲、白花蛇舌草、败酱草解毒抗癌，三棱、莪术化瘀解毒，体现了刘教授在肠癌术后治疗中辨证与辨病相结合的特点。

案2：四君子汤合小承气汤合乌梅丸加减治疗大肠癌

张某，女，48岁，2007年10月5日初诊。患者2007年6月于当地医院行结肠癌根治手术，术后病理不详。术后予常规化疗，化疗2个周期后腹泻不止，每日多达二十余次，有大量白色黏液及絮状膜样物，伴下腹隐痛、肠鸣，经中西医多种药物治疗后，除腹泻次数略有减少外，其他症状未见改善，疗效不佳，未再化疗。刻下症见：腹泻不止，每日多则二十余次，少则数次，食纳甚差，恶心欲呕，形寒怕冷，肛门坠胀，肛周潮湿红肿，舌质淡，舌苔白腻，脉沉细。刘教授认为此为术后脾胃受损，化疗毒素重伤胃肠，以脾虚为本，肠道湿热瘀滞未尽，运化失司。治以健脾温运，清化导滞，补泻兼施。处方：炒党参15g，炒白术10g，茯苓15g，炙甘草6g，大黄炭5g，厚朴10g，枳实10g，炙乌梅5g，炮姜炭5g，制附片10g，黄连3g，黄柏6g，当归12g，桂枝6g，煨木香10g，炒防风10g，沉香曲12g，半枝莲30g。14剂，水煎服，每日1剂，早晚分服。

2007年10月20日二诊：服药后症状明显改善，大便次数已减为每日4~5次，黏液不多，腹痛缓解，略有痞胀，食纳欠佳，恶心欲呕，形寒怕冷较前减轻，肛门坠胀，肛周潮湿红肿，舌质淡，舌苔白腻，脉沉细。拟方：首诊方加竹茹12g，半夏12g，生姜8g，砂仁（后下）3g，乌药10g。14剂，水煎服，每日1剂，早晚分服。

2007年11月5日三诊：服药后患者自诉大便已成条，偶有少许黏液，食欲转振，恶心欲呕不明显，无形寒怕冷，肛门坠胀较前明显好转，肛周无红肿，舌质淡，舌苔薄白，脉沉细。拟方：二诊方去附子、炮姜、桂枝，加焦山楂15g，焦神曲15g，焦麦芽15g，鸡内金12g。14剂，水煎服，每日1剂，早晚分服。随访至2012年年底，在原方基础上随证加减调理，病情未见恶化。

按：肠癌患者以脾虚为本，癌毒为标。本案为结肠癌术后、化疗后，脾失运化，肠道传导失司而致腹泻。患者临床表现为慢性腹泻，"腹泻不止，每日多则二十余次，少则数次，食纳甚差，恶心欲呕，形寒怕冷"，说明脾胃虚弱，损及脾阳；"肛门坠胀，肛周潮湿红肿"皆为湿热积滞之象。《灵枢·师传》曰："胃中寒，则腹胀，肠中寒，则肠鸣飨泄；胃中寒、肠中热，则胀且泄。"患者泄泻日久，虚实并见，病机寒热夹杂。对于脾虚，过于补益，则助其湿热；关乎湿热，虽以清利为主，但过用苦寒之品，则损伤脾阳。故其治疗既不可一味温补兜涩，使邪滞不尽，脾运难复；也不可专事苦寒清化，使脾虚益甚，于病无补。乌梅丸为《伤寒论》治疗蛔厥名方，《伤寒论》第338条原文指出其"又主久利"，用于正气已虚，邪气未尽，寒热错杂之证。乌梅丸制方具有三个特点：一是酸苦合法，取乌梅之酸和黄连之苦寒，既能酸敛柔肝，又能清热燥湿；二是寒温并用，既取附子、干姜辛温助阳，又伍黄连、黄柏苦寒清泄；三是寓泻于补，在祛邪消导的方药中加人参、当归补气调血。刘教授在治疗中，考虑患者虚实并见、寒热夹杂的复杂病机，以乌梅丸化裁治疗，切中要害，收效甚佳。处方以制附片、炮姜炭温运脾阳，黄连、黄柏、大黄炭清化湿热，党参、白术健脾益气，炙乌梅酸敛止泻，配以煨木香、厚朴行气导滞，炒防风祛风胜湿，半枝莲清热解毒抗癌。考虑患者排出以白冻为主，故制附片用量重于大黄炭；《得配本草》曰："炮姜守而不走，燥脾胃之寒湿，除脐腹之寒癖。"善暖脾胃，温中止痛止泻，《本草正》谓其宜炒熟留性用之，故去干姜，改为炮姜炭。由于辨证准确，切中病机，寒温并用，攻补兼施，选方用药得当，故患者服药数剂，腹泻得愈。

案3：香砂六君子汤加减治疗大肠癌

白某，女，73岁，2009年5月27日初诊。患者于2008年底，因慢性支气管炎住院，住院期间发现结肠癌而行手术治疗，术后病理结果示：升结肠管状腺癌Ⅱ级，溃疡性，周围淋巴结2/11见转移。术后化疗6个周期，化疗后为求中医药治疗至刘教授处就诊。刻下症见：慢性肺病，结肠癌术后半年，大便秘结，夜间咳嗽，食欲不振，口中发甜，舌质淡，舌苔薄白腻，脉细弱。属肺脾同病，治以健脾和胃，宣肺通腑。处方：太子参15g，炒白术10g，云茯苓15g，炙甘草3g，陈皮10g，半夏10g，广木香10g，砂仁（后下）3g，怀山药15g，炙鸡内金10g，炙紫菀10g，桔梗5g，杏仁10g，全瓜蒌15g，火麻仁15g，莱菔子15g，炒谷芽15g，炒麦芽15g，北沙参15g。14剂，水煎服，每日1剂，早晚分服。

2009年6月12日二诊：服药后大便变软，夜间咳嗽好转，纳食改善，口中不发甜，舌质淡红，舌苔薄白、微腻，脉细弱。拟方：首诊方改太子参为党参15g。14剂，水煎服，每日1剂，早晚分服。

2009年6月28日三诊：服药后患者自诉大便正常，一日一行，咳嗽未作，纳谷正常，夜寐安和，舌质淡红，苔薄白、微腻，脉细弱。拟方：二诊方去炒谷芽、炒麦芽，加焦山楂15g，焦神曲15g。14剂，水煎服，每日1剂，早晚分服。随访至2013年年底，在原方基础上随证加减调理，病情稳定。

按：本案为结肠癌术后、化疗后合并便秘。清代名医余听鸿《诊余集》曰："人之大便不通，如河道之舟不行，气不畅者，为舟之无风，当服理气药；如为河中水涸，舟不能行，当进养血润肠药；如河中草秽堆积，当服以攻积导滞药；如有坝碍阻塞，当服软坚攻下药。此证乃属河中冰冻不解，不能行舟，若不服之以温药，使暴日当空，春回寒谷，东风解冻，其自断不能通，阴结之症，非温药安能奏效。若大便不通，即服攻下之品，此人人能为之，延医何为哉？"可见，便秘一症，病机复杂，临床经常有顽固难愈者，须仔细辨证，对证用药，方能取效。本案患者肺有宿疾，加之肠癌历经手术、化疗，正气亏耗，临床表现以便秘、纳差、咳嗽为主，刘教授辨证属肺脾同病，以香砂六君子汤复其胃气，同时考虑肿瘤术后脾胃虚弱，将清补之太子参易为党参，以防滋腻碍胃；针对便秘，在以全瓜蒌、火麻仁润肠通便的基础上，选用紫菀、桔梗、杏仁三药宣通肺气，使气降达下，辛而不燥，润而不寒，补而不滞，咳嗽便秘同治，一举两得。纵观全方，选方用药谨守体虚之人便秘，予扶正为先，加以润肠通便，辅以宣肺达下，佐以北沙参润肺止咳，使肺胃阴并养，便秘、纳差、咳嗽诸症得解。辨证思路清晰，用药丝丝入扣，药证相符，故效若桴鼓。可见便秘一症，非攻下一途。本案治疗有效，其精彩之处在选用紫菀一味。刘教授认为：肺与大肠相表里，肺气的肃降功能与大肠的传导功能关系密切。肺气肃降，有助于大肠传导功能的发挥；大肠传导功能正常，有助于肺气的肃降。紫菀，《本草汇言》认为其有"治老人血枯气燥，大便不通"的作用；《本草正义》曰："紫菀疏泄肺气，则上窍开而下窍亦泄。"叶桂《临证指南医案》中立有"肠痹"一门，便秘案中多用紫菀。该病治疗，选用紫菀，紧扣宣肃肺气这一环节，重视调理肺气，使肺气肃降则升降有序，大肠气顺则传导有度，故疗效颇佳。

（三）名中医经验发微

刘教授认为辨证论治是中医治疗的核心，在辨证时强调"审机立法，掌握缓急，做到机圆法活"。对于癌至晚期，癌毒弥散，正气大衰渐脱而癌毒踞留，治疗当以扶助正气为主，提高免疫功能以抗癌消癌。临床上大肠癌常见后期出现肺部转移，刘教授认为此为正气亏虚，肺脾不足，无以束邪，致癌毒弥散至肺，故治疗应以补益脾肺、扶正祛邪立法。肠癌晚期，一定要顾护后天之本，脾胃为后天之本，气血生化之源，有胃气则生，无胃气则死。《医方考》曰："脾胃者，土也。土为万物之母，诸脏腑百骸受气于脾胃而后能强。若脾胃一亏，则众体皆无以受气，日见羸弱矣。若治重症者，宜以脾胃为主。"其特点在于中医药治疗可以改善患者身体素质，扶正固本，平衡气血，不仅能改善症状，稳定病灶，调节免疫，而且能提高患者生存质量和远期生存率。

参考文献

1. 刘沈林. 乌梅丸治疗慢性难治性肠病临证心悟［J］. 江苏中医药，2009，41（7）：35-37

2. 薛维，朱超林. 刘沈林教授治疗大肠癌经验［J］. 长春中医药大学学报，2013，29（5）：819-820

十一、王瑞平教授治疗大肠癌心得

王瑞平，女，教授，国家中医药管理局重点专科学科带头人，中华中医药学会肿瘤分会常委，世界中医药学会联合会肿瘤专业委员会理事，中国抗癌协会肿瘤专业委员会常委，江苏省名中医。王教授从事中医肿瘤内科工作 30 余年，在临床治疗中强调"治未病""体质"理论，通过辨证论治以选方用药，认为抗癌应虚实兼治，兼顾调理体质，可改善肿瘤发生的内环境，从而改善患者的症状，提高生存质量。发表学术论文 60 余篇，主持各级科研课题 15 项，获科技进步奖 2 项，发明专利 2 项。

（一）临证所得

大肠癌是发生于结肠或直肠的恶性肿瘤，是最常见的消化道恶性肿瘤之一，大肠癌发病率及死亡率逐年上升，是目前世界上第三大癌症。中医学中没有与大肠癌对应的病名，对它的记载多散见于各家医籍中，可将其归属于"锁肛痔""便血""肠覃""肠积""肠风""脏毒"等病证范畴。随着古代医家对疾病认识的深入，正气亏虚因素在癌病的发生、发展中占有越来越重要的地位，在此基础上，感受外邪、饮食不节、情志因素、劳逸失常等因素共同作用而发病。中医认为大肠癌的发病原因主要分为以下两个方面：一是内因，即正气亏虚而发病。二是外因，外邪侵犯人体，损伤肠络，肠道蕴毒而发病。大肠癌的病机复杂，各家学说不一，主要包括：正虚学说、气滞学说、血瘀学说、湿聚学说、热毒学说等。但王教授认为大肠癌的发生发展是由于多种因素共同作用，导致气滞血瘀、痰湿交结，蕴生癌毒，凝聚于肠道，日久致大肠癌发病，其中正虚是大肠癌发病的始动因素。故王教授将大肠癌病机概括为：正气亏虚，瘀毒内结，且该病机贯穿大肠癌发生、发展的始终。

对于大肠癌的治疗，复方最早源于《素问》之"重方"。成无己在《伤寒明理药方论》中首次提出"七方"的概念，即"制方之用，大、小、缓、急、奇、偶、复是也。"刘完素认为复方指二三方相合之复方和分量匀同之复方。清代唐宗海《中西汇通医经精义》则言："两证并见，则两方合用；数证并见，则化合数方而为一方也……又有本方之外，另加药品……病之繁重者，药亦繁重也。"根据以上所述，可以将复方的含义概括为二方或数方合用或某方的加味用于治疗复杂病情的方剂。大肠癌的复杂病机决定复方治病，大肠癌起病隐匿，多数患者发病之时已是中晚期，其病因复杂，具有不确定性；病机上虚、瘀、湿、毒并存，具有复杂性；病性虚实错杂、寒热夹杂，具有多变性，诸如此类的原因，一种治法难以兼顾复杂的病机，故临床多以复方治病，复方非多种治法的叠加和多味药物的堆砌，而是通过辨证决定药物作用的主次，药味应精简，尽可能一药多用。王教授临床处方药味总不过十八九味，复方的删繁就简，也能取得相当的疗效，临床值得借鉴。

1. 复方配伍的原则　根据大肠癌的病机，可将其分为虚、瘀、湿、毒四端，单用一方难以达到补虚、祛瘀、化湿、解毒这四种效果，王教授临床常以合方加减组成新的复方以达上述功效。根据主要病机选用主方。《灵枢》首次提出："壮人无积，虚则有之"的观点。《景岳全书》曰："凡脾肾不足，及虚弱失调之人，多有积聚之病"，所谓"善治者，当先补虚……积自消也"，虚证在积聚发病中占有重要地位，所以补虚这一治法在治疗中占有重要地位。这也与王教授提出的

"正虚"是大肠癌发病的基础这一观点相契合。大肠癌患者经手术后，部分肠体切除，甚至改道造口，《难经》有七冲门之说，下极为魄门，《黄帝内经》有言："魄门亦为五脏使，水谷不得久藏"，其功能的正常运行也是胃肠道功能的反应。大肠癌的根治手术导致大肠"传导"功能受损，严重者甚至丧失。大肠的传导依赖于脾胃之气的推动，其传导功能的受损也是脾胃受损的反映，故临床常见脾气亏虚、脾阳虚等证，脾气虚以益气健脾为主，方以四君子汤为主加减，脾阳虚以温阳健脾为主，方以理中丸为主加减。目前化疗、放疗依旧是中晚期大肠癌患者的主要辅助治疗手段，化疗虽可以杀伤癌细胞，但副反应大，且疗程较长，日久耗伤人体气阴，王教授依据多年经验，常以四君子汤配伍南沙参、北沙参、玄参、天冬、麦冬、石斛、玉竹等气阴同补。根据次要病机选用辅方，王教授认为大肠癌等肿瘤性疾病不同于他病，有其独特的病理变化，且病因繁杂，多种病机兼夹互见，单纯靠一方治疗疗效甚微。对于次要病机的把握亦十分重要。瘀血、癌毒作为大肠癌的次要病机，也是其主要病理变化。在临床治疗时，活血化瘀、抗癌解毒的应用，有助于消散癌肿，防止肿瘤进一步发展。但是此二法属于"消法"，攻伐力强，大肠癌患者正气本已亏虚，若是再加攻伐，自身难以承受，故王教授临床治疗之时常因人制宜、循序渐进，力求中病即止，缓消癥块。活血化瘀常选用桂枝茯苓丸加减，同时配伍行气药，如枳壳、陈皮等，取"气行则血行"之意，抗癌解毒常选用以半枝莲、白花蛇舌草、龙葵、菝葜、蜀羊泉、石见穿、徐长卿等为主的药物，但不必悉具，每方取 3~4 味，且用量不宜大，10~15g 为宜，均视患者体质情况而定。根据主症选用相应方剂，王教授临证强调应从整体把握疾病，辨证论治的同时要结合辨病，方能取得良好疗效。大肠癌患者病机复杂，临床表现不一，但是临床症状是患者最为痛苦的表现，也是前来求医的主要原因，临证之时不可忽视。如晚期大肠癌腹水患者表现为腹胀、纳差，王教授常以五苓散加减；若以便血为主诉则常以茜草炭、地榆炭、炮姜等加减；若以腹泻便溏为主，则取四神丸加减；若以便秘为主诉，则取承气汤类加减。

2. 药味精简 适于临床方药的长期调治，复方配伍药味由简至繁，以适应大肠癌病机的复杂性，药味精简由繁至简以适用于临床实际，王教授主张肿瘤患者长期服用中药调治，有利于防止肿瘤的复发、转移，但大部分患者前期的手术及放化疗已经带来了较大的经济负担，难以维持后续中医药治疗。王教授通过临证处方的药味精简在一定程度上减轻了患者的经济负担，但是古语有言："由俭入奢易，由奢入俭难"，在复方删繁就简过程中，如何保证成方的疗效不变，是值得研究的方向。王教授临证处方以精简为要旨，同时又能融合补虚、化瘀、解毒、行气、利湿等诸法，在于以下两个方面：一是王教授常以小方配伍，如四君子汤、归脾汤、理中丸等，以保证药味的精简。二是王教授根据多年的经验，积累了许多经验药组，如失眠患者，选用酸枣仁、茯神、煅珍珠母；血虚者选用当归、阿胶珠药对；盗汗、汗多者选瘪桃干、黑料豆药对；黄疸患者酌加茵陈、金钱草药对；肝功能不全者选用垂盆草、五味子；腹胀纳差者选用鸡内金、焦山楂、六神曲、炒谷芽、炒麦芽药组以促消化；便溏患者酌加芡实、诃子、益智仁、炒扁豆药组；腹痛者酌加延胡索、木香这一药对入方；胁肋胀闷、肝郁不舒者选用柴胡、香附、绿萼梅疏肝；胃阴虚者选用百合、玉竹、石斛等。上述药对及药组是王教授多年经验的总结，其小而精，临床疗效肯定。

（二）诊疗验案

案1：六君子汤合痛泻要方加减治疗大肠癌

张某，女，33岁，2016年12月5日初诊。患者2016年3月妊娠6个月时，因"腹痛、停止排便""中毒性休克"于南京市鼓楼医院就诊，并于同年3月12日在该院行"子宫下段剖宫取胎术+姑息性右半结肠切除+回横结肠双腔造口术"，术后病理结果示：（右半结肠）蕈伞型腺癌，肿瘤组织大小为10cm×5cm×2.5cm，癌组织浸润至深肌层，局灶侵至浆膜层，切缘（-），肠周淋巴结（0/17）未见癌组织转移，结肠穿孔，穿孔处肠黏膜中度急慢性炎，伴糜烂、局部化脓、坏疽，间质血管扩张、充血，回肠中度慢性炎，局灶糜烂、坏死，间质血管扩张、充血，慢性阑尾炎。2016年6月1日于江苏省肿瘤医院复查PET/CT，结果示：以术后改变为主。遂于2016年6月29日开始于该院行化疗7个周期，具体方案为：5-FU+CF（末次化疗2016年11月25日结束），11月25日复查血常规示：白细胞$2.76×10^9$/L，肝功能、肾功能及肿瘤指标均未见明显异常。刻下症见：患者面色少华，形体消瘦，倦怠乏力，时有腹胀，纳差，夜寐尚可，大便稀溏，每天2~3次，舌质淡红，舌苔薄白，脉细弦。王教授辨证为脾胃虚弱，癌毒内结证。治以健脾益气，解毒抗癌为法。处方：太子参15g，炒白术15g，茯苓10g，炙甘草6g，陈皮10g，半夏10g，白芍12g，防风 10g，怀山药 15g，生薏苡仁 30g，炙鸡内金 15g，焦山楂 15g，六神曲 15g，炒谷芽 15g，炒麦芽 15g，绿萼梅 6g，佛手 10g，煨木香 6g，芡实 15g，诃子 10g，益智仁 10g，半枝莲 15g。14 剂，水煎服，每日 1 剂，早晚分服。嘱患者忌食生冷寒凉食物，注意保暖。

2016 年 12 月 19 日二诊：患者面色润，有光泽，自诉气力、纳食渐增，腹胀较前好转，大便已成形，2 次/日，舌质淡红，舌苔薄白，脉细弦。拟方：首诊方去诃子、益智仁、木香，加生黄芪 15g，枸杞子 15g，山萸肉 10g。14 剂，水煎服，每日 1 剂，早晚分服。

2017 年 1 月 4 日三诊：服药后患者气力较前增加，面色红润，纳食可，腹胀无，大便正常，细条软便，1～2 次/日，诸症明显改善，舌质淡红，舌苔薄白，脉细弦。拟方：二诊方去芡实、炒谷芽、炒麦芽，加白花蛇舌草 15g，藤梨根 15g。14 剂，水煎服，每日 1 剂，早晚分服。患者于 2017 年 3 月复查肿瘤指标及胸腹部 CT 均未见明显异常，期间中药随症加减，坚持服用，病情平稳。

按： 该患者为青年女性，妊娠 6 个月时因"肠梗阻""中毒性休克"诊断为结肠癌，患者孕后精血下聚冲任以养胎，血为胎夺，母体气血必亏，又经历剖宫取胎术，冲为血海，任主胞胎，与气血关系密切，冲任受损，则人体气血更虚。研究表明多数右半结肠癌患者肿瘤横径较大而分期较晚，姑息手术组中右半结肠癌预后更差，个体化药物治疗显得尤为重要，中医药在针对患者个体化治疗方面发挥着越来越重要的作用，姑息性结肠切除及回横结肠双腔造口术导致大肠传导功能损伤，而大肠的传导又依赖于脾胃之气的推动。患者术后冲任损伤、大肠传导功能受损，气血更虚，脾胃运化乏力，故患者表现为消瘦、倦怠、乏力、纳差等一派脾胃虚弱之象，脾虚则运化失职，表现为腹胀、便溏。又因患者仅行姑息性手术，肿瘤生物学特征依然存在，即"癌毒"这一病理因素仍存，故辨证总属脾胃虚弱，癌毒内结证。王教授处方以六君子汤益气健脾，芡实、诃子、益智仁药组涩肠止泻，鸡内金、焦山楂、焦神曲、炒谷芽、炒麦芽促进消化，陈皮、佛手、木香、绿萼梅理气和中，患者正虚较著，不耐攻伐，只以一味半枝莲解毒抗癌。王教授该方合益气、健脾、理气、涩肠、消积、解毒为一体，药味精简，以后均随症加减，疗效显著。

案 2：四君子汤合枳实芍药散加减治疗大肠癌

朱某，男，56 岁，2012 年 11 月 3 日初诊。患者因腹痛便秘于 2012 年 2 月 17 日在当地医院行电子结肠镜检查，结果示：乙状结肠癌。遂于 2 月 29 日行"乙状结肠癌根治术"，术后病理结果示：直肠腺癌，Ⅱ~Ⅲ级，溃疡型，肿块大小为 3.0cm×2.5cm×1.5cm，侵及肠壁全层达浆膜外脂肪结缔组织，上下切缘及另送吻合圈均未见肿瘤残留。肠周淋巴结未见癌转移（0/11）。患者于 3 月 30 日起行化疗（奥沙利铂 200mg，d1+希罗达 1.5g，1 日 2 次，d1~d14）6 个周期。2012 年 9 月 11 日复查胸腹部 CT 结果示：乙状结肠癌术后；两侧胸膜增厚；肝脏多发低密度灶，转移可能；腹膜后多发肿大淋巴结。患者后行肝动脉介入化疗 1 次，化疗后患者白细胞偏低，恶心呕吐，纳差，消瘦，乏力明显，遂求中医中药治疗。就诊时症见：患者由家属扶入诊室，形体消瘦，精神不振，乏力，面色偏黄，胃纳欠佳，夜难入寐，大便一日 3 行，质稀，舌质淡胖，舌苔厚腻，脉细沉稍涩。辨证属脾胃虚弱，痰瘀内结证。治以健脾益气，行气开郁散结为法。处方：太子参 15g，白术 12g，云茯苓 10g，炙甘草 6g，枳实 10g，白芍 10g，怀山药 15g，炒薏苡仁 30g，仙鹤草 15g，绿萼梅 6g，炒白扁豆 15g，炙鸡内金 15g，焦山楂 15g，焦神曲 15g，炒麦芽 15g，炒谷芽 15g，合欢皮 10g，夜交藤 20g，垂盆草 10g。14 剂，水煎服，每日 1 剂，早晚分服。

2012 年 11 月 18 日二诊：服药后患者精神较前好转，乏力较前减轻，面色偏黄，胃纳尚可，大便次数减为 2 次/日，夜寐差，舌质淡胖，舌苔厚腻，脉细沉稍涩。拟方：首诊方加珍珠母 30g，茯神 10g。14 剂，水煎服，每日 1 剂，早晚分服。

2012 年 12 月 4 日三诊：服药后患者自诉精神可，无乏力，面色转润，纳食改善，大便正常，1~2 次/日，质软细条状，寐可，舌质红，舌苔薄白，脉细缓。复查血常规示白细胞在正常范围，肝功能亦未见异常。拟方：二诊方去珍珠母、夜交藤、炒白扁豆、炒麦芽、炒谷芽，加石见穿 15g，菝葜 10g，丹参 10g。14 剂，水煎服，每日 1 剂，早晚分服。

2012 年 12 月 18 日四诊：服药后患者自觉精神良好，无乏力，面色润泽，纳食可，大便正常，1~2 次/日，质软细条状，寐可，舌质红，舌苔薄白，脉细缓。拟方：三诊方加陈皮 15g，半夏 12g。14 剂，水煎服，每日 1 剂，早晚分服。2013 年 2 月复查肿瘤指标示：CA199 较前明显下降，腹部 CT 未见病情进展。此后继续门诊服药，病情平稳，定期复查。

按：晚期大肠癌患者由于手术、化疗等损伤脾胃，导致机体不能从外界吸收营养，或吸收不良，患者多食欲不振、消瘦、营养不良，最终呈现恶病质状态，"有胃气则生，无胃气则死"，可见脾胃虚弱在大肠癌的发展中起着重要的作用。王教授总结消化道肿瘤是以脾胃虚弱为本，因此在治疗时强调益气健脾，脾气健旺则可增强机体对病邪的抵抗力和自然修复力，有助于肿块的控制、缩小或消除，并能增强患者体质，升高白细胞，减轻其他治疗的不良反应，从而使患者获得接受手术、放化疗的机会，顺利完成全部疗程。王教授还认为益气应以健脾助运为先，方可收到满意的效果。故遣方用太子参、茯苓、白术、炒扁豆、怀山药、薏苡仁、焦山楂、焦神曲、焦谷芽、焦麦芽等益气健脾之品。薏苡仁、茯苓淡渗健脾；炙鸡内金、焦山楂、焦神曲、焦谷芽、焦麦芽健脾消食和胃；垂盆草护肝降酶；攻伐应点到即止，时刻关注患者的耐受情况。仙鹤草解毒兼补虚；绿萼梅和胃化痰；合欢皮活血消肿；夜交藤养心安神。到三诊时，患者脾虚胃弱症状较前明显减轻，遂王教授转守为攻，去珍珠母、夜交藤、炒扁豆、炒麦芽、炒谷芽，加用解毒抗癌之石见穿、菝葜、丹参，临床收效甚佳。

（三）名中医经验发微

王教授认为大肠癌患者多数发病之时已是中晚期，其病因复杂，具有不确定性，病机上虚、瘀、湿、毒并存，具有复杂性；病性虚实错杂、寒热夹杂，具有多变性，故一种治法难以兼顾复杂的病机，因此临床多以复方治病，然而复方非多种治法的叠加和多味药物的堆砌，而是通过辨证决定药物作用的主次，药味应精简，尽可能一药多用，故王教授临床常以合方加减组成新的复方以达上述功效。如临床常见脾气亏虚、脾阳虚等证，脾气虚以益气健脾为主，方以四君子汤为主加减，脾阳虚以温阳健脾为主，方以理中丸为主加减。药味精简适于临床方药的长期调治，复方配伍药味由简至繁以适应大肠癌病机的复杂性，药味精简由繁至简以适用于临床实际，王教授主张肿瘤患者长期服用中药调治，有利于防止肿瘤的复发、转移。王教授临证处方以精简为要旨，同时又能融合补虚、化瘀、解毒、行气、利湿等诸法，临床取得良好效果。

参考文献

1. 端木媛媛. 王瑞平教授运用精简复方治疗大肠癌经验［J］. 四川中医，2018，36（2）：20-21

十二、王三虎教授治疗大肠癌心得

王三虎，男，教授，我国著名中医肿瘤专家，广西壮族自治区中医药专家学术经验继承工作指导老师，中华医学会医史学分会常委副主任委员。从事中医肿瘤内科工作 30 余年，在长期的肿瘤临床实践中，既强调辨病论治，专病专方，又善于权衡中西医之长，衷中参西，擅长治疗结肠癌及术后诸多问题。他提出的"寒热胶结致癌论""燥湿相混致癌论"等新观点，已在临床实践中发挥了疗效。参与及主持多项国家级、省级科研课题的研究，并 3 次获得军队科技进步奖，共发表论文140 余篇，主编、参编书籍 10 余部。

（一）临证所得

结肠癌的致病因素一般可概括为：①劳累过度，导致正气内亏，肠络损伤；②嗜好烟酒，过食辛辣厚味，或者饮水不洁，食物中农药残留等，以致肠中湿热，积久成毒；正如朱震亨所谓"脏毒者，蕴积毒久而始见"。③恣食生冷、坦腹夜眠、坐卧湿地等，或大病久病，过用寒凉药物，寒从中生所致；④劳心思虑，内心冲突，生活压力大，情绪不畅以致气机涩滞，影响血行，从而致病。上述几种因素交织在一起，或反复刺激，持久不解，以致湿热相合或寒热胶结，毒邪壅盛，气血凝滞肠道，积块乃生。

一般而言，肿瘤的治疗要中西并用，全面系统治疗，早期以手术为佳，晚期以保守为宜。在癌症这一类严重威胁人类生命和健康的疾病面前，王教授强调各科医师，尤其是中医师，应该站在公正的立场、医师的立场，客观对待，综合判断，该手术就手术，该放疗就放疗，该化疗就化疗，避免延误病情。

王教授认为癌症患者既不能没病的时候什么都吃，也没有必要有病的时候什么都不敢吃。民间所谓的发物主要是对感染性疾病而言的，在抗生素出现之前，人们对皮肤及软组织感染一类疾病闻之色变，主张饮食清淡，减少热毒之源是对的。现代情况下，大可不必禁食此物，宜正常饮食，尤其是在不必要绝对禁食的情况下。癌症患者本虚标实，抗癌是持久战，合理饮食非常重要。当然，关键是合理有度，既不能因噎废食，也不能过度酒食。在很多情况下，食疗更适合癌症患者，特别是癌症患者久病及肾，久病多虚，使用食疗方法可以起辅助的作用。王教授特别推崇食疗药，如鸡、茶、鳖肉、鳖甲、米油、米糠、鸭子、鲤鱼、蟹等，择而食之，可起到双重作用。

此外，王教授认为中医中药运用于癌症的治疗要早介入，而且应该贯穿整个病程，无论是早、中、晚期癌症，手术前后，放、化疗前后，还是延缓病情或减轻痛苦等，中医药既可是主角也可以是配角。王教授在中医治疗肿瘤方面的思路，多半是在经典基础上的发挥及长期临床工作的感悟。

1. 强调病因的多样性 王教授认为寒邪不可轻视，癌症的病因是多样的，当今多注重热毒、气滞、瘀血、痰湿等方面，由于临床上的表现多掩盖了寒证，易被忽略。但是临床上寒凝日久成为寒毒，胶结难解者并不少见。在临床上癌症疼痛尤其是骨转移剧痛，往往以配合温补肾阳，散寒止痛的方法为好。

2. 重视病机的复杂性 王教授认为癌症之所以难治，就难在病机的复杂性，表现在多有兼夹与胶固。这是许多复杂顽固的矛盾长期发展而形成的结果，涉及面广，破坏人体的很多平衡，多表现出寒热错杂、虚实夹杂、燥湿相混、阴阳互见、癌毒胶固之特征。只有对癌症贯穿始终基本病机的把握，才能对或隐或现，或强或弱的征象进行分析归纳，而不被表象所迷惑，才能找出对的治疗方法。王教授提出了"寒热胶结致癌论"及"燥湿相混致癌论"等新观点，同时能理法方药一线贯联，有效地运用于临床实践，切实地提高了治疗效果。

3. 注意治法的层次性 与癌症病机的复杂性相对应，癌症的治疗需按不同阶段主要矛盾的不同，采取不同治法。但在细微处见功夫，证治相对，恰到好处。总的方向要着眼于扶正与祛邪，身体强壮之时要抓紧时机以驱邪而安正，而在大肉已脱、食纳不入之时要健脾益胃为正法。多数情况下扶正与祛邪并用，留住患者之根，守于心脾肾。

4. 选方用药的广泛性 王教授在临床工作中总结出不少

癌症的基本方，同时也善于专药专用，如治疗大肠癌之藤梨根、白花蛇舌草等。

王教授通过长期临床观察，认为结肠癌腹中积块，大便脓血，肠鸣腹痛等症状，多见寒热胶结，气血凝滞；同时大肠热毒，阴虚湿热互结又是结肠癌最基本的证型，而且随着病情的发展，往往是湿热、血热、虚热三者并见，相互影响。此时清利湿热之药，多易伤阴，不利于阴虚之热的消退。滋阴清热之药多黏腻，则不利于湿热之清除，因此，王教授在治疗大肠癌时常常以黄芩、苦参、生地黄等清热药与滋阴药配合使用，功效为清热泻火、燥湿凉血，临床疗效甚佳。

（二）诊疗验案

案1：黄连解毒汤合益胃汤加减治疗大肠癌

张某，男，70岁，2003年11月27日初诊。患者于2002年4月于当地医院行结肠癌根治术，术后化疗5次，无明显不适，大便正常，但见口干口苦，盗汗，纳食不香，夜寐不安，小便黄赤，舌红少津，裂纹纵横，脉弦。王教授辨证为热毒内结，胃阴亏虚证。治以清热解毒，滋阴益胃为法。拟方：黄芩12g，黄连6g，黄柏6g，栀子3g，生地黄30g，沙参12g，麦冬12g，玉竹10g，苦参10g，玄参12g，半夏10g，紫草15g，败酱草50g，白花蛇舌草40g，牡丹皮12g，槐花12g。14剂，水煎服，每日1剂，早晚分服。

2003年12月12日二诊：服药后患者自诉口干较前减轻，口苦仍在，盗汗，纳食不香，夜寐不安，小便黄赤，舌红少津，裂纹纵横，脉弦。拟方：首诊方加酸枣仁15g，远志12g，焦山楂15g，焦神曲15g，焦麦芽15g。14剂，水煎服，每日1

剂，早晚分服。

2003年12月28日三诊：服药后患者自觉口干明显减轻，无口苦，无盗汗，纳食增加，寐尚可，小便正常，舌质红，舌苔薄，脉弦。拟方：二诊方加鸡内金15g，茯神15g。14剂，水煎服，每日1剂，早晚分服。

此后患者坚持每月服基本方14剂以上，术后已过4年，近日复查胸片、B超、肝功能、肾功能及CEA等均未提示异常。现症见：患者自诉下午舌麻，二便正常，舌质红，浅裂纹，舌苔薄黄，脉弦。此为阴液渐复，热毒仍在，服药既久，适当替换同类药物，既遵《黄帝内经》"久而伤气，物化之常也"之训，也有避免耐药之意。拟方：黄芩12g，生地黄30g，重楼15g，白头翁20g，半枝莲30g，龙葵30g，藤梨根30g。14剂，水煎服，每日1剂，早晚分服。

2007年2月5日四十三诊：近来自觉咽部有异物感，夜间咳嗽，腿麻伴酸困。触诊可及甲状腺肿块。B超检查结果示：双侧甲状腺实质性包块，颈部正中囊性包块。舌质红，浅裂纹，舌苔薄黄，脉弦。辨证属阴虚热毒，痰阻胸咽，拟方：黄芩12g，生地黄30g，苦参12g，玄参12g，清半夏10g，猫爪草15g，瓜蒌壳15g，款冬花12g，苦杏仁12g，白英30g，海浮石30g，生鳖甲30g。14剂，水煎服，每日1剂，早晚分服。

2007年8月6日四十八诊：自觉服上方后，颈部包块逐渐缩小，咳嗽止，触诊甲状腺基本正常，无明显不适。舌质红，舌苔薄，脉弦。拟方：黄芩12g，生地黄30g，苦参12g，玄参12g，清半夏10g，瓜蒌壳15g，海浮石30g，生鳖甲30g。

14 剂，水煎服，每日 1 剂，早晚分服。此后患者门诊服药，随证加减，病情平稳。

按：本案患者坚持用药 4 年多，在一定程度上改善了阴虚体质，血中热毒也大减，还消散了甲状腺肿块，起到了预防复发的目的。该方由黄连、黄芩、生地等组成，功效为清热泻火、滋阴凉血。同时配合紫草、败酱草、白花蛇舌草、牡丹皮等凉血解毒。针对癌毒用重楼、白头翁、半枝莲、龙葵、藤梨根等解毒抗癌，以期达到消除癌肿，滋阴清热之目的。

案 2：黄连解毒汤合四君子汤加减治疗大肠癌

刘某，男，47 岁，2004 年 7 月 18 日初诊。患者于 2004 年 1 月在柳州市某医院行结肠癌切除术，术后病理结果示：回盲部中低分化腺癌。同年 6 月发现肝脏占位，B 超检查结果示：肝右前叶一低回声区，大小为 15mm×14mm，右后叶一低回声区，大小为 19mm×18mm。提示肝转移可能。刻下症见：面黄、口苦，舌质淡，边有齿痕，舌苔腻，脉沉。辨证属癌毒内结，脾虚气弱证，治宜清热解毒，健脾益气。拟方：黄芩 12g，黄连 3g，黄柏 3g，栀子 6g，红参 12g，炒白术 12g，茯苓 20g，炙甘草 6g，炙黄芪 30g，生地黄 20g，牡丹皮 12g，苦参 12g，半夏 20g，败酱草 30g，生鳖甲 20g，厚朴 10g。14 剂，水煎服，每日 1 剂，早晚分服。

2004 年 8 月 4 日二诊：患者面色较前稍有好转，口苦减轻，舌质淡，边有齿痕，舌苔腻，脉沉。拟方：首诊方加竹茹 15g，胆南星 15g。14 剂，水煎服，每日 1 剂，早晚分服。

2004 年 11 月 4 日八诊：上方坚持服用 3 个月，复查 B 超，结果提示肝脏肿块变化不大，仍用前方继续治疗。

2005 年 2 月 26 日十五诊：上方坚持服用 3 个月，复查 B 超提示：肝左内叶、右前叶、右后叶各见一大小为 17mm× 13mm、19mm×16mm、23mm×26mm 的低回声区。收住院期间，行经股动脉插管介入治疗 1 次、腹腔化疗 6 次出院。

2005 年 5 月 29 日二十四诊：考虑到服药日久，又为结束化疗后，势必气血亏虚，故以健脾益气、软坚散结为法，拟方以四君子汤加味：红参 12g，白术 12g，茯苓 15g，炙甘草 6g，穿山甲（代）10g，生姜 6g，半夏 20g，鳖甲 20g，厚朴 10g，炙黄芪 30g。14 剂，水煎服，每日 1 剂，早晚分服。

2005 年 6 月 26 日二十六诊：患者形体精神可，纳眠佳，无明显不适，舌质淡，边有齿痕，舌苔薄白，脉沉。拟方：二十四诊方加人参 15g，姜黄 15g。14 剂，水煎服，每日 1 剂，早晚分服。患者可正常工作。

2006 年 1 月 9 日五十六诊：坚持服药，正常工作，无明显不适，舌上齿痕减少，舌质红，舌苔薄，脉弦。此为脾虚见复，肝经余毒堪虑，当保肝解毒，疏利枢机。拟方：红参 10g，白术 12g，茯苓 15g，炙甘草 6g，柴胡 12g，黄芩 12g，半夏 12g，生姜 6g，大枣 10g，莪术 12g。14 剂，水煎服，每日 1 剂，早晚分服。

2006 年 7 月 16 日七十九诊：患者坚持服药，无明显不适，复查 B 超结果示：中度脂肪肝，肝右前叶、右后叶各见一大小为 17mm×21mm、23mm×27mm 的低回声区。查空腹血糖为 6.4mmol/L，尿糖（++），舌边有齿痕，舌苔薄，脉弦。拟方：五十六诊方加黄芪 30g，苍术 10g。14 剂，水煎服，每日 1 剂，早晚分服。

2006 年 9 月 23 日九十诊：患者仍坚持服药，正常工作，体质强壮，食之有味，无明显不适，舌质红，边有齿痕，脉弦。此为正气恢复，正当加强软坚散结之力，以图清扫残毒。拟方：白术 15g，茯苓 30g，柴胡 10g，黄芩 10g，半夏 12g，玄参 12g，穿山甲（代）10g，鳖甲 20g，龟甲 12g，薏苡仁 30g，丹参 15g，鸡内金 10g。14 剂，水煎服，每日 1 剂，早晚分服。此后患者定期复查，门诊服药，病情平稳。

按：此案结肠癌切除术肝转移从初诊至今已 3 年多，临证体现了辨病与辨证并重，中西医结合，扶正与驱邪并用的诊疗特色。初诊辨证属癌毒内结，脾虚气弱证，治宜清热解毒，健脾益气。后患者行化疗治疗，王教授考虑到服药日久，又为结束化疗后，势必气血亏虚，故以健脾益气、软坚散结为法，以四君子汤为主方加味治疗。后又考虑到虽脾虚渐复，但肝经余毒堪虑，故治当保肝解毒，疏利枢机。整个治疗过程谨遵辨病与辨证相结合，各个阶段治法不同，方药各异，收效甚佳。

（三）名中医经验发微

王教授认为结肠癌腹中积块，大便脓血，肠鸣腹痛等症，多见寒热胶结，气血凝滞；同时大肠热毒，阴虚湿热互结又是结肠癌最基本的证型，而且随着病情的发展，往往是湿热、血热、虚热三者并见，相互影响。在临证治疗大肠癌时，王教授强调应注意治法的层次性。由于癌症病机相对复杂，所以各个阶段表现出来的证候也不尽相同，故治疗需按不同阶段主要矛盾的不同，采取不同治法。总的方向要着眼于扶正与祛邪，身体强壮之时要抓紧时机以驱邪而安正，而在大肉已脱、食纳不入之时要健脾益胃为正法，多数情况下扶正与祛邪并用。

参考文献

1. 王三虎. 王三虎治疗结肠癌验案二则 [J]. 四川中医, 2016, 34 (1): 112-113

2. 杨子玉, 范先基. 王三虎治疗结肠癌术后验案三则 [J]. 山东中医杂志, 2008, 21 (3): 203-204

十三、徐力教授治疗大肠癌心得

徐力, 男, 教授, 我国著名中医药肿瘤专家, 中华中医药学会肿瘤分会委员。从事中医肿瘤内科工作 20 余年, 对肿瘤恶病质的辨证论治造诣颇深, 经其辨证论治可明显改善临床症状, 提高患者生存质量, 临床取得良好疗效。参与及主持中国博士后基金和江苏省教育厅自然科学基金 2 项, 作为主要参加者完成各级科研课题 14 项, 国家自然科学基金 2 项, 共发表医学论文 80 余篇, 主编、参编书籍 10 余部。

(一) 临证所得

结直肠癌是胃肠道系统中最为常见的恶性肿瘤, 在欧美等西方国家其死亡率位居第二。直肠癌根治术后总的 5 年生存率在 60% 左右, 早期直肠癌术后的 5 年生存率为 80%~90%。大肠癌起病隐匿, 早期常无明显的临床表现, 发现时多已是进展期。因此, 内科治疗在结直肠癌的治疗中占有重要地位。中医古籍中无 "大肠癌" 病名, 但从其发病及临床特征分析, 应属中医 "积聚" "肠覃" "脏毒" "肠风" "下痢" "锁肛痔" "盘肛痈" 等病范畴。大肠癌发病是一个复杂的过程, 或先有脾虚，后生实邪，或先有邪侵，脾胃受累，脾虚是其中的一个重要病理因素。徐教授认为脾虚气弱是大肠癌的发病基础，而"瘀毒"留滞则是引发本病的重要因素，是肿瘤形成、生长、转移的直接病理基础，具有强侵袭性、快进展性、重消耗性、易转移性和高致命性的特点，故在临床辨治大肠癌时，强调其病机为脾气虚弱、瘀毒留滞。

六腑以通为用，以降为顺，通降是六腑的共同特性。大肠为六腑之一，司传导之职，具有"传化物而不藏，以通为用，以降为和"的生理特点，在治疗上应"通补兼顾，不宜滞"。脾气亏虚是大肠癌形成的主要基础，是病之本，"正气存内，邪不可干"；加之手术、放疗、化疗等治疗方法势必耗伤人体正气，而脾胃为后天之本，气血生化之源，故正气不足贯穿本病始终，因此健脾是治疗本病的主要方法。大肠属六腑之一，六腑"以通为用"，癌肿生于肠道，有碍腑道的通畅，阻滞气血水湿的运行，产生水湿、癌毒、积滞等病理因素，故消导在本病中也具有相当重要的地位。徐力教授结合大肠癌的病因病机，临床上提倡辨证论治，强调治法重在调畅腑气、攻补兼施。同时，他认为大肠癌最常见的证型可分为5型。

1. 湿热内蕴型　腹部胀痛，疼痛拒按，大便脓血，里急后重，或伴发热，肛门灼热，舌红苔薄，脉滑数或弦滑。常用药物为槐角、地榆、马齿苋、白头翁、黄连、黄柏、厚朴、苍术、蒲公英、败酱草、红藤等。

2. 瘀毒内蕴型　腹痛拒按，大便脓血，血色紫黯，里急后重，烦热口渴，舌紫黯有瘀点，苔薄黄，脉涩或细数。常用药物为当归、赤芍、红花、栀子、生地、生薏苡仁、败酱草、金银花、炒皂角刺、半枝莲等。

3. 脾胃虚弱型 气短乏力，纳呆，腹胀，大便稀薄，舌淡，苔薄白，脉细。常用药物为党参、白术、茯苓、陈皮、法半夏、木香、砂仁、生黄芪、鸡内金、麦芽、白芍、大枣、甘草等。

4. 气血亏虚型 面色苍白，心悸气短，形体消瘦，头晕目眩，腹硬满拒按，时有稀溏，脱肛下坠，或腹胀便秘，舌淡，苔薄白，脉细弱。常用药物为党参、白术、茯苓、当归、熟地、白芍、川芎、陈皮、黄芪、炙甘草等。

5. 脾肾阳虚型 面色萎黄，少气懒言，畏寒肢冷，腰膝酸软，腹痛绵绵，喜温喜按，五更泄泻，舌淡，苔薄白，脉沉细。常用药物为制附子、党参、白术、茯苓、生薏苡仁、补骨脂、五味子、吴茱萸、肉豆蔻、炮姜、炙甘草等。

徐力教授认为大肠癌发病较为复杂，总属本虚标实之证，病程中多见虚实夹杂，临床中难以单用某一证型来概括整个发病过程，故治疗当中要谨守辨证论治的原则。早期患者其证候特点以热毒、湿浊、瘀阻等表现为主，治疗上以清热祛湿、活血解毒、化瘀消肿为法，以攻为主；中晚期患者多以脾肾亏虚、气血不足为主要表现，治疗多以健脾益肾、补气生血为法。

同时，徐教授在治疗时重视解毒，毒即癌毒，肿瘤的发生机制。中医学所谓"邪之所凑，其气必虚"，正常情况下，如《活法机要》所说："壮人无积，虚则有之"。恶性肿瘤有其独特的致病因素——癌毒。癌毒是导致癌症发生发展的关键，癌毒既可以直接外侵，亦可因脏腑功能失调而内生。癌毒阻滞，病变乖戾，诱生痰浊、瘀血、湿浊、热毒等多种病理因素，耗气伤阴，治疗癌症应以"抗癌解毒"为基本大法。故徐力教授在各证型中多用清热解毒类的抗癌中药，如半枝莲、地榆、败酱草、蒲公英等。

又如《医宗必读·总论证治》曰："积之成也，正气不足而邪气踞之。"明代张景岳曰："脾肾不足及虚弱失调之人，多有积聚之病。"而脾虚湿毒瘀滞是大肠癌最主要的发病机制，脾虚在大肠癌的发病中尤显重要。因为脾为后天之本，主运化。脾虚则运化失常，精微失布，水湿停蓄，凝而不散，结为有形实邪，久则发为本病。故徐教授在临床常用健脾益气药，如党参、黄芪、白术、薏苡仁、茯苓等。

徐教授通过临床实践，观察到约80%的大肠癌系由大肠腺瘤演变而来，从腺瘤演变为癌历时5～10年。因此徐教授认为，在此5～10年间积极予以截断扭转、未病先防，能有效预防大肠癌的发生。"不治已病治未病"，是早在《黄帝内经》中就提出来的防病养生策略，它包括未病先防、已病防变、已变防危等多方面内容，这就要求人们不但要能治已病，而且要防未病，要注意阻断病变发生、发展趋势，在病变未产生之前就采用切实有效的方法，掌握治疗疾病的主动权。徐教授认为鸦胆子对抑制腺瘤、防止癌变有较好疗效。传统中医认为鸦胆子归大肠、肝经，具有清热解毒等功效，现代医学研究表明，鸦胆子油乳剂对大肠癌细胞有明显的抑制作用，且与药物浓度及作用时间呈正依赖关系，对多药耐药也有一定的逆转作用，并能明显抑制DNA拓扑异构酶Ⅱ的活性。

此外，徐教授提倡以人为本，这是其治疗大肠癌的另一理念。徐教授认为治疗的标准应建立在肿瘤的稳定、改善症状、延长生存期、提高生存质量上，尤其是治疗中晚期肿瘤的疗效特点就是带瘤生存，包含了患者生存和症状缓解。临床多见因过度治疗体质极度衰弱，奄奄一息的患者，对于此徐教授多以扶正为主治疗，患者精神渐旺，纳寐佳，生存期和生活质量远远高于预期水平。

（二）诊疗验案

案1：香砂六君子汤加减治疗大肠癌

陈某，女，68岁，2011年6月10日初诊。患者于2010年8月因劳累后出现大便带血，时黏液血便，后症状逐渐加重，就诊于当地医院，诊断为"混合痔"，对症治疗效果不佳，遂进一步行电子结肠镜检查，结果示：距肛门20cm占位病变，活检结果为：中分化腺癌。胸腹部CT检查结果示：两肺多发结节，考虑为转移。行XELOXA+恩度（Xeloda1，0bid D1~14+OXA0.2 D1+恩度15mg D1~14）化疗6个周期，疗效稳定。2011年因复查CEA、CA125升高，就诊于门诊。刻下症见：神疲、乏力、矢气较多，肛门时有坠胀感，胃纳差，大便偏稀，睡眠一般，舌质淡，舌苔薄，脉弦细。考虑患者体虚，化疗后加重，徐教授辨证属脾胃虚弱型。治以健脾益气，降气和胃为法。拟方：党参30g，白术12g，茯苓15g，炙甘草6g，半夏10g，陈皮6g，木香6g，砂仁3g，生黄芪15g，鸡内金15g，麦芽30g，白芍10g，大枣10g，枸杞子30g，仙鹤草30g，莪术10g，白花蛇舌草30g。14剂，水煎服，每日1剂，早晚分服。

2011年6月26日二诊：服药后患者自觉体力较前稍恢

复，大便改善，但肛门坠胀感未见减轻，时有怕冷畏寒，纳可，睡眠正常。舌质淡，舌苔薄白，脉弦。拟方：首诊方改生黄芪为30g，加枳实8g，台乌药10g，炮姜5g，川椒目5g，蒲公英10g，半枝莲15g，炒谷芽30g，乌梅6g。14剂，水煎服，每日1剂，早晚分服。

2011年7月10日三诊：服药后复查肿瘤指标CEA、CA125较前降低，但仍高于正常。肛门坠胀感较前改善，排便后肛门略有不爽，食量较前增加，口微苦，睡眠可，畏寒怕冷明显减轻，舌质红，舌苔黄腻，脉弦略数。拟方：二诊方原方略加清利湿热之品。药用：党参30g，白术10g，茯苓10g，炙甘草6g，法半夏10g，陈皮6g，木香6g，砂仁（后下）3g，生黄芪20g，竹茹10g，制胆星6g，黄连3g，槟榔6g，枳实6g，猪苓10g，浙贝母10g，炒山楂10g，炒神曲10g，鸡内金10g，半枝莲15g。14剂，水煎服，每日1剂，早晚分服。

2011年7月25日四诊：服药后患者诉排便不爽，口苦缓解，饮食增加，睡眠正常。舌质淡红，舌苔薄白，脉细弦。治以健脾益气，抗癌降逆为法。药用：党参15g，炒白术10g，炙甘草5g，木香6g，山药15g，炮姜5g，乌药10g，黄连3g，防风10g，葛根10g，焦山楂12g，焦神曲12g，炒谷芽15g，炒麦芽15g，白花蛇舌草15g，鸡内金10g，红枣15g。14剂，水煎服，每日1剂，早晚分服。此后患者定期复查，门诊服药，病情平稳。

按：此案例因患者病属晚期，体质较弱，行姑息性化疗后脾胃亏虚较重，故在固护先天之本基础上，积极给予抗癌解毒，治疗目的为尽量稳定病情，延长患者生存期，减少晚期患者痛苦。方用香砂六君子汤加减，其中党参、白术、茯苓健脾益气；陈皮、法半夏、木香、砂仁理气和胃；生黄芪、白芍、大枣、甘草补益脾气；鸡内金、麦芽、谷芽健脾消食；仙鹤草、莪术、白花蛇舌草等解毒抗癌。全方以补脾益气为主，扶正以祛邪，使正气复则邪气自除。

案 2：四君子汤加减治疗大肠癌

张某，男，55 岁，2013 年 4 月 6 日初诊。患者 2 年前因"大便带血 2 个月余"就诊于江苏省人民医院，行电子结肠镜检查，结果示：肛口上 20~25cm 处浸润性溃疡、糜烂。病理结果示：结肠腺癌。遂于 2011 年 4 月在全麻下行乙状结肠癌根治术，术后于 2011 年 5 月给予希罗达+奥沙利铂全身化疗 5 个周期，未放疗。刻下症见：大便每日 3~4 次，不成形，纳食不佳，寐可，舌质红，舌苔黄腻，脉细。辨证属脾虚湿毒内蕴证，治拟健脾助运，利湿解毒为法，处方：太子参 10g、炒白术 10g，茯苓 10g，炙甘草 6g，猪苓 10g，苦参 10g，浙贝母 10g，当归 10g，槐花 10g，白花蛇舌草 30g，猫爪草 10g。14 剂，水煎服，每日 1 剂，早晚分服。

2013 年 4 月 21 日二诊：服药后患者自诉大便每日 2~3 次，仍不成形，纳食不香，寐可，舌质红，舌苔黄腻，脉细。拟方：首诊方加焦山楂 15g，焦神曲 15g，焦麦芽 15g，鸡内金 12g，陈皮 12g，半夏 12g，菝葜 30g。14 剂，水煎服，每日 1 剂，早晚分服。

2013 年 5 月 6 日三诊：服药后患者自诉大便每日 2~3 次，基本成形，细条状软便，纳食尚可，寐可，舌质红，舌苔薄黄，脉细。拟方：二诊方加地榆 10g，石见穿 30g，红藤 15g，枸杞子 30g，黄精 10g，龙葵 15g。14 剂，水煎服，每日 1 剂，早晚分服。

·2013 年 5 月 21 日四诊：服药后患者自诉大便每日 1~2次，细条状软便，偶有腹胀，纳食佳，寐可，舌质红，舌苔薄黄，脉细。拟方：三诊方加紫苏梗 10g，生薏苡仁 30g，红豆杉 5g。14 剂，水煎服，每日 1 剂，早晚分服。

2013 年 6 月 6 日五诊：服药后患者自诉大便正常，细条状软便，腹胀减轻，纳食佳，寐可，舌质红，舌苔薄黄，脉细。拟方：浙贝母 10g，苦参 10g，川黄连 3g，川厚朴 6g，当归 10g，法半夏 10g，陈皮 6g，广藿香 10g，佩兰 10g，竹茹 10g，红豆杉 5g，枸杞子 30g，生薏苡仁 30g。14 剂，水煎服，每日 1 剂，早晚分服。

2013 年 6 月 22 日六诊：服药后患者自诉大便正常，细条状软便，无特殊不适，舌质红，舌苔薄白，脉细。拟方：太子参 10g，炙甘草 10g，茯苓 10g，炒白术 10g，法半夏 10g，陈皮 6g，当归 10g，浙贝母 10g，苦参 10g，紫苏梗 10g，红豆杉 5g，猪苓 10g，生薏苡仁 30g，白花蛇舌草 30g，猫爪草 10g，蜈蚣 2g。14 剂，水煎服，每日 1 剂，早晚分服。

2014 年 3 月 22 日复诊：自诉近来每日大便 2~3 次，正常细条软便，偶有反酸、胃脘部不适，寐可，舌质红，舌苔薄白，脉细。拟方：川黄连 3g，吴茱萸 2g，升麻 10g，当归 10g，生地黄 10g，牡丹皮 10g，赤芍 10g，白芍 10g，蒲公英 10g，仙鹤草 30g，枳壳 10g，白花蛇舌草 30g，地榆 10g，法半夏 10g，陈皮 6g，石榴皮 10g，续断 10g，补骨脂 30g，杜仲 10g。14 剂，水煎服，每日 1 剂，早晚分服。此后患者定期复查，门诊服药，病情稳定，未见转移及复发。

按：患者 2 年前因大便带血 2 个月余行电子结肠镜检查，病理诊断为结肠腺癌，行乙状结肠癌根治术，术中腹腔化疗，术后口服化疗 5 个周期。就诊时症见大便每日 2~3 次，胃脘不适，寐可，舌质红，舌苔黄腻，脉细。本病病证以气虚为本，手术后正气更虚，损伤了气血阴阳平衡。根据徐教授的三段六辨，本案属于大肠癌术后化疗后的维持治疗期，病位在乙状结肠，病理类型属于浸润性溃疡型腺癌。病理机制以脾气虚弱、湿毒蕴结为主。证候属于脾胃虚弱、湿毒蕴结于肠道，故徐教授在健脾益气的基础上，加用祛湿化痰解毒抗癌的药物。如太子参、炒白术、猪苓、茯苓益气健脾；当归补血；槐花凉血止血；浙贝母、苦参清热祛湿散结；白花蛇舌草、猫爪草、菝葜解毒抗癌。此后治疗过程中，先后在前方基础上加法半夏、陈皮以加强理气化湿功能；地榆、红藤、龙葵清热解毒、活血化瘀；枸杞子、黄精、生薏苡仁、紫苏梗补中益气；红豆杉、石见穿抗癌解毒；蜈蚣以毒攻毒；藿香、佩兰化湿浊，诸药合用，扶正祛邪，能有效抗转移复发，提高生活质量。

案 3：六君子汤加减治疗大肠癌

李某，女，57 岁，2013 年 3 月 9 日初诊。患者 2012 年 6 月因下腹部疼痛就诊于江苏省人民医院，行电子结肠镜检查，结果提示为：结肠癌，遂于同年 6 月 7 日行右半结肠癌根治术，术后病理结果示：右半结肠腺癌，溃疡型，浸润肠壁全层，术后行化疗 7 次。2013 年 3 月 3 日腹部增强 CT 结果示：肝左叶转移癌。刻下症见：口苦，周身疲倦乏力，食欲差，大便干，2~3 日一行，舌质红，舌苔薄黄，脉弦。辨证属脾胃虚弱证，治以健脾益气，解毒抗癌为法，拟方：太子参 10g，白术 10g，茯苓 10g，炙甘草 6g，法半夏 10g，陈皮 6g，猪苓 10g，生薏苡仁 30g，竹茹 10g，怀山药 10g，白屈菜 20g，川楝子 10g，延胡索 10g，枸杞子 30g，白芍 30g，莪术 10g，当归 10g，制首乌 10g，炒谷芽 30g，炒麦芽 30g，白花蛇舌草 15g。14 剂，水煎服，每日 1 剂，早晚分服。

2013 年 3 月 25 日二诊：服药后患者自诉口苦，周身疲倦乏力较前减轻，食欲差，大便正常，1~2 次/日，质软，舌质红，舌苔薄黄，脉弦。拟方：首诊方加猫爪草 10g。14 剂，水煎服，每日 1 剂，早晚分服。

2013 年 4 月 10 日三诊：服药后患者自诉口苦较前明显改善，周身疲倦乏力较前明显减轻，食欲尚可，大便正常，1~2 次/日，质软，舌质红，舌苔薄白，脉弦。拟方：二诊方加川黄连 2g，紫苏子 10g，砂仁（后下）3g，木香 6g。14 剂，水煎服，每日 1 剂，早晚分服。

2013 年 7 月 6 日复诊：患者诉近来口干口苦，胃脘不适，大便正常，食欲尚可，舌质红，舌苔薄白，脉弦。拟方：川黄连 3g，淡吴萸 2g，法半夏 10g，陈皮 6g，猫爪草 10g，仙鹤草 30g，竹茹 10g，生地黄 10g，玉竹 10g，牡丹皮 10g，赤芍 10g，炒白芍 30g，炙甘草 6g，菝葜 15g，石见穿 15g。14 剂，水煎服，每日 1 剂，早晚分服。此后患者门诊服药，定期复查，病情稳定，未见复发及转移。

按：患者因下腹部疼痛检查后被诊断为结肠癌，经手术及化疗 7 次后，复查伴肝转移。本案属于大肠癌围化疗期、姑息治疗期。病位在结肠，病理类型属于溃疡型腺癌。可见排便习惯明显改变。久泻损耗津液，产生胃阴不足、肝火犯胃。本病属于本虚标实。证候属于脾胃气虚、津液受损。治疗当予扶本祛邪、抗癌止痛。方中太子参、白术、猪苓、茯苓、生薏苡仁健脾益气；竹茹、怀山药、法半夏、陈皮理气化湿；白屈菜、川楝子、延胡索活血化瘀止痛；枸杞子、炒白芍、炙甘草补阴补血；莪术、当归活血化瘀；炒谷芽、炒麦芽消食导滞；白花蛇舌草、猫爪草、石见穿、菝葜清热解毒抗癌。诸药合用，患者生活质量提高，带瘤生存，病情基本控制，在用药期内无明显进展。

（三）名中医经验发微

徐教授认为大肠癌发病较为复杂，总属本虚标实之证，病程中多见虚实夹杂，临床中难以单用某一型来概括整个发病过程，故治疗当中要谨守辨证论治的原则。早期患者其证候特点以热毒、湿浊、瘀阻等表现为主，治疗上以清热祛湿、活血解毒、化瘀消肿为法，以攻为主；中晚期患者多以脾肾亏虚、气血不足为主要表现，治疗多以健脾益肾、补气生血为法。同时，在治疗时重视解毒，癌毒是导致癌症发生发展的关键，癌毒既可以直接外侵，亦可因脏腑功能失调而内生。癌毒阻滞，病变乖戾，诱生痰浊、瘀血、湿浊、热毒等多种病理因素，耗气伤阴，治疗癌症应以"抗癌解毒"为基本大法，各证型中可多用清热解毒类的抗癌中药，如半枝莲、地榆、败酱草、蒲公英等。脾虚在大肠癌的发病中尤显重要。因为脾为后天之本，主运化。脾虚则运化失常，精微失布，水湿停蓄，凝而不散，结为有形实邪，久则发为本病。故徐教授在临床常用健脾益气药如党参、黄芪、白术、薏苡仁、茯苓等。此外，未病先防，以及以人为本的思想也应该贯穿于大肠癌诊治的全过程。

参考文献

1. 阿娃（FALL MAME AWALY）. 徐力教授辨治大肠癌经验探讨［J］. 南京中医药大学学报，2016，23（5）：101-102

十四、杨新中教授治疗大肠癌心得

杨新中，男，教授，我国著名中医药肿瘤专家，中华中医药学会肿瘤分会常委，中国中西医结合学会肿瘤专业委员会委员。从事中西医结合肿瘤专业工作 30 余年，擅长运用中西医结合方法治疗多种肿瘤、各种癌前疾病，认为肿瘤因其癌毒内结，攻伐机体，表现虚实夹杂，变化繁综，故临床重视中西医结合诊治。主编《常见恶性肿瘤的中西医治疗》和《现代中医肿瘤学》，近年来共发表医学论文 30 余篇，主持和承担了国家中医药管理局和湖北省科委重点课题多项。

（一）临证所得

对于大肠癌病因病机的认识，古代医家认为多与饮食不节、起居无常、感受外邪、情志不调以及先天禀赋等有关。而杨教授则认为大肠癌的病因主要有内外两个方面的因素。素体虚弱，脾肾不足是内因；饮食不节，情志不畅，起居不慎，感受外邪是外因。常见的病因病机有嗜食肥甘，饮食不节，损伤脾胃，脾胃运化失司，湿热邪毒蕴结肠道，日久而成病；情志不畅，肝气郁结，乘脾犯胃，致运化失司，湿浊内生，留滞肠道，日久致病；寒温失节，或久坐湿地，感受邪气，致使脾胃受伤，升降失常，气机不畅，气滞血瘀，结于肠道而成本病；年老体弱，正气不足，感受外邪，邪毒下注，浸淫肠道，气血运行受阻，气滞血瘀，湿毒瘀滞凝结而成本病。总之，本病的病位在大肠，发病和脾肾密切相关，而脾虚湿毒瘀阻为大肠癌的最主要发病机制。本病以湿邪、热毒、瘀滞为标，正气不足为本，二者互为因果，是一种全身属虚，局部属实的疾病。

由于手术切除仍为目前治疗大肠癌的主要方法，所以单纯以中药治疗在临床较少见，除非患者已属晚期不适于手术，则采用中医姑息性治疗，以缓解症状和疼痛。杨教授认为对于绝大多数患者应根据肿瘤的分期、类型及患者全身情况等综合考虑采用中药辨证分型配合手术、放疗、化疗。

1. 中药与手术配合 手术治疗属于有创性治疗，或多或少会对身体功能造成损伤，中药的参与可促进患者术后恢复，减少感染机会，并可为手术创造更好的条件。术前肿瘤的存在，一方面会有原发病灶引起的症状和体征，如腹痛腹胀，腹内结块，便下脓血黏液，里急后重，或大便时干时溏，大便扁平或变细，体重减轻等；另一方面会普遍存在心理障碍，表现为焦虑、失眠或急躁易怒等症，此时可适当增加镇静安神、疏肝理气、健脾和胃的药物，如柴胡、香附、郁金、酸枣仁、远志、焦山楂、焦神曲、焦麦芽等。通过整体调节患者的阴阳气血、脏腑功能，使患者尽可能接近"阴平阳秘"的良好状态，有助于手术的顺利进行。术后患者的共同表现多是气血两虚，而大肠癌患者术后还存在不同程度的肠道吸收、消化功能的紊乱，如大便稀溏，多是由于大肠燥化功能减弱或脾虚所致，此时应加强补养气血、调理脾胃、温阳止泻，如当归补血汤、归脾汤、香砂六君子汤等，常用药物有黄芪、当归、熟地、白芍、党参、白术、茯苓、诃子、肉豆蔻等。通过术后中药治疗，一方面可调补手术引起的损伤，促进患者更快地康复，以利于接受其他治疗。另外，术后辅助扶正抗癌中药，对预防、减少肿瘤的复发、转移及延长患者生存期也有一定意义。

2. 中药与放疗配合 中医认为，放射线是一种热毒邪气，放疗所致的不良反应主要表现为热毒、气虚血瘀、瘀毒化热等证，在治疗方面多以清热解毒、养阴生津为主，并适当配合活血化瘀。放疗后常见并发症有放射性膀胱炎、放射性肠炎及局部皮肤损伤等，相应的中医药治疗如下：放射性膀胱炎，主要症状为尿频，尿急，尿短赤灼热，排尿不畅，或血尿，小腹胀满疼痛，予以清热利湿，利尿通淋，凉血止血，常用药物为猪苓、茯苓、车前子、萹蓄、瞿麦、栀子、滑石、仙鹤草、白茅根、大蓟、小蓟等。放射性肠炎，主要症状是腹痛，腹胀，纳差，食少，反酸，腹泻，予以健脾祛湿，清肠解毒，方用香砂六君子汤加减，常用药物为党参、白术、茯苓、木香、砂仁、陈皮、半夏、枳壳、败酱草、红藤、黄连、鸡内金、生山楂、生神曲、生麦芽、诃子、肉豆蔻等。放疗引起的局部皮肤损伤，主要症状是皮肤疼痛、发红，干裂或潮湿糜烂，形成溃疡，治以清热解毒，去腐生肌，方用黄连解毒汤加减煎汤外洗或用生肌玉红膏外敷，药用黄连、黄柏、大黄、虎杖、苦参、当归、白芷、甘草、紫草等。

3. 中药与化疗配合 化疗是大肠癌综合治疗中的主要方法之一，多用于手术后辅助性化疗或失去手术机会或复发转移的治疗，但因其毒性较大，往往会引起很多不良反应及合并症、后遗症，而中医药能扶正培本，提高免疫功能，对化疗起到减毒增效的作用，有利于化疗的顺利进行。杨教授认为，化疗主要损伤气血，使肝肾亏损、脾胃失调、累及骨髓，因此，治疗当以补益气血、健脾和胃、滋补肝肾为治则。针对化疗药物不良反应的中医治疗如下：骨髓抑制，包括白细胞下降、血小板减少及贫血等，临床主要表现为面色萎黄或苍白、唇甲色淡、疲乏无力、头晕眼花、心悸失眠等症，属于血虚证范畴，针对于此采用健脾养胃补血、益气养血、补肾填精生血、生津补血、活血化瘀养血等方法，如四君子汤、归脾汤、当归补血汤等。消化道反应，化疗药物不仅可以直接刺激胃肠道引起呕吐，而且可作用于延脑呕吐中枢或刺激第四脑室的化学感受器而引起呕吐，中医认为呕吐乃胃气不降，气逆于上所致，化疗药物引起的呕吐，不外乎与情志失调、痰浊、瘀血、脾胃虚弱等因素有关，治疗多以疏肝理气、温化痰饮、健脾和胃、养阴润燥为主，方用六君子汤、香砂六君子汤、益胃汤、香连丸等随证加减。神经毒性，新药草酸铂常发生周围神经炎，表现为指（趾）端麻木，腹反射减弱或消失、感觉异常，中医治疗以益气养血、活血化瘀通络为法。特别是近来作为新一代选择性靶向化疗药物希罗达，单药治疗已经显示出很好的疗效，但是其具有较独特的不良反应-手足综合征，即掌拓感觉丧失性红斑，同时还有麻木感，杨教授认为此乃脾胃不和为本，兼现血瘀之象，但血瘀当为表象，故考虑从中焦脾胃入手，健脾和胃，兼以通经祛瘀活血之法，药用太子参、当归、茯苓、白术、威灵仙、桑枝、赤芍、丝瓜络、木瓜、地龙、全蝎等。

此外，辨证论治是祖国医学的基本特点，也是中医药治疗疾病的精华。恶性肿瘤的中医药治疗和其他疾病一样，也要按照祖国医学四诊八纲理法方药进行辨证论治。但由于大肠癌发病的特殊性，杨教授认为还应该在辨证论治的基础上，结合中医药多年的传统理论与经验，针对药物的性、味、功效与临床运用特点，选择一些已证实有抗癌功效的药物，即所谓辨病治疗。只有辨病治疗和辨证治疗结合得当，临床上才能获得更好的疗效。常用的对大肠癌有效的药物有预知子、藤梨根、白花蛇舌草、半枝莲、蚤休（重楼）、苦参、仙鹤草、薏苡仁、红藤、败酱草等。另外，大肠癌发病病情多凶险，病势进展快，时恐汤剂药效不够，而现代中药的深入研究以及剂型的改革则可很大程度上弥补这些不足，临床上可根据辨证论治的原则，适当选择一些中成药。

对晚期癌症姑息治疗的定义是对疾病无根治希望的患者进行积极的全面的医疗照顾。由于中医治疗能较好地改善癌症患者的症状，提高生活质量，在姑息治疗中具有优势和特点，对不可治愈但可延长生命的肿瘤要给予中医姑息性治疗，但必须以不给患者带来风险和痛苦为前提。对不宜手术或放化疗的大肠癌晚期患者以益气养血、解毒散结为主结合辨证论治，目的是抑制肿瘤生长，或稳定癌体，减轻症状，提高生存质量，延长生存期或带瘤生存。晚期大肠癌常见症状多是由于转移所导致的腹痛、肠梗阻、腹水等，腹痛多用枳实芍药散以缓急止痛，肠梗阻予以理气通腑，常用生大黄、桃仁、火麻仁及肉苁蓉等，腹水可适当用车前子、白茅根、泽泻、猪苓等逐水。

对于大肠癌的临床诊治，杨教授总结多年经验，在经方六君子汤基础上创经验方：党参 12g，白术 10g，茯苓 20g，甘草 6g，陈皮 10g，法半夏 10g，生黄芪 30g，葛根 20g，全瓜蒌 15g，厚朴 10g，黄芩 10g，生地黄 10g，白花蛇舌草 30g，半枝莲 30g，藤梨根 30g，木通子 15g。其中生黄芪，其性甘微温，归脾、肺、肝、肾经，有健脾补中、益卫固表、补气升阳、利尿之功，为补脾肺气之要药。茯苓甘淡，平，利水消肿，渗湿，健脾，宁心；陈皮辛苦而温，理气健脾，燥湿化痰；法半夏辛温，燥湿化痰，消痞散结；三者配黄芪健脾，以绝生痰之源。全瓜蒌甘微苦，寒，清热化痰，宽胸散结，润肠通便；厚朴苦辛，温，燥湿消痰，下气除满，此二药共绝贮痰之器，且保证了"六腑以通为贵"。葛根甘辛，凉，生津止渴，解肌升阳，使邪从外得解；而黄芩苦寒，清热燥湿，泻火解毒；生地黄甘，寒，归心、肝、肾经，清热凉血，益阴生津。上八药共奏健脾生津、燥湿祛痰之效。白花蛇舌草微苦甘寒，清热解毒，利湿通淋；半枝莲辛，平，清热解毒，利尿消肿；木通子微寒，清热解毒，利水消肿，通血脉；藤梨根清热解毒，清热利湿，抗癌；上四味药清热滋阴，消肿抗癌。最终以生甘草清热解毒，调和诸药为佐使药。

杨教授此经验方补而不壅，攻而不过，攻补兼施，相得益彰。临床可随证加减。如脓血黏液样便，加马齿苋、地锦草、败酱草、仙鹤草、三七、地榆、槐花；里急后重，加黄连、黄柏、秦皮、赤芍、木香；腹胀水肿，加大腹皮、苍术、猪苓、茯苓、泽泻；纳差食少，加鸡内金、山药、焦山楂、神曲、谷芽、麦芽；疼痛酸胀，加川楝子、延胡索、乌药、白芍、甘草、炮姜；肛门下坠，加黄芪、葛根、升麻、炙甘草；舌红光嫩，加西洋参；反酸者加煅瓦楞、煅牡蛎、海螵蛸；心悸失眠者可用炒柏子仁、合欢皮、酸枣仁、远志、茯神；下肢浮肿者加车前草、白茅根、茯苓、猪苓、通草、瞿麦、萹蓄；肾阳虚明显者，加淫羊藿、巴戟天、肉桂；大便无度者，加白槿花、罂粟壳；虚热明显者，加青蒿、鳖甲、地骨皮、白薇、银柴胡；兼有腹痛，腹内积块者，加鳖甲、乳香、没药、红藤；兼有瘿瘤、痰核者，加土贝母、夏枯草、昆布、牡蛎、山慈菇；而常用抗肿瘤药则可选用白花蛇舌草、半枝莲、藤梨根、白英、木通子等。临床上治疗大肠癌要铭记中医辨证论治的特点，仍应以辨证论治为核心，只有辨证准确且用药规范，方可缓解病情，提高患者生活质量，延长生存期。

（二）诊疗验案

案 1：六君子汤加减治疗大肠癌

周某，男，60 岁，2012 年 2 月 22 日初诊。患者 2009 年 12 月在武汉市中南医院行结肠癌根治手术，伴管状腺瘤，术后化疗 6 次。2010 年 3 月 4 日行胸腹部 CT 检查，结果示：肺转移（未确诊），因手术前在工作单位的铁路医院未做胸腹部 CT，故没有对照，后在中南医院化疗时发现右上肺小结节。刻下症见：无明显不适，大便稍干，2~3 日一行，无腹痛，右肩痛，纳食欠佳，夜寐可，舌质红，舌苔薄黄，脉沉细。结合体质因素，辨证为脾胃亏虚证，治以健脾益气为法。拟方：党参 10g，白术 12g，茯苓 20g，甘草 6g，陈皮 10g，半夏 10g，葛根 20g，生地黄 20g，当归 12g，黄芩 12g，木通子 15g，藤梨根 30g，白花蛇舌草 30g，半枝莲 30g，炒柏子仁 10g，炒麦芽 10g，炒谷芽 10g，神曲 10g，白芍 20g，知母 10g，合欢皮

10g，延胡索 15g。14 剂，水煎服，每日 1 剂，早晚分服。

2012 年 3 月 10 日二诊：服药后患者诉大便基本正常，1~2 日一行，无腹痛，右肩痛较前减轻，纳食尚可，夜寐可，舌质淡，舌苔薄黄，脉沉细。拟方：首诊方加乌药 15g，川芎 12g。14 剂，水煎服，每日 1 剂，早晚分服。

2012 年 3 月 26 日三诊：服药后患者诉大便正常，细条状软便，1~2 日一行，无腹痛，右肩痛较前明显减轻，纳食尚可，夜寐可，舌质淡，舌苔薄黄，脉沉细。拟方：二诊方去延胡索，加枸杞子 12g，鹿角胶 15g。14 剂，水煎服，每日 1 剂，早晚分服。

2013 年 4 月 13 日复诊：2012 年 4 月 6 日复查胸腹部 CT，结果示：右上肺小结节，大小为 6.0mm（2010 年即有），随即做 PET，检查结果排除肺转移。近日查电子结肠镜和 CEA 均未见异常。刻下症见：纳可，无胸闷心慌，双手麻，大便正常，畏热，舌质红，舌苔薄黄，脉沉细。辨证在上次基础上有阴虚，治以益气滋阴。拟方：生黄芪 30g，葛根 20g，茯苓 20g，甘草 5g，黄芩 10g，木通子 15g，藤梨根 30g，白花蛇舌草 30g，半枝莲 30g，生地黄 20g，瓜蒌皮 20g，厚朴 10g，丹参 12g，炒柏子仁 10g，陈皮 10g，炒麦芽 10g，炒谷芽 10g，丝瓜络 15g。14 剂，水煎服，每日 1 剂，早晚分服。

2013 年 11 月 20 日复诊：肠癌术后化疗 6 次，现症见：不咳，纳可，睡眠可，无胸闷胸痛，大便可，汗多，畏热，舌质暗红，舌苔薄黄，脉沉细数。辨证为阴液亏损，阴虚偏重，治宜滋阴，益气活血。拟方：生黄芪 30g，葛根 20g，茯苓 20g，黄精 20g，甘草 5g，生地黄 20g，木通子 15g，藤梨根 30g，白花蛇舌草 30g，白英 30g，黄芩 12g，浮小麦 20g，煅牡蛎 30g，全瓜蒌 20g，郁金 10g，延胡索 15g，炒柏子仁 10g，陈皮 10g，北沙参 20g，盐知母 10g，苦杏仁 10g。14 剂，水煎服，每日 1 剂，早晚分服。此后患者定期复查，门诊服药，病情稳定，临床评价及预后较好。

按：此案为结肠癌术后，化疗治疗，杨教授认为，化疗主要损伤气血，使肝肾亏损、脾胃失调、累及骨髓，因此在临证治疗时，当以补益气血、健脾和胃、滋补肝肾为治则。患者就诊时无明显不适，表现为大便稍干，2～3 日一行，纳食欠佳，夜寐可，舌质红，舌苔薄黄，脉沉细。结合体质因素，辨证为脾胃亏虚证，治以健脾益气为法。药用党参、白术、茯苓、甘草、陈皮、半夏以益气健脾助运；葛根、生地黄、白芍、知母以滋阴；配合藤梨根、白花蛇舌草、半枝莲等解毒抗癌；炒柏子仁、炒麦芽、炒谷芽、神曲等健脾消食。全方以健脾益气为主，辅以养阴，以阴阳双调，解毒抗癌。

案 2：四君子汤合枳实芍药散加减治疗大肠癌

李某，女，41 岁，2008 年 4 月 1 日初诊。患者 2007 年 6 月体检发现升结肠有包块，随即在武汉协和医院做手术切除，病理检查结果提示为腺癌，但未侵及浆膜层，周围淋巴结 0/26（-），术后化疗 6 个周期。现因大便溏 10 个月余就诊，刻下症见：易感冒，大便溏泄，4～5 次/日，无反酸，纳可，睡眠差，胃脘痛，无呕吐，舌尖红，舌苔薄黄干，脉沉细。西医诊断为：升结肠癌术后化疗后。辨证属脾虚气弱，兼以外感证。治以健脾止痛，兼以祛邪为法。拟方：党参 12g，茯苓 20g，白术 10g，生甘草 5g，枳实 12g，白芍 20g，生黄芪 30g，山茱萸 10g，炒柏子仁 12g，夜交藤 30g，延胡索 15g，木通子 15g，藤梨根 30g，白花蛇舌草 30g，葛根 20g，陈皮 12g，炒麦芽 10g，炒谷芽 10g，神曲 10g，松针灵芝 10g，枸杞子 10g。14 剂，水煎服，每日 1 剂，早晚分服。

2008 年 4 月 16 日二诊：服药后患者大便溏泄较前好转，3~4 次/日，无反酸，纳可，寐可，胃脘痛较前减轻，无呕吐，舌尖红，舌苔薄黄干，脉沉细。拟方：首诊方加肉豆蔻 15g，诃子肉 15g。14 剂，水煎服，每日 1 剂，早晚分服。

2008 年 5 月 2 日三诊：服药后患者大便溏泄较前明显好转，2~3 次/日，无反酸，纳可，寐可，无胃脘痛，无呕吐，舌尖红，舌苔薄黄干，脉沉细。拟方：二诊方去柏子仁、夜交藤、延胡索，加补骨脂 15g，防风 15g。14 剂，水煎服，每日 1 剂，早晚分服。同时服用抗癌中成药平消片，一次 4 粒，3 次/日。

2008 年 6 月 5 日复诊：患者病情稳定，大便稍溏，2~3 次/日，余未见明显不适，舌尖嫩红，舌苔薄黄，脉沉细。复查及实验室检查结果都未见异常，B 超示肝右叶占位 0.6~0.7cm。处方：生黄芪 30g，葛根 30g，山药 15g，生甘草 5g，芡实 15g，党参 10g，白芍 20g，木通子 15g，藤梨根 30g，白花蛇舌草 30g，半枝莲 30g，淫羊藿 15g，陈皮 12g，炒麦芽 10g，炒谷芽 10g，神曲 10g，菟丝子 12g，夜交藤 25g，松针灵芝 10g。14 剂，水煎服，每日 1 剂，早晚分服。

2008 年 8 月 21 日复诊：服药后患者诉平时仍容易感冒，怕冷怕风，纳食一般，大便溏，1~2 次/日，不成形，无腹痛和胀气感，夜间口干口苦，月经后期有血块，颈部淋巴结没有转移，舌尖嫩红，舌苔薄黄，脉和缓。辨证属脾肾阳虚，正气亏损。治以健脾补肾，扶正祛邪，兼以活血化瘀。处方：生黄芪 30g，葛根 20g，山药 15g，茯神 20g，生甘草 5g，诃子 10g，当归 12g，制香附 10g，益母草 12g，木通子 15g，藤梨根 30g，白花蛇舌草 30g，半枝莲 30g，酸枣仁 15g，陈皮 10g，瓜蒌皮 20g，厚朴 10g，黄芩 10g。14 剂，水煎服，每日 1 剂，早晚分服。此后患者定期复查，门诊服药，病情稳定，肝右叶的小结节也未见长大，得到控制，该患者手术后已存活五年余，临床评价及预后良好。

按：杨教授认为肿瘤是表现在局部的全身性疾病，所以临床上既要进行局部治疗也要全身性治疗。此案中患者虽以便溏为主要表现，但其病机主要为脾虚气弱，正气亏损，故治疗以健脾益气，扶正祛邪为法，方中生黄芪、党参、茯苓、白术、山茱萸、松针灵芝等健脾益气；炒柏子仁、夜交藤、白芍、延胡索、枸杞子等养血健脾；枳实、白芍等缓急止痛；藤梨根、白花蛇舌草、葛根、陈皮等解毒抗癌；炒麦芽、炒谷芽、神曲等消食健脾。此方为扶正为主，祛邪为辅，助正气以驱邪气之典型案例。

（三）名中医经验发微

杨教授认为西医主要是针对局部治疗，可采用手术、放疗、化疗以及介入等方法来控制病灶。而中医讲究整体观念，属全身性治疗的范畴，它在改善症状、控制疾病、稳定瘤体或带瘤生存、预防复发和转移等方面具有独特的优势。两者各有自己的优势，中西医结合治疗肿瘤效果会更佳。从杨教授的临证验案可窥见其中西医结合之观念。在中医治疗肿瘤方面，杨教授指出大肠者,传导之官,变化出焉。大肠具有传化糟粕功能,易受外因和内因的侵犯,内因多为正气亏虚,外因则有饮食不节、情志不遂,两者共同使脾胃运化功能失调,气机不畅,故浊痰内生,痰瘀交结,痹阻大肠,日久邪毒结聚而成瘤块。因此大肠癌基本病理因素大多为"痰"和"瘀",痰凝则气滞,气滞则血瘀,血瘀而化热,热炼而成毒,耗伤正气,损伤脾肾。杨教授认为,大肠癌的发生往往表现为本虚标实,虚为其根本,初期以邪实为主,后期则多见正虚或虚实夹杂。临床辨证分型,杨教授认为虚者多为脾肾两虚,实者多为痰毒互结。故治疗应标本兼顾,临床以健脾补肾、化痰解毒为主。

参考文献

1. 程思雨. 杨新中治疗大肠癌验案举隅 [J]. 光明中医,2014,29(12):2630-2632

十五、尤建良教授治疗大肠癌心得

尤建良,男,教授,我国著名中医药肿瘤专家,中国中医药学会肿瘤分会常委。从事中医治疗肿瘤专业工作20余年,擅长运用"隧道抑癌疗法"控制癌症的生长、转移及复发。发表医学论文50余篇,主编《中医微调治癌法》《精神因素与癌》等医学著作4部,主持及参与国家级、省部级科研课题多项,获中医科技成果奖多项。

(一) 临证所得

尤建良教授在临床治疗大肠癌时,尤其对于晚期大肠癌合并肠梗阻经验颇丰,其认为肠梗阻属中医"关格"范畴,"关者下不得出也，格者上不得入也。""关格者，忽然而来，乃暴病也，大便秘结，渴饮水浆，少顷即吐，又饮又吐，唇燥，眼珠微红，自病起粒米不思，滴水不得下胃，饮一杯吐出半杯者。"本病病位主要在肠，属腑，六腑以通为顺，传化水谷，泻而不藏，实而不能满，不通则痛，治当以通为用。但临证之时，应当要辨"通"与"不通"，密切关注梗阻程度的动态变化。

尤教授指出，若晚期大肠癌患者合并不全性梗阻，此类肠梗阻多由术后脏腑脉络受阻，血脉凝滞，气机壅塞不通，升降违和而引起，治宜攻下通里，行气止痛，活血化瘀。常用药物为大黄、厚朴、枳实、莱菔子、芒硝、蒲公英、败酱草等，其中大黄苦寒泻下、攻积逐瘀、去菀陈痤、荡涤肠胃；厚朴宽中下气、消胀除满；枳实破气止痛、消痞散结；莱菔子下气导滞、消痞除满，助腑气通降；芒硝咸寒软坚，泻下消燥；蒲公英、败酱草清热解毒；配合使用发挥行气导滞除满，消痞化瘀散结、清热解毒之功。

对于晚期大肠癌患者合并完全性肠梗阻时，尤教授认为此种肠梗阻多因肿瘤复发或因腹膜及肠腔的肿瘤组织严重粘连所成，由此产生腹胀痛、恶心、呕吐、严重的电解质紊乱、酸碱平衡失调、感染、恶病质、肠绞痛等情况。尤老常用大承气汤加减，常用药物为大黄、芒硝、枳实、厚朴、赤石脂、白芍、藤梨根、半枝莲等，其中大黄、芒硝攻积导滞；枳实、厚朴行气散结、消痞除满；赤石脂活血理气，促进肠蠕动；白芍缓急解痉止痛；藤梨根、半枝莲清热解毒抗肿瘤；上药配伍，攻补兼施，扶正祛邪，活血化瘀，清热解毒。

临证治疗时，尤教授强调"和解"与"通降"并举。和法源于仲景之《伤寒论》，其立法之意在于和解少阳、阳明，攻下实邪，尤老悟其意，效其法，把此法用于治疗晚期大肠癌合并肠梗阻。晚期大肠癌患者因肠腑气血阻滞，传导障碍，清浊不分，积于肠内，则肠腑气机不畅，里气壅实，升降失常，故痛、吐、胀、闭，俨然邪入阳明，化燥成实。故常用柴胡、黄芩、法夏、生姜、枳实、厚朴、芒硝、大黄、当归、白芍、木香等和解与通下并举。其中柴胡、黄芩和解少阳之邪；法夏、生姜和胃降逆止呕；因实邪壅滞、心下急迫，故用枳、朴、硝、黄泄下热结而釜底抽薪，急下存阴；当归、白芍益阴和营、缓急止痛；木香行气止痛。其中大承气汤有解除平滑肌痉挛，促进肠蠕动和肠道排空的作用。

此外，尤教授还强调"疏""利"之活用。指出若因大肠癌复发致肠梗阻时，肿瘤组织压迫肠壁，使肠壁血运出现障碍，继而出现肠壁血运受阻，血栓形成，肠壁失去活力。此时应当运用活血化瘀之品，但又考虑到此时肠壁变薄、缺血，恐活血化瘀之品使用不当，有肠管破溃穿孔之虞，故提倡以"疏"来通，即以疏理气机为主，佐以活血化瘀，"气为血之帅"，气行则血行，气机调畅，血行通利。此时常用药物为枳壳、川厚朴、生大黄、芒硝、桃仁、郁金、参三七、生蒲黄、炒莱菔子、大腹皮、苦杏仁、火麻仁、蒲公英、败酱草等。其中枳壳、川厚朴理气导滞；生大黄、芒硝攻下去闭；郁金、桃仁活血化瘀，以祛瘀结；参三七、生蒲黄活血化瘀，现代研究发现三七主要的生理活性成分是皂苷类成分，三七皂苷可通过直接抑制肿瘤细胞生长与转移、诱导肿瘤细胞凋亡与分化、增强和刺激机体免疫功能等多重机制抗肿瘤；蒲黄生用，化瘀止血之力较熟蒲黄强，且无收涩之弊；炒莱菔子、大腹皮理气消胀；杏仁、火麻仁润肠通便；蒲公英、败酱草清热解毒，以祛热结。临证之时若闭积明显，加芦荟以加强攻下；腹痛明显则加木香、延胡索；热势重则加黄芩、黄连、红藤等；瘀血重则加茜草根、五灵脂、川芎；年老者，多有气津不足之本，气虚者初用参芪，剂量宜小，因其虚实夹杂，且早期以实证为主，后逐渐增加剂量，常用黄芪、党参；津伤者可用牛地黄、玄参、麦冬。尤教授考虑到肠梗阻的病理改变是梗阻上方肠腔内胃、胰、胆分泌液的积聚，小肠分泌物增加，而肠管吸收减少，引起肠腔内积液；又因术后腹膜炎、腹腔积血、积液或坏死组织等异物的刺激容易引起肠腔的炎症反应，包括充血、水肿、纤维蛋白渗出。此为"肠间有水气"之象，遂临床常用防己、川椒目、葶苈子、车前子、泽泻、大黄、枳实、厚朴、郁李仁、茯苓、薏苡仁、白术、白花蛇舌草、败酱草等。其中防己降泄，善走下行，《神农本草经》谓其："利大小便"；椒目利水消胀，《唐本草》言椒目："主水，腹胀满，利小便"；车前子、泽泻利水渗湿，诸药相伍，能引痰饮水气从前阴而出，此即后世"治湿不利小便，非其治也"之意；葶苈子入肺经，苦降辛散，泻肺平喘，利水消肿，开启上焦，通利水道；大黄荡涤胃肠，有推墙倒壁之功，引水邪从后阴而出。枳实、厚朴行气散结、消痞除满；郁李仁润肠通便、利水消肿，研究表明本品具有润滑缓泻作用，并有抗炎、镇痛等作用；茯苓、白术、薏苡仁燥湿健脾、淡渗利湿，以绝"生痰之源"；白花蛇舌草清热解毒、利尿，同时白花蛇舌草具有调节机体免疫力、抑制肿瘤生长的功能；败酱草清郁热，减轻肠道水肿；大枣甘温益气，并能缓和药性。

尤教授强调"上下"分治，"内外"兼顾。治疗本病，可灵活运用多种给药方式。若患者出现不完全性肠梗阻时，患者可以冲服少量中药颗粒剂或胃管内缓慢注入中药煎剂，从"上"而治；若患者出现完全性梗阻时，中药可以浓煎后通过肛滴给药或保留灌肠的方式，从"下"而治，使药直达病所，此法具有不被胃酸破坏及部分药物有效成分不经过肝脏的代谢，减轻药物对肝脏的毒性作用，并有吸收率高、药效发挥快的作用特点；若患者出现时通时阻时，可"上下"并用，减轻患者的痛苦，提高生活质量。同时对于本病的治疗不单纯局限于内服中药，也可外治。尤教授常将消癥止痛膏（阿魏、五倍子、生大黄、冰片）贴敷于腹部，通常能直达病所，直接减轻痛觉神经所受到的刺激。

（二）诊疗验案

案1：大承气汤加减治疗大肠癌合并肠梗阻

孟某，男，62岁，2012年4月10日初诊。患者为乙状结肠癌术后14个月，刻下症见：恶心呕吐，腹部疼痛，大便4日未行，小便黄，舌质红，舌苔黄腻，脉弦紧。查体：体温37.9℃，全腹压痛，以左腹尤甚，无反跳痛，无肌紧张，肠鸣音亢进，腹部X线立位片结果示腹部有多个气液平面。尤教授中医辨证为腑气不通证。治以通腑降气止痛为法。处方：生大黄（后下）20g，芒硝（冲）10g，枳实10g，厚朴10g，黄芩15g，当归10g，白芍15g，木香10g，法半夏6g，生甘草6g。3剂，水煎服，每日1剂，早晚分服。

2012 年 4 月 14 日二诊：患者诉服药 1 剂后恶心呕吐减轻，解大量干结大便，继进 2 剂后，解稀便 7 次，无恶心呕吐，腹部疼痛明显减轻，小便黄，舌质红，舌苔黄腻，脉弦细。查腹部 X 线立位片结果示腹部气液平面消失，腹部隐痛。拟方：首诊方去芒硝，改大黄（后下）为 6g，白芍 20g，木香 15g。7 剂，水煎服，每日 1 剂，早晚分服。

2012 年 4 月 22 日三诊：服药后患者自诉无恶心呕吐，腹部偶有隐痛，小便黄，舌质红，舌苔薄黄，脉弦。拟方：二诊方加川楝子 10g，黄芩 8g。14 剂，水煎服，每日 1 剂，早晚分服。此后患者病情平稳，未诉明显不适，门诊随证加减用药，定期复查。

按：此案为燥屎内结，腑气不通证。治以通腑降气止痛为法。方以大承气汤攻下热结治本；当归、白芍养血敛阴止痛；半夏、木香行气除满。服药 1 剂后则恶心呕吐减轻，解大量干结大便，继服数剂后患者无恶心呕吐，腹部疼痛明显减轻，小便黄，舌质红，舌苔黄腻，脉弦细。可见燥屎除则腑气自通，故临证治疗应以治本为主，治标为辅，标本兼治，投之则瘥。

案 2：大承气汤加减治疗大肠癌合并肠梗阻

徐某，女，77 岁，2013 年 7 月 12 日初诊。患者为直肠癌姑息术后 2 年余。因"腹痛腹胀 1 周"就诊，刻下症见：腹痛腹胀，恶心呕吐，呕吐物为胃内容物，左下腹部造瘘口袋中出现少量粪水。查体：腹部膨隆，肠鸣音亢进，9 次/分，全腹有压痛，无反跳痛，舌质黯红，舌下有瘀点，舌苔黄厚腻，脉弦滑。查腹部 CT 结果示：左下腹占位病变，大小约为 3.0cm×3.0cm，考虑肿瘤复发转移致肠梗阻可能性大。尤教授中医辨证为气滞血瘀，通降失常证。治以理气攻下，活血化瘀为法。处方：枳实20g，川厚朴20g，生大黄（后下）30g，芒硝（冲服）15g，郁金15g，桃仁9g，参三七15g，生蒲黄10g，苦杏仁15g，火麻仁30g，炒莱菔子30g，大腹皮15g，蒲公英30g，败酱草15g。5剂，水煎服，每日1剂，早晚分服。同时将消癥止痛膏贴敷于患者腹痛最甚处，隔日一次。

2013年7月18日二诊：服药后患者自诉腹痛较前缓解，腹胀，无恶心呕吐，左下腹部造瘘口袋中出现少量粪水，舌质黯红，舌下有瘀点，舌苔黄厚腻，脉弦滑。拟方：首诊方改大黄（后下）为45g，莱菔子为15g。5剂，水煎服，每日1剂，早晚分服。同时将消癥止痛膏贴敷于患者腹痛最甚处，隔日一次。

2013年7月24日三诊：服药后患者左下腹部造瘘口袋中流出大量粪水和大便，腹痛腹胀明显缓解，腹部变平变软，舌质红，舌苔薄黄腻，脉弦。拟方：二诊方改生大黄（后下）30g。5剂，水煎服，每日1剂，早晚分服。此后患者症状消失，门诊随证加减服药，定期复查，病情平稳。

按： 患者因肿瘤复发致肠梗阻，辨证属气滞血瘀，致热结旁流，腑气闭绝。治以理气化瘀，攻下通滞为法，尤教授认为攻下之法，生大黄配伍芒硝疗效明显好于单用生大黄，后下则攻下之力更甚，若不应，可酌加生大黄剂量，但切记中病即止，以防大黄攻伐太过，损伤正气。同时予消癥止痛膏贴敷，直达病所，内服与外治并用，梗阻得解。

案3：五苓散合小承气汤加减治疗大肠癌合并肠梗阻

孙某，男，59岁，2015年3月12日初诊。患者为升结肠癌姑息术后 22 个月，因"腹胀腹痛 4 天"就诊，刻下症见：腹胀腹痛，肛门停止排气、排便，恶心呕吐频作，咳嗽咳痰，痰多色白易咳。查体：腹部膨隆，全腹压痛，可见肠型及蠕动波，肠鸣音活跃，可闻及气过水声，腹部 X 线立位片结果示肠胀气及多个气液平面。舌胖大，边有齿痕，舌苔黄，脉滑数有力。尤教授中医辨证属饮停于肠，腑气不通证。治以利水渗湿，通腑降气为法。处方：猪苓 12g，泽泻 20g，白术 10g，茯苓 15g，桂枝 3g，生大黄（后下）30g，枳实 10g，厚朴 10g，葶苈子 20g，车前子 10g，防己 10g，川椒目 3g，郁李仁 30g，生薏苡仁 30g，白花蛇舌草 30g，败酱草 30g，大枣 15g。5 剂，水煎服，每日 1 剂，早晚分服。

2015 年 3 月 18 日二诊：服药后患者解大量水样便，色黑，腹痛，腹胀缓解，呕恶未见，咳嗽时作，舌胖大，边有齿痕，舌苔黄，脉滑数有力。拟方：首诊方加款冬花 15g，紫菀 10g，枳壳 10g，鱼腥草 30g。5 剂，水煎服，每日 1 剂，早晚分服。

2015 年 3 月 24 日三诊：服药后患者排便，色黑，腹痛腹胀消失，呕恶未见，咳嗽咳痰偶作，食饮得复，舌胖大，边有齿痕，舌苔薄白，脉沉。拟方：二诊方去川椒目、葶苈子、车前子、泽泻，改生大黄（后下）8g。7 剂，水煎服，每日 1 剂，早晚分服。此后患者病情平稳，未见明显不适，临床随证加减治之，定期复诊。

按：尤教授认为五苓散以苦寒之品逐饮通腑，使饮从小便而出，邪从大便而下，能逐上焦之饮，泻中焦之热，利下焦之湿。但凡疾病辨其病机属痰饮郁结者，皆可以本方加减施治。

饮在上者以葶苈子为君，邪郁于中者以生大黄、川椒目为君，邪结于下者可重用防己通其滞塞。

（三）名中医经验发微

尤教授认为晚期大肠癌患者合并不全性梗阻，此类肠梗阻多由术后脏腑脉络受阻，血脉凝滞，气机壅塞不通，升降违和而引起，治宜攻下通里，行气止痛，活血化瘀。对于晚期大肠癌患者合并完全性肠梗阻时，尤教授认为此种肠梗阻多因肿瘤复发或因腹膜及肠腔的肿瘤组织严重粘连导致，由此产生腹胀痛、恶心、呕吐、严重的电解质紊乱、酸碱平衡失调、感染、恶病质、肠绞痛等情况，常用大承气汤加减。临证治疗时，强调"和解"与"通降"并举。晚期大肠癌患者因肠腑气血阻滞，传导障碍，清浊不分，积于肠内，则肠腑气机不畅，里气壅实，升降失常，故痛、吐、胀、闭，俨然邪入阳明，化燥成实，故以大柴胡汤化裁，和解与通下并举。同时，强调"疏""利"之活用，强调"上下"分治，"内外"兼顾。

参考文献

1. 陈颖. 尤建良教授治疗晚期大肠癌合并肠梗阻经验 [J]. 辽宁中医药大学学报，2014，16（4）：203-205

十六、赵景芳教授治疗大肠癌心得

赵景芳，女，教授，我国著名中医药肿瘤专家，江苏省名中医，第五批全国老中医药专家学术经验继承工作指导老师。从事中医肿瘤临床、教学及科研近 50 年，独创微调平衡治癌法，认为扶正祛邪是治疗大肠癌的总则，其中益气健脾是其主要治疗方法，在临床应用中常用参苓白术散、四君子汤、六君子汤类益气健脾方治疗，收效甚佳。发表医学论文 40 余篇，主编《常见抗癌中草药》《肿瘤问答》《抗癌新招》等医学著作 10 余部，主持及参与各级科研课题多项，或科技成果奖多项。

（一）临证所得

赵教授通过对古代医籍的研究及现代医学的进展学习，结合自己多年临床经验，认为大肠癌病因病机多属本虚标实，虚实夹杂。临证可概括如下：①脾胃虚损，痰湿内生：多因后天不足，脾胃虚弱或饮食不节，恣食肥甘油腻，损伤脾胃，痰湿内生，流注肠道，蕴结为肿。②外感邪毒，湿热蕴结：不避严寒酷暑，外感邪毒或久坐湿地，或纵情酒色，或久不大便，致湿、热、毒互结致积，下迫大肠，积结而为病。③肝气郁结，气滞血瘀：多因情志不遂，肝气郁结，气滞血瘀，或肝脾不和，损伤脾胃，痰湿内生，痰瘀互结变生岩邪致病。④脾肾亏虚，正气不足：久病脾肾虚衰或病至终末，阴阳俱损，正气无力抗邪，以致邪毒流注，癌毒泛滥。总之，大肠癌以虚为本，以实为标，局部属实，全身属虚，以正气不足，脾胃虚弱为本，痰、瘀、毒实邪留滞为标。"正气存内，邪不可干""邪之所凑，其气必虚"，《医宗必读·积聚》曰："积之成者，正气不足，而后邪气踞之"。因此，正气不足，脾胃气虚在大肠癌的发生发展过程中是至关重要的因素，是病机的关键。

赵教授认为对于大肠癌患者错综复杂的病情，辨证是关键。故主张多收集资料，细询病史，细察证候，审证求因，辨证准确，抓住主要矛盾，找到"脾胃虚弱，正气不足"这一关键点，才能达到"四两拨千斤"的效果，这是提高中医药治疗疗效的唯一途径。并结合多年临床经验，将大肠癌常见证型分型如下。

1. 湿热蕴结证 症见偶有腹痛，下痢赤白，下迫灼热，有里急后重感，大便恶臭黏滞，舌质红，舌苔黄腻，脉滑数。治法：清热利湿，解毒清肠。以黄连解毒汤加减。

2. 脾虚湿阻证 浮肿或消瘦，精神萎靡，身体困重，面色萎黄，食欲不振，大便溏薄。舌质淡胖，舌边有齿痕，舌苔薄白腻，脉细濡。治法：健脾益气，化湿和胃。以参苓白术散或六君子汤加减。

3. 气血两虚证 面色苍白，神疲乏力，气短懒言，大便溏薄，或排便无力，小便清长。脱肛，舌质淡，舌苔薄白，脉沉细。治法：补中益气，益营养血。以归脾汤加减。

4. 气滞血瘀证 症见腹胀腹痛，攻窜不适或痛有定处，或腹部触及肿块，胸闷不适，喜叹息，便血紫黯，舌质黯，或紫黯，有瘀斑，舌苔薄白，脉弦涩。治法：理气化瘀，散结消癥。以枳实芍药散加减。

赵教授认为大肠癌的治疗总则以扶正为法，祛邪为目的，治疗全过程抓住病机关键—脾胃虚弱，正气不足，整体治疗，辨证施治，结合辨病辨症，调节气血阴阳平衡，重新建立患者抗肿瘤免疫能力，达到治疗肿瘤目的。大肠癌治疗全程应时时注意扶正，健脾和胃，顾护脾胃，这也是微调平衡治癌法的精髓。

同时，赵教授认为大肠癌中医治疗注重以"人"为本，抓住后天之本—"脾胃"关键点，由微入手，以扶助人体正气，益气健脾为本。其认为大肠癌在病情发展全过程，在早、中、晚期各个阶段，经过手术、放化疗后都会有脾胃运化功能受损，表现为食欲不振、脘腹胀满等症，随着病情进展，进而气血生化乏源，形体瘦削，正气日衰而出现恶病质。故在治疗大肠癌过程中，特别是肿瘤晚期患者，往往通过益气健脾和胃、理气助运等法使脾胃运化功能得到改善，整体治疗，微微调控，患者的其他症状也随之缓解，病情得以控制。因此治疗时需抓住"脾胃"关键点，在微调后天脾胃的基础上，通过平衡气血阴阳来调节人体内环境，调节机体免疫功能，使其在一个较低水平达到相对平衡，微微调控，控制肿瘤，达到"带瘤生存"甚至治愈的目的。大肠癌病例统计证实，临床最为多见的还是脾虚湿阻型，故赵教授在六君子汤的基础上独创微调三号方，自制为扶正和胃合剂，长期用于直肠癌、结肠癌中晚期的治疗，临床疗效肯定，一系列动物实验研究证实WD-3方有抗肿瘤转移作用。

此外，赵教授强调脾运，以通为用。大肠癌患者大便次数多，便溏甚至腹泻临床较常见，特别是大肠癌术后的患者居多。赵教授认为其主要病因病机为术后正气损伤，脾胃虚弱，运化失健，湿痰浊瘀之邪滞留肠道，分清泌浊功能失司，水谷难化，清浊不分，混杂而下致大便次数多或泻。病位在肠，脾失健运是关键。病理因素与湿邪关系最大。证属脾虚湿阻，故治疗以健脾化湿为法，常用参苓白术散为主方加减。赵教授强调在健脾同时注意运脾，脾为湿困，运脾尤为关键，常用姜半夏、陈皮、厚朴、木香等运脾和中，中焦脾胃得运，诸症得却。有些大肠癌患者易出现便秘，腑以通为用，腑气不通，导致痰湿瘀邪阻滞，影响中焦脾胃，诸症生焉。此时应用大黄、枳实、全瓜蒌等泻下通腑，糟粕得下，湿毒得出，腑气得通，脾胃得运，诸症改善。因此，治疗大肠癌"以通为用"为治病关键。赵教授治疗大肠癌时善用瓜蒌，有些患者大便干结，予瓜蒌润肠通便；有些患者大便次数多而不爽或腹泻大便有不尽感，此时大胆用全瓜蒌，取反治法中"通因通用"法，使便爽而大便次数减少，腹泻止。

同时，调气化瘀，气血得和也为其主要思想。赵教授强调"瘀"为大肠癌发生发展的重要病理因素，针对"瘀"，不是简单应用活血化瘀的中药，而是注重健脾助运，调气和中。调气以化瘀，使气血通和，能改善肿瘤患者血液高凝状态，但无肿瘤脱落致扩散之弊。气血得和，阴阳平衡，改善人体内环境，才能提高机体抗病能力，抑制癌毒泛滥走窜。

辨证结合辨病，也是整体治疗与局部治疗的结合，赵教授在辨证基础上喜选用红藤、败酱草、野葡萄藤、肿节风、白花蛇舌草、半枝莲等1~2味清热解毒抗癌之品，但切忌不要过多，以防苦寒败胃，特别是晚期大肠癌患者不宜用以毒攻毒，药力过猛的抗癌药，以防攻伐太过，加重病情。同时，也主张在辨证同时予辨症，如食欲不振者，加焦谷芽、焦麦芽、鸡内金以健脾消食；如脘腹饱胀，加枳壳、莱菔子以理气消胀；如腹痛较甚者，加徐长卿、延胡索以理气化瘀止痛；如便血者，加蒲黄炭、参三七以化瘀止血；腹部扪及肿块者，加夏枯草、牡蛎、鳖甲以软坚散结；乏力明显者，加生黄芪、女贞子、仙鹤草以补气；久泻不止者，加煨葛根、升麻以益气升清止泻；脘腹胀闷、痰涎壅盛，加蔻仁、陈皮、半夏以化痰除湿；低热不退者，加地骨皮、青蒿、鳖甲以清虚热。

针对大肠癌晚期，特别肝转移患者，局部有积结癥块，甚或腹痛，赵教授自制外敷消癥膏，有软坚消积，化瘀止痛疗效，既可止痛消胀，又可缩小瘤体。针对大肠癌便血患者，予中药保留灌肠，每晚 1 次，药用大黄炭 10g 或生大黄 10g，三七粉 10g，五倍子 10g，白花蛇舌草 30g，藤梨根 50g，地榆炭 15g，白及 10g，侧柏炭 10g，用水煎煮并浓缩至 100mL，每日 1 剂。诸药合用起到抗癌、抗菌、消炎、止血的功效。临床常见大肠癌伴有不全性肠梗阻患者，可予中药保留灌肠，每晚 1 次，药用生大黄 10g，枳实 30g，厚朴 30g，芒硝 10g，大腹皮 30g，红藤 30g，败酱草 30g，用水煎煮并浓缩至 100mL，每日 1 剂。诸药合用起到理气通腑通便，同时抗癌消炎改善肠梗阻的功效。

赵教授很早就认识到精神因素与癌的关系，认为在中医药治疗大肠癌的同时一定要注重精神调理的心理支持疗法。医学实践表明，精神因素不仅是致癌的一个重要原因，而且还影响着癌症的发展、治疗和预后。临床常见癌症患者，精神状态积极的会使病情改善，精神状态消极的则会使病情恶化。目前越来越多的国内外专家学者认识到人体的痊愈系统与其信念系统是密切相关的，越是有坚强信念的人，就越能够有效地调动那些具有抗癌作用的淋巴细胞、巨噬细胞、自然杀伤细胞的抗癌活性，并能激活那些处于"休眠"状态的细胞，使之恢复活力，共同遏制和杀死癌细胞。因此，诊疗过程中，与患者接触时，耐心与患者沟通，给予详细解释，适时安慰，予以鼓励，建立信心，减轻和消除患者致病性精神因素，促使患者的精神心理处于最佳状态，从而机体正气上升，免疫力增强，对治疗大有裨益。

（二）诊疗验案

案1：参苓白术散加减治疗大肠癌

陈某，男，88岁，2009年5月15日初诊。患者于2009年1月发现直肠癌肝转移，肝脏病灶大小约为2.0cm，查CEA：23ng/mL，考虑到年龄因素，未行手术治疗，予放、化疗治疗，末次化疗时间为2009年5月7日，患者拒绝继续化疗，要求中药治疗。刻下症见：面色少华，倦怠乏力，胃纳不馨，大便干结质硬，夜尿频多，夜寐欠安，舌质红，舌苔白腻，脉细弦。赵教授辨证属脾胃虚弱，湿热蕴结证，治以益气健脾，清热利湿为法。处方：党参10g，茯苓10g，白术10g，白扁豆10g，山药10g，莲子肉10g，砂仁10g，薏苡仁10g，桔梗10g，甘草6g，苍术10g，黄柏10g，牛膝10g，火麻仁15g，瓜蒌仁15g，蒲公英30g。14剂，水煎服，每日1剂，早晚分服。

2009年5月30日二诊：服药后患者面色较前好转，倦怠乏力较前减轻，胃纳有增，精神转振，大便干结好转，仍然夜尿频多，夜寐尚可，舌质红，舌苔白腻，脉细弦。拟方：首诊方加桑螵蛸10g，黄芪30g，女贞子10g。14剂，水煎服，每日1剂，早晚分服。

2009年6月15日三诊：服药后患者面色润泽，无倦怠乏力，胃纳佳，精神转振，大便正常，夜尿频多较前明显减轻，夜寐可，舌质红，舌苔薄白，脉细。拟方：二诊方去火麻仁、瓜蒌仁、黄芪，加黄精12g，补骨脂12g。14剂，水煎服，每日1剂，早晚分服。

2009 年 6 月 30 日四诊：复查胸腹部 CT 结果示：肝脏肿瘤消失。再查 PET-CT 结果示：直肠肿瘤缩小，肝脏肿瘤不明显。查 CEA 示：12ng/mL。患者一般情况良好，胃纳佳，精神良好，二便正常，夜寐可，舌质红，舌苔薄白，脉细。拟方：三诊方原方。14 剂，水煎服，每日 1 剂，早晚分服。此后患者服中药调理 2 年，病情稳定，生活质量好。

按：本案例患者为大肠癌肝转移，经过放化疗，临床主要表现倦怠乏力、胃纳不馨的正气不足、脾胃虚弱表现。故辨证属脾胃气虚，湿热蕴结。如《景岳全书》云："凡脾肾不足及虚弱失调之人多有积聚之病"。赵教授认为该患者治疗主要从益气健脾入手，脾胃为后天之本，气血生化之源，无论是饮食还是药物都要经过胃的受纳腐熟和脾的运化吸收才能发挥功效。故以益气健脾，清热利湿为法，主要方药为参苓白术散，方中党参、白术、茯苓三者为君药，达益气健脾之效。再加苍术、黄柏、牛膝、薏苡仁及蒲公英利湿清热解毒，麻仁和瓜蒌仁通便泻毒。本方中未见有常用的抗癌药，而是通过辨证准确，抓住脾胃虚弱的关键，在扶正健脾的基础上，气血得以生化，正气得以恢复，再长期整体调理，微微调控，只有脾胃功能恢复，脏腑气血阴阳平衡，重新建立患者抗肿瘤免疫能力，才能达到缩小病灶，甚至让病灶消失之目的。

案 2：参苓白术散合五苓散加减治疗大肠癌

黄某，男，59 岁，2008 年 3 月 1 日初诊。患者于 2008 年 2 月因腹痛、腹泻查腹部 CT，结果示：乙状结肠癌（11.5cm×7.0cm×13.0cm）侵犯膀胱及腹膜，无法手术切除。此次以"乙状结肠癌侵犯膀胱腹膜"就诊，刻下症见：精神萎弱，面色无华，腹痛，腹泻，大便不爽，8~10次/日，量少色黄质溏，时有矢气，纳可，夜寐欠佳，小便短赤，舌质淡红，舌苔薄黄，脉细弦数。西医诊断为：乙状结肠癌腹膜转移侵犯膀胱。中医辨证属脾胃气虚，湿热阻滞证。治以益气健脾，清热利湿。处方：参苓白术散15g，五苓散10g，蒲公英30g，全瓜蒌15g。7剂，水煎服，每日1剂，早晚分服。

2008年3月8日二诊：服药后患者精神转振，腹痛减，大便次数较前减少，6~8次/日，色黄质溏，时有矢气，纳可，夜寐欠佳，小便短赤，舌质淡红，舌苔薄黄，脉细弦数。拟方：首诊方加远志15g，茯神15g，诃子12g。7剂，水煎服，每日1剂，早晚分服。

2008年3月15日三诊：服药后患者精神较佳，无腹痛腹胀，大便次数减少为3~4次/日，纳可，夜寐安，小便正常，舌质淡红，舌苔薄白，脉细。拟方：二诊方原方。14剂，水煎服，每日1剂，早晚分服。

2008年4月西医予化疗及放疗，肿块缩小。2008年7月行乙状结肠及全膀胱切除术及人工造瘘口。2008年8月口服化疗药物治疗。在此期间，患者坚持口服中药，西医治疗过程顺利，化疗不良反应不大，病情稳定。2009年1月造瘘口封口后，患者出现大便每日20余次，继续中药予参苓白术散15g，广藿香10g，黄连5g，木香6g，全瓜蒌15g，半枝莲30g。14剂，水煎服，每日1剂，早晚分服。此后患者大便次数逐渐减少，并最终恢复正常。2009年行PET-CT复查，结果提示未见异常；2010年9月行电子结肠镜检查，结果示无异常；2011年4月复查肿瘤指标，结果提示未见异常。此后患者病情稳定，门诊随证加减用药，生活质量好。

按：本例为大肠癌侵犯膀胱腹膜的案例，初诊时一般情况差，赵教授从益气健脾入手，予参苓白术散益气健脾，渗湿止泻；小便短赤，舌苔薄黄，脉细弦数，故予五苓散利水，引热下行；加蒲公英清热解毒，消肿散结，利尿缓泻；患者大便次数多而不爽，此时大胆用瓜蒌理气通便，取反治法中"通因通用"法，宜用通利之法，以通便而清除湿热，则腹泻自止。患者一般情况转好后，行西医手术治疗。术后患者于 2009 年再次出现大便次数多，此时还以益气健脾法为主要方法，在扶正基础上，微微调控，整体调理，从而改善症状，不仅病情稳定，且让患者有满意的生活质量。

案 3：六君子汤加减治疗大肠癌

莫某，男，43 岁，2003 年 11 月 15 日初诊。患者于 2003 年 10 月在当地医院行结肠癌根治术，术中发现淋巴结转移，术后予化疗，感乏力明显，不能耐受，要求中药治疗。刻下症见：神疲乏力，纳呆，有恶心，无呕吐，大便 2~3 次/日，色黄溏薄，夜寐欠佳，小便调，舌质淡红，有齿痕，舌苔薄、白腻，脉细弱。西医诊断为：结肠癌术后。中医辨证为脾胃气虚，湿邪阻滞证。治以益气健脾，化湿和胃为法。处方：党参 15g，白术 10g，茯苓 15g，甘草 6g，陈皮 10g，姜半夏 10g，山药 10g，薏苡仁 30g，猪苓 30g，焦谷芽 10g，焦麦芽 10g，葛根 20g。7 剂，水煎服，每日 1 剂，早晚分服。

2003 年 11 月 23 日二诊：服药后患者感胃纳有增，精神转振，大便成形，1~2 次/日，夜寐改善，神疲乏力，小便调，舌质淡红，有齿痕，舌苔薄、白腻，脉细弱。拟方：首诊方加黄芪15g，枸杞子12g，补骨脂12g。7剂，水煎服，每日1剂，早晚分服。

2004年1月4日复诊：患者因脂肪肝停止化疗。精神良好，大便成形，1~2次/日，细条状软便，夜寐可，神疲乏力，小便正常，舌质红，舌苔薄白，脉细弱。拟方：二诊方去焦谷芽、焦麦芽，加赤芍药15g，茵陈30g，五味子12g。7剂，水煎服，每日1剂，早晚分服。

2004年12月6日复诊：患者因第5~8胸椎良性病变及骨质退化，临床诊断为强直性脊柱炎。现症见：骨盆疼痛，腰痛，余未见明显不适。拟方：2004年1月4日方中去姜半夏、葛根、猪苓，加桑寄生10g，杜仲10g，骨碎补10g，狗脊10g，三七粉3g。7剂，水煎服，每日1剂，早晚分服。

2006年4月复查电子结肠镜，结果提示正常。2008年5月复查CEA正常。2008年9月复查X线胸片及电子结肠镜，结果未见异常。2009年复查CEA正常。至今已经中药治疗近10年，病情稳定。

按： 本例辨证为脾胃气虚，湿邪阻滞，患者纳呆、恶心、神疲乏力、大便溏薄均为脾气虚弱表现，故赵教授以六君子汤为主方益气健脾化湿，加谷芽、麦芽健脾开胃，加薏苡仁健脾渗湿，加猪苓利水渗湿，加葛根升阳止泻，改善大便性状。现代药理研究表明，党参、白术有广谱抗肿瘤成分，其中白术挥发油直接抑制癌细胞增殖活性，对肿瘤发生、发展有抑制作用；薏苡仁含多糖体和薏苡脂，有增强机体免疫功能，抑制癌细胞作用；从葛根中提取的葛根素，是葛根总异黄酮主要成分之一，具有显著的抗结肠癌作用。益气健脾法旨在通过补益脾胃，培土化源，提高机体自身免疫能力，在此基础上微微调控，改善症状，不仅减少化疗的不良反应，有利于化疗的顺利完成，而且达到了预防肿瘤的转移和复发的目的。

（三）名中医经验发微

赵教授认为大肠癌以虚为本，以实为标，局部属实，全身属虚，以正气不足，脾胃虚弱为本，痰、瘀、毒实邪留滞为标。正气不足，脾胃气虚在大肠癌的发生发展过程中是至关重要的因素，是病机的关键。赵教授认为对于大肠癌患者错综复杂的病情，辨证是关键。其认为大肠癌的治疗总则是扶正为法，祛邪为目的。治疗全过程抓住病机关键—脾胃虚弱，正气不足，整体治疗，辨证施治，结合辨病辨症，微微调控，调节气血阴阳平衡，重新建立患者抗肿瘤免疫能力，达到治疗肿瘤目的。因此大肠癌治疗全程应时时注意扶正，健脾和胃，顾护脾胃，这也是微调平衡治癌法的精髓。对于大肠癌患者大便次数多，便溏甚至腹泻，赵教授认为其主要病因病机为术后正气损伤，脾胃虚弱，运化失健，湿痰浊瘀之邪滞留肠道，分清泌浊功能失司，水谷难化，清浊不分，混杂而下致大便次数多或泻。此病位在肠，脾失健运是关键。病理因素与湿邪关系最大。证属脾虚湿阻，故治疗以健脾化湿为法，常用参苓白术散为主方加减。对于大肠癌患者易出现便秘，腑以通为用，腑气不通，易痰湿瘀邪阻滞，影响中焦脾胃，诸症生焉。此时应用大黄、枳实、全瓜蒌等泻下通腑，糟粕得下，湿毒得出，腑气得通，脾胃得运，诸症改善。因此，治疗大肠癌"以通为用"为治病关键。同时，调气化瘀，气血得和也为其主要思想。

185

参考文献

1. 薛青，赵景芳．赵景芳教授治疗大肠癌经验［J］．内蒙古中医药，2015，34（9）：28-30

十七、刘嘉湘教授治疗大肠癌心得

刘嘉湘，男，教授，第三批及第四批全国名老中医药专家学术经验继承工作指导老师，我国著名中医肿瘤专家，国家中医临床研究基地（恶性肿瘤）首席专家，全国中医肿瘤专科医疗中心主任。致力于中医、中西医结合肿瘤的临床治疗 40 余载，积累了丰富的临床和科研经验，早在 20 世纪 70 年代，便首创"扶正法治疗恶性肿瘤"，将扶正法运用于肿瘤的证治中，取得了良好的疗效。发表医学论文 100 余篇，主编医学著作 4 部，主持及参与国家级、省部级科研课题多项，获省部级成果奖 13 次。

（一）临证所得

大肠癌属中医学"脏毒""肠蕈""下痢""锁肛痔"等范畴。刘教授认为包括大肠癌在内的癌瘤之为病，主要是由于正气虚损，阴阳失衡，脏腑功能失调，以致邪毒乘虚而入，蕴结于脏腑、经络，导致痰气瘀毒相互胶结，日久形成肿瘤。他对前人"正气虚则成岩"的学术观点十分推崇，认为人体正气的强弱与肿瘤的发生密切相关，脏腑功能失调，正气虚衰是其发病的基础。对于大肠癌，刘教授认为其病因病机主要是饮食不节，恣食肥腻，醇酒厚味，误食不洁之品，损伤脾胃，运化失司，遂成宿滞；湿浊内生，郁而化热，湿热蕴毒下注，浸淫肠道，气滞血瘀蕴结日久而成积块。其中湿热、火毒瘀滞属病之标，脾虚肾亏、正气不足乃病之本。故临床将大肠癌分为4个证型：

1. 湿热蕴结证　腹胀腹痛，里急后重，下迫灼热，大便黏滞恶臭或黏液血便，纳少，口渴，舌质红，舌苔黄腻，脉滑数。治法：清热利湿解毒。方药：白头翁汤合槐角丸加减。

2. 瘀毒内阻证　腹胀腹痛拒按，腹部扪及包块，里急后重，便下黏液脓血，舌质紫黯、有瘀斑，舌苔薄黄，脉弦或涩。治法：行气活血，化瘀解毒。方药：桂枝茯苓丸加减。

3. 脾虚气滞证　腹胀肠鸣，腹部窜痛，纳呆，神疲乏力，面色萎黄，大便溏薄，舌质淡红，舌苔薄腻，脉濡滑。治法：健脾理气。方药：香砂六君子汤加减。

4. 脾肾阳虚证　腹痛绵绵，喜温喜按，消瘦乏力，面色少华，畏寒肢冷，胃纳减少，大便溏薄，次数频多，或五更泄泻，舌质淡，舌苔薄白，脉沉细。治法：温补脾肾。方药：理中丸合四神丸加减。

刘教授认为肿瘤的发生，正虚是根本，阴阳失衡乃正虚之关键。阴阳失于平衡，脏腑功能失调，以致正虚不能御邪，外邪乘虚入侵，内邪自生，聚结成积，遂成癌瘤之患。其认为阴阳失衡是肿瘤发病的根本病理变化，并成为正气亏虚、脏腑功能失调的基本病机和关键所在。

因此，在临床治疗大肠癌时，刘教授勤求古训，抓住"因虚致瘤"这一根本病因，提出"扶正为主，祛邪为辅"的肿瘤治疗大法。认为肿瘤治疗的关键问题在于如何在不伤正气的前提下消灭癌肿。至于扶正与祛邪的主次，刘教授始终主张扶正是根本，祛邪是目的。通过扶助正气，可以充分调动机体的能动性，使正气充沛，阴阳平和，抗邪能力增强。正所谓"扶正为本"，扶正之中寓于祛邪，祛邪之中意在扶正。

此外，刘教授强调辨证论治是大肠癌治疗中的首要原则，其主张中医扶正治癌只有在明辨机体的正虚邪实，分清正虚、邪实具体性质的基础上，才能准确地施以辨证而论治，以期调整阴阳之失衡。刘教授临证提出"下、举、敛"诸法相结合的治疗方法。由于"便秘""泄泻"是大肠癌最常见的临床症状，刘教授根据中医理论并结合长期的临床经验，在分型论治的基础上结合采用"下""举""敛"的方法，取得了良好的临床疗效。大肠癌可因湿毒蕴结于大肠而致便秘、泄泻、里急后重、腹痛腹胀等症状，根据"六腑以通为用"的理论，治疗宜用"下"法，即选用清热泻下、攻积导滞的生大黄、芒硝、枳实、瓜蒌仁等药物，达到荡涤湿热毒邪、清除宿滞瘀血、减轻局部炎症水肿的功效。大肠癌亦可因脾肾阳虚、中气下陷而致泄泻，对此可采用"举""敛"法。"举"法可选用益气升阳、温肾固脱的药物，如生黄芪、党参、白术、桔梗、升麻、补骨脂、益智仁、菟丝子等；"敛"法多选用具有收涩敛肠功效的药物，如乌梅、诃子、赤石脂、禹余粮等，以达到涩肠止泻的目的。

刘教授认为大肠癌是全身性的疾病，而肿瘤只是其中的一个局部表现。故在治疗时应以扶正培本为主，坚持辨证与辨病、扶正与祛邪、整体与局部相结合的原则。遣方用药可在上述辨证分型治疗的基础上，再根据患者具体的临床表现加减用药。如腹痛较甚者，加延胡索、枳壳以理气止痛；便血者，加生黄芪、三七以益气化瘀止血；腹部扪及肿块者，加夏枯草、海藻、昆布以软坚散结；食欲不振者，加生山楂、莱菔子、鸡内金以健脾消食；脘腹作胀、腹部窜痛者，加青皮、预知子、沉香、乌药、枳壳以行气宽肠止痛；久泻不止者，加柴胡、升麻以益气升清；大便频数者，加赤石脂、禹余粮、乌梅、诃子肉、儿茶；久泻脱肛者，加黄芪、升麻、柴胡以益气固脱；便血绵绵不止者，可合黄土汤加减；大便不通者，加火麻仁、郁李仁、瓜蒌仁以润肠通便。另外可酌情选用野葡萄藤、藤梨根、红藤、败酱草、苦参等清热解毒之品，以提高疗效。

（二）诊疗验案

案1：六君子汤加减治疗大肠癌

平某，男，32岁，1998年8月23日初诊。患者于1996年1月起，经常出现黑便，经治未愈。1997年1月于某医院行B超检查发现右腹部有来自肠腔的实质肿块。1997年2月5日行剖腹探查，术中发现横结肠中段有4.0cm×5.0cm×5.0cm大小肿块，横结肠系膜旁有一个约1.0cm×1.2cm大小的淋巴结，行阑尾切除及横结肠部分切除，术后病理结果示：溃疡型黏液腺癌。西医诊断：结肠癌。刻下症见：时反酸水，神疲乏力，夜寐欠安，纳差，二便正常，舌质淡红，舌苔薄白，脉细缓。刘教授辨证属术后邪毒未净，脾胃虚弱。治以益气健脾解毒。处方：党参12g，白术9g，茯苓15g，甘草6g，陈皮9g，法半夏9g，生薏苡仁30g，预知子15g，白扁豆15g，红藤15g，野葡萄藤30g，半枝莲30g，淫羊藿15g，夜交藤30g，鸡内金12g，香谷芽15g。14剂，水煎服，每日1剂，早晚分服。

1998年9月8日二诊：服上药后患者自诉泛吐酸水止，神疲乏力较前减轻，夜寐好转，纳食增加，二便正常，舌质淡红，舌苔薄白，脉细缓。拟方：首诊方加黄芪15g，白花蛇舌草12g。14剂，水煎服，每日1剂，早晚分服。

1998年9月24日三诊：服药后患者无神疲乏力，夜寐可，纳食正常，体重增加，二便正常，舌质淡红，舌苔薄白，脉细缓。拟方：二诊方去夜交藤，加枸杞子15g，黄精15g，藤梨根12g。14剂，水煎服，每日1剂，早晚分服。

此后患者病情平稳，门诊服药，在上方基础上随症加减：口干加川石斛；腹胀加枳壳、木香；便溏加山药。随访五年余，病情稳定，未见复发和转移。

按： 本案例患者反复黑便两年余，脾胃虚弱，正气亏损，邪毒瘀阻，术中发现腹腔淋巴结转移，已属晚期，术后邪毒未净，更伤脾胃。辨证以正气虚为主，故刘教授治疗着重调理后天之脾胃，以党参、白术、茯苓、扁豆、生薏苡仁健脾益气，扶助正气为主，使"正气存内，邪不可干"。稍佐红藤、半枝莲、野葡萄藤祛邪，控制病情，延长生存期。通过扶助正气，可以充分调动机体的能动性，使正气充沛，阴阳平和，抗邪能力增强。正所谓"扶正为本"，扶正之中寓于祛邪，祛邪之中意在扶正。

案2：参苓白术散加减治疗大肠癌

杨某，女，41岁，2011年9月28日初诊。患者于2011年8月出现左下腹隐痛伴大便异常，2011年8月10日于当地医院行电子结肠镜检查，结果示：距肛门45cm处隆起凹陷性肿块，提示结肠癌。遂于同年8月23日行直肠肿块切除术，术中见肿块大小约为 7.0cm×6.0cm，突破浆膜层，侵犯侧腹壁及左侧卵巢。术后病理结果示：浸润溃疡性腺癌，中分化。拟行化疗。此次因"直肠癌术后 1 个月"就诊，刻下症见：左侧腹部酸胀，纳呆神疲，大便不爽，质黏，寐可，小便调，舌质偏红，边有齿痕，舌苔薄黄，脉细。刘教授辨证为脾虚痰湿，痰毒互结证。治以健脾化湿，解毒抗癌为法。处方：太子参9g，生白术9g，茯苓15g，白扁豆10g，怀山药15g，莲子8g，砂仁12g，生薏苡仁30g，石韦30g，川石斛12g，预知子15g，紫苏叶9g，红藤15g，野葡萄藤30g，黄连6g，白芍12g，焦山楂12g，焦神曲12g，鸡内金12g，鸡血藤30g，大枣9g。14剂，水煎服，每日1剂，早晚分服。

2011年10月13日二诊：服药后患者自觉左侧腹部酸胀较前明显减轻，纳食增加，无神疲乏力感，大便不爽，质黏，寐可，小便调，舌质偏红，边有齿痕，舌苔薄黄，脉细。拟方：首诊方加木香12g。14剂，水煎服，每日1剂，早晚分服。

2011年10月28日三诊：服药后无腹部酸胀，纳食可，无神疲乏力感，大便较前好转，1~2次/日，细条状软便，寐可，小便调，舌质淡红，舌苔薄白，脉细。拟方：二诊方去焦山楂、焦神曲、紫苏叶、鸡血藤、石韦，加白花蛇舌草12g，藤梨根12g。14剂，水煎服，每日1剂，早晚分服。

2011年11月12日四诊：服药后无腹部酸胀，纳食可，无神疲乏力感，大便正常，细条状软便，寐可，小便调，舌质淡红，舌苔薄白，脉细。拟方：三诊方原方。14剂，水煎服，每日1剂，早晚分服。患者完成化疗3次，化疗反应轻，腰腹酸胀除，精神食欲佳，此后继续门诊服药，随证加减用药，病情平稳，未见复发及转移。

按：中医药治疗可以贯穿癌症治疗的始终，与化疗同时应用可以减轻化疗不良反应，提高化疗效果。大肠癌为本虚标实之证，本虚以脾气亏虚最为多见，痰浊、湿热、气滞、瘀血等为邪毒之标。术后患者正气更虚，脾气更虚，故以益气健脾为主法，兼以理气、清热、化湿等治标之法。该例患者处于术后化疗期，给以黄连、苏叶清热理气，可预防化疗引起的恶心呕吐；鸡血藤、白芍养血和血，可以减轻化疗后骨髓抑制；腹部酸胀，给予柴胡、白芍配伍，不仅理气止痛，还可柔肝缓急止痛而获效；太子参、生白术、茯苓、怀山药、白扁豆、莲子、生薏苡仁、砂仁等均为健脾益气之佳品，故上药合用，共奏益气健脾、化痰解毒之效。

案3：香砂六君子汤加减治疗大肠癌

戴某，男，51岁，2008年1月23日初诊。患者于2007年12月18日在当地医院行直肠癌经腹低位前切除Dixon术+阑尾切除+末端回肠造瘘术，术后病理结果示：直肠中分化腺癌，浸润深肌层，个别脉管内见癌栓，未见明确神经侵犯，癌旁绒毛-管状腺瘤伴高级别上皮内瘤变，淋巴结未见癌转移。2008年1月14日行第一次化疗（5-FU+CF+乐沙定），此次因"直肠癌术后1个月"就诊，刻下症见：纳呆，神疲乏力，大便不爽，夜寐欠安，小便正常，舌质红，舌苔薄白，脉细滑。刘教授辨证为脾虚气滞，痰毒互结证。治以益气健脾、化痰解毒为法。处方：太子参9g，白术9g，茯苓15g，甘草6g，半夏9g，陈皮9g，木香9g，砂仁12g，川石斛15g，预知子12g，红藤 15g，野葡萄藤 30g，藤梨根 30g，川黄连 6g，佛手 9g，生薏苡仁 30g，怀山药 30g，紫苏叶 9g，卷柏 30g，鸡内金 30g，谷芽 30g，麦芽 30g，乌梅 9g。14 剂，水煎服，每日 1 剂，早晚分服。

2008 年 2 月 10 日二诊：服药后患者诉纳食增加，神疲乏力较前减轻，大便不爽，夜寐欠安，小便正常，舌质红，舌苔薄白，脉细滑。拟方：首诊方加焦山楂 12g，焦神曲 12g，茯神 15g。14 剂，水煎服，每日 1 剂，早晚分服。

2008 年 3 月 5 日三诊：服药后患者纳食恢复正常，无神疲乏力，大便较前明显好转，1~2 次/日，细条状软便，夜寐安，小便正常，舌质淡红，舌苔薄白，脉细。拟方：二诊方去鸡内金、谷芽、麦芽、乌梅、紫苏叶，加黄芪 12g，枸杞子 12g，白花蛇舌草 15g。14 剂，水煎服，每日 1 剂，早晚分服。

2008 年 4 月 30 日复诊：行造瘘修复手术，术后大便稀薄，日行 10 余次，舌质淡，舌苔薄白，脉细。拟方：太子参 9g，炒白术 9g，茯苓 15g，陈皮 9g，半夏 9g，煨木香 9g，黄连 6g，红藤 15g，野葡萄藤 30g，菝葜 30g，藤梨根 30g，怀山药 30g，夏枯草 12g，煨诃子 15g，乌梅 9g，焦山楂 9g，焦神曲 9g，鸡内金 12g，菟丝子 15g，补骨脂 12g。14 剂，水煎服，每日 1 剂，早晚分服。

2008 年 9 月 3 日复诊：放化疗结束，大便时溏，体重减轻约 10kg，夜间口干，舌质红，舌苔薄黄、中剥，脉细。拟方：生黄芪 30g，太子参 9g，炒白术 9g，茯苓 15g，川石斛 15g，预知子 15g，煨木香 9g，川黄连 6g，红藤 15g，野葡萄藤 30g，菝葜 30g，藤梨根 30g，夏枯草 15g，煨诃子 15g，乌梅

9g，怀山药 30g，半枝莲 30g，酸枣仁 15g，淮小麦 30g，甘草 6g，红枣 9 枚，鸡内金 12g，升麻 9g，柴胡 9g。14 剂，水煎服，每日 1 剂，早晚分服。

2008 年 10 月 7 日复诊：服药后大便日行 5~6 次，基本成形，体重较前增加，舌质红，舌苔薄，脉细软。拟方：2008年 9 月 3 日复诊方原方。14 剂，水煎服，每日 1 剂，早晚分服。此后患者继续门诊服药，随证加减，病情平稳，未见复发及转移。

按：直肠癌病机主要为饮食不节、情志失调等引起的湿热蕴结肛门，久而成为火毒，发为恶证。正气不足，脾气亏虚，运化失常是其发病的内因。该患者大肠癌术后，正气本虚，复加手术，气虚更甚，运化失常，气血生化乏源，故而表现为乏力，纳差；脾气亏虚，不能升清，而见大便溏薄。故刘教授以益气健脾，化痰解毒为法，香砂六君子汤益气健脾为基本框架，木香、黄连配伍理气行滞，乌梅、诃子涩肠止泻。放化疗后，患者口干，舌苔花剥，有伤阴征象，乌梅配伍生山楂有酸甘化阴之意。患者久泻，给以升麻、柴胡以升提中气。在顾护正气，益气健脾，养阴生津的同时，配合红藤、野葡萄藤、菝葜、藤梨根等清热燥湿解毒，杜绝湿热之标，防止肿瘤复发及转移，标本兼治。

（三）名中医经验发微

刘教授认为，大肠癌患者，尤其是术后主要以脾气亏虚为基本证型，究其原因，与饮食不节，损伤脾胃或情志失调，肝气郁结，木克脾土等有关。由于先天禀赋、疾病的发展阶段以及放、化疗等治疗干预，在脾气亏虚的基础上，可以表现为多种病机变化。术后化疗患者，可能出现恶心、呕吐等消化道反应，病机为脾胃失和，胃热阴伤，多予清热化湿和胃，降逆止呕；放疗患者，不仅出现大便溏薄等脾气更伤征象，还可出现口干、舌红苔少等伤阴表现，此时病机为气阴两伤，益气健脾的同时，配合养阴生津；素体禀赋不足，加之手术、放化疗，脾气更虚，累及肾元，而见下元虚冷，腹泻不止，腰膝酸软等，病机为脾肾两亏，要配合温补肾阳之法。在疾病发展过程中，可出现气阴两虚，脾肾亏损，病位在肠，病机演变与脾、肝、肾相关。故刘教授在临证治疗大肠癌时，均以四君子汤为基本框架，在健脾益气基本大法的基础上，或兼养阴清热，或兼培补肾元，综合气滞、湿热、痰浊、瘀毒等不同病理产物，给以疏肝理气行滞、清热化湿解毒、化痰活血软坚等治标之法，立法谨守病机，用药灵活多变，辨证论治。此外，刘教授还重视辨证与辨病相结合，辨病体现在疾病发展及治疗的不同阶段处方用药有所偏倚，如放、化疗期间，以扶助正气，减轻放、化疗不良反应为侧重点，而放、化疗结束后，则在扶正治疗基础上，加大祛邪比例，在治疗肿瘤的同时防止肿瘤的复发及转移，治疗始终顾护正气。辨证论治则是最根本的处方思想，是扶正法治疗肿瘤的精髓所在。

参考文献

1. 梁芳. 刘嘉湘益气健脾-扶正法治疗肠癌术后脾气亏虚经验[J]. 实用中医内科杂志，2013，27（6）：9-10

2. 李和根. 刘嘉湘辨治大肠癌经验［J］. 上海中医药杂志，2011，45（8）：6-7

十八、周岱翰教授治疗大肠癌心得

周岱翰，男，教授，当代著名中医肿瘤学专家，全国第三批及第四批名老中医药专家学术经验继承工作指导老师。周老临证近50年，对辨治大肠癌有丰富的临床经验，临证时强调辨证论治及整体观念的诊治原则，按病情"急则治其标，缓则治其本"论治大肠癌，强调"六腑以通为用，以降为和"。发表医学论文80余篇，主编医学著作如《常见抗肿瘤中草药》《临床中医肿瘤学》等多部，主持及参与国家级、省部级科研课题多项，获科技成果奖3次。

（一）临证所得

大肠癌属古代中医文献中"脏毒""肠积"等范畴，其病位在大肠。其病因病机以本虚标实为特点，历代医家多认为本病以脾肾亏虚、气血不足为根本，湿热、火毒、瘀滞为其标。而周老总结临证经验，认为大肠癌的发病多因饮食不节，过食肥甘厚味或啖食不洁之物，遂致湿热蕴蒸；或恣食生冷瓜果，中阳被遏，寒湿滞肠，均可致脾不健运，湿热蕴毒下迫大肠，热伤肠腑脉络，毒聚成痈而成大肠癌。大肠癌的病位在大肠，与脾胃关系密切，病机与"壅塞"有关，故周教授论治大肠癌强调"六腑以通为用，以降为和"。

周教授根据临床实践，指出大肠癌的辨证应遵循"观其脉证，知犯何逆，随证治之"的辨证论治思想，综合运用"四诊""八纲""八法"进行个体化辨证论治，扶正祛邪，调整阴阳，以平为期。辨病时善于运用现代医学技术，根据理化、免疫组化、影像资料、病理学检查结果进行肿瘤的 TNM 分期。周教授针对大肠癌的病理特点和生物学特性，采用具有抗癌作用的单味中药或中成药进行辨病治疗，常选用苦参、败酱草、地榆、槐花、白英草、薏苡仁等。辨证时以四诊八纲为主要手段，综合临床证候表现，研究疾病的病因、病机及其发生、发展、传变、预后规律，辨别大肠癌的部位、寒热、虚实以及转归等，因人、因时、因地地确定治疗大法而分型施治。

1. 大肠湿热型　症见腹痛腹胀，大便滞下，里急后重，大便黏液或便下脓血，肛门灼热，口干口苦，或伴发热，恶心，纳差，小便短赤，舌质红，舌苔黄腻，脉滑数。治以清热利湿，解毒散结为法。常用药物为白头翁、黄连、黄柏、秦皮、半枝莲、白花蛇舌草、红藤、白术、茯苓、猪苓、败酱草、生薏苡仁等。

2. 瘀毒内结型　症见腹部刺痛，或腹胀腹痛，痛有定处，腹部可触及包块，便下黏液脓血，血色紫黯伴有里急后重感，舌质暗红或有瘀斑，舌苔黄腻，脉弦数。治以行气活血，祛瘀攻积为法。常用药物为桃仁、红花、赤芍、当归尾、三棱、莪术、半枝莲、乌药、延胡索、败酱草、虎杖等。

3. 脾肾亏虚型　症见腹部冷痛，喜温喜按，腰酸膝软，久泻久痢，面色苍白，倦怠乏力，舌质淡胖或有齿印，舌苔薄白，脉沉迟或沉细。治以健脾温肾，消癥散积为法。方用四君子汤合四神丸加减，药用党参、白术、茯苓、炙甘草、肉豆蔻、补骨脂、吴茱萸、巴戟天、杜仲、生薏苡仁、五味子等。

4. 气血两亏型　症见腹痛隐隐，大便溏薄，或者脱肛下坠，或腹胀便秘，面色苍白，头晕心悸，气短乏力，舌质淡，舌苔薄，脉细数。治以补气养血，健脾固泄为法。常用药物为党参、熟地黄、白芍、川芎、白术、茯苓、炙甘草、当归、薏苡仁、灶心土、丹参等。

同时根据临床表现，可随症加减：若腹痛，里急后重明显者，加用木香、台乌药理气止痛；便血不止，加用仙鹤草、山栀炭凉血止血；腹痛明显，腹部包块可及者，加用桃仁、土鳖虫以活血消癥；肿物增大合并有肠梗阻者，可选用大黄、川厚朴、枳实、槟榔以通腑泄热；湿热内阻者，加苦参、黄连清热燥湿；若久泻不止，可加石榴皮、五倍子、罂粟壳益气固脱；贫血明显者，加何首乌、鸡血藤滋阴补血。

针对大肠癌的复杂病机，周教授临证认为大肠癌以正虚为本，以热、湿、毒、瘀为标，虚实夹杂。而临床分型中，大肠湿热型患者多见于早期而癌瘤未见明显转移者；瘀毒内结型多见于中、晚期患者；脾肾亏虚型及气血两亏型见于晚期患者。早中期以清热利湿、化瘀解毒为治疗原则，兼顾扶正。大肠癌发展至晚期，正虚邪实，当以补虚为主，兼以解毒散结，并在辨证论治的基础上，结合选用具有一定抗癌作用的中草药。

周教授认为六腑最重要的生理功能是"通"。肿瘤是正虚邪盛，虚实夹杂的全身性疾病。而晚期大肠癌临床多见饮食不下、腹痛腹胀、大便秘结等症，多是由腑气不通所致，故周教授强调"六腑以通为用，以降为和"的治疗方法。"急则治其标，缓则治其本"，如对腹痛滞下、脏毒脓血、肠道梗阻等治疗皆以"标急"为主，以"通利"为务。此外，论治中应注意从整体考虑，如大肠的传导功能会影响肺气的宣发肃降，大肠传导功能正常，人体的气机才能运行正常；反之，则会变生其他病症。另外，大肠癌因"蕴毒内结"或"毒聚肠胃"致腑气不通，而成"阳明腑实"或"热结旁流"之证，必先通降腑气，方可"急下存阴"而不伤正气。辨证均应谨记"六腑以通为用"的生理特点，贵在降气通腑，驱邪外出，进而调和全身的气机，使气机升降出入达到平衡态，从功能角度、变化角度把握生命规律。

放疗是现代医学治疗癌症的三大主要方法之一，在治病的同时，也造成许多人体的损害，对中医学而言，其是一种邪气，是一种致病因素。周教授总结临床经验，从实践首倡"放射病"按"火邪""热毒"论，属"温病"范畴，发展和丰富了温病学说。周教授认为"火邪""热毒"易耗伤津液，而"存得一分津液，便有一分生机"，故临床上在"放射病"的治疗中，首推滋阴法，可取得良效，养阴保津应贯穿治疗始终。临床上，还须根据夹痰、夹瘀、气虚、阳虚的情况，综合辨证，以求"阴平阳秘"。放射性肠炎症见腹胀，腹痛，里急后重，肛门灼热，黏液血便，口干舌燥，烦躁不安，舌红或绛，舌苔白或黄腻，脉弦数。此乃邪热郁结下焦，久积不化，蕴湿化毒，由气分入血分而致。治宜清肠解毒，凉血增液。方用白头翁汤合黄连解毒汤加减，药用白头翁、秦皮、黄连、黄柏、白芍、牡丹皮、丹参、苦参、土茯苓、白花蛇舌草。

此外，康复治疗也是大肠癌后期需要重视的一方面，周教授强调康复治疗须药食并施，所创大肠癌食谱兼具可食性和治疗性。其认为大肠癌饮食调理原则为清肠解毒，补益脾肾。根据患者的生理体质、病理特点，依据药物的性味归经、主治功效，精当选药，合理组方。如肠癌下痢脓血、口渴不思饮者，治宜清热解毒、健脾涩肠，选用马齿苋粥；晚期肠癌气血亏虚者，宜健脾益气、滋阴补血，选用双参猪髓汤；晚期肠癌下利频数、口干尿赤者，宜清肠解毒、滋阴补血，选用芦荟土茯苓煲乌龟；大肠癌大便滞下或黏液血便者，宜清肝凉血、清肠解毒，选用槐花米煲猪大肠。食疗既可以促进患者康复，同时又拓宽了治疗途径。

（二）诊疗验案

案1：四君子汤加减治疗大肠癌

宋某，女，73岁，2010年6月11日初诊。患者于2008年9月因腹痛，曾于新疆医科大学附属肿瘤医院行电子结肠镜检查，结果提示结肠近回盲部息肉样黏膜隆起，病理检查结果示：管状腺癌。遂行剖腹探查术，行阑尾切除+部分大网膜切除术，术后病理检查结果提示：黏液性囊腺癌，肿瘤侵透浆膜，部分网膜组织未见特殊，未见癌组织。术后行5个疗程的FOLFOX4（奥沙利铂+亚叶酸钙+氟尿嘧啶）化疗方案，5个疗程化疗后，复查发现肿瘤指标上升，第6个疗程改用希罗达口服化疗。2009年2月因癌胚抗原（CEA）升高，考虑为阑尾腺癌术后腹壁切口转移，行手术切除，术后病理结果示：中间淋巴结（1个）见腺癌转移，术后口服希罗达8个疗程，末次化疗于2009年6月结束。化疗期间一直反复腹痛，此次以"反复腹痛2年，阑尾腺癌术后化疗后1年9个月余"就诊，刻下症见：精神疲倦，乏力，腹胀，纳眠差，大便5~6次/日，量少，不成形，小便调，舌质淡红，舌苔黄厚，脉沉细。中医诊断为肠蕈，辨证属脾气亏虚，瘀毒互结证。西医诊断为阑尾腺癌术后化疗后（T4N1M0，Ⅲa期）。治以健脾益气，祛瘀解毒为法。处方：党参 30g，茯苓 15g，白术 12g，甘草 6g，苍术 15g，砂仁 12g，厚朴 15g，白芍 15g，葛根 30g，肿节风 30g，苦参 10g，白头翁 20g，白花蛇舌草 30g，白英草 20g。14 剂，水煎服，每日 1 剂，早晚分服。

2010 年 6 月 26 日二诊：服药后患者精神较前好转，仍感乏力，腹胀减轻，右腹时有疼痛，手脚发麻，大便 5～6 次／日，量少，不成形，小便调，纳眠偏差，舌质淡红，舌苔黄厚，脉沉细。拟方：首诊方加蒲公英 30g，金银花 15g，石菖蒲 15g。14 剂，水煎服，每日 1 剂，早晚分服。

2010 年 7 月 13 日三诊：服药后患者精神明显好转，体力尚可，腹胀减轻，右腹时有疼痛，手脚发麻，大便 4～5 次／日，量少，不成形，大便时肛门疼痛，小便调，纳眠可，舌质淡红，舌苔薄黄，脉沉细。拟方：二诊方加土鳖虫 6g，桃仁 15g，莪术 15g，柴胡 15g，黄芩 15g，女贞子 15g。14 剂，水煎服，每日 1 剂，早晚分服。

2010 年 7 月 28 日四诊：服药后患者精神佳，体力可，无腹胀，右腹疼痛完全缓解，手脚无发麻，大便 2～3 次／日，细条状软便，小便调，纳眠可，舌质淡红，舌苔薄白，脉沉细。拟方：三诊方原方。14 剂，水煎服，每日 1 剂，早晚分服。此后用中医辨证治疗，患者体质增强，生活质量较好，复查病灶稳定，肿瘤标志物大致正常，随访 4 年仍存活。

按： 本病属"肠蕈病"范畴，证属"脾气亏虚，瘀毒互结证"。患者由于平素饮食不节，损伤脾胃，运化失司，痰浊内生，化生湿热，湿热互结，蕴热生毒，痰瘀毒胶结而成本病。瘀毒胶结于肠道，而见腹痛，大便夹杂黏液。舌质红，舌苔黄厚，脉沉细为脾胃亏虚，痰瘀互结之象。初诊时患者精神疲倦，乏力，腹胀，纳眠差，大便每日解5~6次，量少，不成形，处方以健脾益气，祛瘀解毒为法，以四君子汤健脾化湿为君；以葛根、肿节风、白头翁、白英草等解毒祛瘀为臣；厚朴、砂仁行气通腑为佐使。二诊时患者右腹时有疼痛，手脚发麻，大便仍每日解5~6次，无黏液脓血便，纳眠偏差。仍用前法，加金银花清热解毒；石菖蒲醒脑止眩。三诊时患者右腹时有疼痛，手脚发麻，大便时肛门疼痛，大便仍每日解5~6次，无黏液脓血便，纳眠可，无头晕乏力等不适，继续以健脾益气，祛瘀解毒为法加减治疗，取得较好的疗效。整个治疗过程体现了周教授"六腑以通为用，以降为和"的用药特点。

案2：大黄牡丹汤合六君子汤加减治疗大肠癌

王某，女，31岁，2012年5月19日初诊。患者于2010年3月因反复便血2个月余在当地医院行电子结肠镜检查，结果示：降结肠癌。遂行手术根治术，术后病理结果示：腺癌。术后化疗6个疗程，2年后复查发现双肺转移，因患者体质较差，惧怕化疗，故前来就诊。刻下症见：神疲消瘦，咳嗽及右胸掣痛，口干口苦，纳呆，大便干结，月经不调，经来胸腹胀痛，舌质淡，舌苔白厚，舌中黄腻，脉弦略数，细缓。查体：右颈部锁骨上窝触及结节，大小约1.0cm×1.5cm及2.0cm×2.0cm，余无特殊。辨证属脾虚湿蕴，毒瘀互结证，治宜健脾化湿，祛瘀消癥。处方：大黄12g，牡丹皮12g，桃仁15g，冬瓜仁12g，芒硝6g，党参20g，茯苓12g，白术10g，甘草6g，陈皮12g，半夏15g，麦冬15g，黄连8g，黄芩12g，柴胡15g，土鳖虫6g，白芍15g，白花蛇舌草30g。14付，水煎服，每日

1 剂，早晚分服。

2012 年 6 月 5 日二诊：服药后患者神疲较前明显好转，咳嗽及右胸掣痛较前减轻，口干口苦较前改善，纳食增加，大便偏干，舌质淡，舌苔白，舌中黄腻，脉弦细。拟方：首诊方改大黄（后下）10g，加焦山楂 15g，焦神曲 15g，生薏苡仁 20g，川楝子 12g，厚朴 12g。14 付，水煎服，每日 1 剂，早晚分服。

2012 年 6 月 20 日三诊：服药后患者精神佳，咳嗽及右胸掣痛明显减轻，无口干口苦，纳食增加，大便偏干，舌质淡，舌苔薄黄，脉弦细。拟方：二诊方去半夏、柴胡，加枳实 12g，三七粉（冲服）6g。14 付，水煎服，每日 1 剂，早晚分服。

2012 年 7 月 6 日四诊：服药后患者精神佳，无咳嗽及右胸掣痛，无口干口苦，纳食尚可，大便正常，舌质淡，舌苔薄黄，脉弦细。拟方：三诊方原方。14 付，水煎服，每日 1 剂，早晚分服。此后患者继续门诊服药，随证加减，共经历 10 个月治疗后外院例行复查，颈部肿块已消失，随访至今生活如常。

按：此案例患者辨证属脾虚湿蕴，毒瘀互结证，治宜健脾化湿，祛瘀消癥。方中大黄、桃仁、牡丹皮、冬瓜仁、芒硝消瘀散结；半夏、陈皮、茯苓行气化痰；麦冬、白芍养血清热；党参、白术补益脾气；白花蛇舌草、甘草解毒抗癌。全方共奏健脾化湿，祛瘀消癥之效。二诊时患者症状较前改善，但大便干，纳食差明显，遂加焦山楂、焦神曲、生薏苡仁消食健脾；川楝子、厚朴下气除胀。后患者诸证均好转，此即周教授所谓

"六腑以通为用，以降为和"的思想体现。

（三）名中医经验发微

周教授认为大肠癌的发病多因饮食不节，过食肥甘厚味或啖食不洁之物，遂致湿热蕴蒸；或恣食生冷瓜果，中阳被遏，寒湿滞肠，均可致脾不健运，湿热蕴毒下迫大肠，热伤肠腑脉络，毒聚成痈而成大肠癌。大肠癌的病位在大肠，与脾胃关系密切，病机与"壅塞"有关，故周教授论治大肠癌强调"六腑以通为用，以降为和"。六腑最重要的生理功能是"通"。肿瘤是正虚邪盛，虚实夹杂的全身性疾病。而晚期大肠癌临床多见饮食不下、腹痛腹胀、大便秘结等症，多是由腑气不通所致。故在临证时，辨证应谨记"六腑以通为用"的生理特点，贵在降气通腑，驱邪外出，进而调和全身的气机，使气机升降出入达到平衡态，从功能角度、变化角度把握生命规律。

参考文献

1. 邹晓东，管艳. 周岱翰教授治疗大肠癌经验［J］. 广州中医药大学学报，2015，32（3）：366-368

2. 周蓓，梁艳菊. 周岱翰运用下瘀血汤辨治消化道肿瘤［J］. 辽宁中医杂志，2011，38（12）：2338-2339

十九、张代钊教授治疗大肠癌心得

张代钊，男，教授，当代著名中医肿瘤学专家，全国首批师带徒中医药专家，中国中西医结合学会理事及肿瘤专业委员会副主任委员。张教授从事中西医结合防治肿瘤60余年，积累了大量临床经验，通过临床实践，探索出行之有效的防治放化疗副反应的中医证治规律，对放疗副反应的治疗主张以清热解毒、生津润燥、凉补气血、健脾和胃及滋补肝肾等为治则。对化疗副反应的治疗以扶正培本为主，运用补气养血、健脾和胃、滋补肝肾等治则。发表医学论文 80 余篇，主持多项省部级研究课题并获奖，代表著作有《中西医结合治疗癌症》《张代钊治癌经验辑要》等。

（一）临证所得

癌症一般属久病，温阳不可妄投。如《素问·阴阳应象大论》曰："天地者，万物之上下也；阴阳者，血气之男女也；左右者，阴阳之道路也；水火者，阴阳之征兆也；阴阳者，万物之能始也"。中医按万物的不同特性来分属阴阳。张教授认为癌肿为有形之物，属中医"积聚""癥瘕"范畴，若按阴阳理论划分，即属阴邪，治之宜温。故在 20 世纪 50 年代，张教授临证喜用温阳治癌。然而通过长期临床实践，他发现温阳之品，辛温香燥，久用有耗阴伤津之弊，肿瘤未消，阴津先竭。张教授遂提出"久病多阴虚"的理论，认为肿瘤是长年累月的不良生活习惯所造成，病情错综复杂，属久病，无速法，唯求缓图。若在阴虚的本质上妄用辛温香燥，即背"治病必求于本"之理。故改用"治癌求阴"。

同时，张教授强调治癌重脾胃，寒热要分清。如《素问·阴阳应象大论》曰："邪之所凑，其气必虚"。指出疾病的发生与正气亏虚密切相关，故张教授认为扶正是治疗多种慢性病变的重要法则。脾胃乃后天之本，气血生化之源，故扶正尤需调治脾胃。历代医家亦重视脾胃功能的重要性，如《杂病源流犀烛·脾病源流》曰："盖脾统四脏，脾有病，必波及之；

四脏有病，亦必待养于脾，故脾气充，四脏亦赖煦育；脾气绝，四脏不能自生。"强调了五脏皆由脾胃煦养；《冯氏锦囊秘录·后天根本论》曰："人之有脾胃，犹兵家之有饷道也，饷道一绝，万众立散，脾胃一败，百药难施。"故中医治病以药性平衡阴阳，以药味调和脏腑，若脾胃不和，诸物失味，则药效难起。故张教授治癌尤重调治脾胃，认为调护脾胃应贯穿治癌全过程。

临证中，张教授按证候寒热之不同，将肠癌临床常见证型分为以下两型。

1. 脾胃虚寒型 症见面色㿠白，气短乏力，腹胀纳差，大便稀溏，小便清长，舌质淡，舌苔白，脉细弱。治宜健脾益气为主，方用香砂六君子汤加减，常用药有：太子参、焦白术、茯苓、陈皮、半夏、木香、鸡内金、薏苡仁、红枣等。

2. 肝胃（脾）不和型 症见心烦急躁，胸胁胀满，善太息，嗳气吐酸，口干，大便或干或溏，舌质红，舌苔黄，脉弦细。治宜疏肝和胃为主，常用药物有：柴胡、郁金、黄芩、太子参、焦白术、茯苓、鸡内金、薏苡仁、红枣等。

张教授指出近代医家在治疗癌症时，往往只重在抗癌消瘤，忽略了有无胃气对患者愈后的影响。癌症治疗周期长，故用药以平为贵，剧毒损胃之品宜慎用；滋腻碍胃之品宜适用，如血肉有情之物应适时而用；苦寒败胃之品亦要慎用，应用清热解毒类药物时，选药宜精，量不宜多。

在治疗肠癌时，张教授认为中医、西医各有所长，中医长于扶正，西医长于消瘤。癌症是一种发展迅速，致死率高的恶性病变，其预后转归，取决于早期发现与合理治疗。由于癌症发展奇速，故瘤体消长的速度极为人们关注，也是现代医学评价疗效的主要标准。张教授对具有消癥祛积功效的中药进行实验和临床研究，发现腐蚀生肌药物有一定的消瘤作用，但仅适用于极早期的体表癌瘤，内服或有导致消化道穿孔之弊；益气之品能明显提高机体自身的免疫力以达到抗癌效果。故张教授认为中医药消瘤作用虽不及西医，但在扶助人体正气、改善不适症状方面有优势。治病尤需治人，若只为消瘤而消瘤，遗忘消瘤的本意（即患者无痛苦地活着），对肿瘤狂追猛打，最终只会瘤亡人亡。张教授通过临床观察发现，中西医结合治疗肿瘤，既能延长患者的寿命，亦能提高他们的生活质量，故他认为肿瘤治疗疗效评价标准当有狭义和广义之分。狭义者，按肿瘤体积的消长来评价治疗效果；广义者，除考虑肿瘤大小这客观指标外，同时应计算患者生存期的长短和生活质量的优劣。因为临床上确有部分患者死于过度治疗而不是肿瘤本身，亦有部分晚期患者无任何症状而带瘤延年。故权衡中医、西医的利弊，取长补短，合理结合，适时消瘤，毋忘扶正，是肿瘤病最合理的治疗原则。

张教授认为肿瘤是全身性病变的局部反映，整体为本，局部为标，治宜相互配合，标本相移。中医强调整体，治病之本，脏腑之间生克有度是人体健康的先决条件，倘若外邪或内伤令一脏过虚或过实，五脏乘侮随之而起，最终导致疾病的发生。如《素问·六微旨大论》曰："亢则害，承乃制，制则生化，外列盛衰，害则败乱，生化大病。"古中医治病多从整体着手，《金匮要略·脏腑经络先后病脉证》曰："见肝之病，知肝传脾，当先实脾"。提示疾病传变，治病不能只着眼于本脏的概念；又如《难经·七十五难》曰："子能令母实，母能令子虚"。提出了"实则泻其子，虚则补其母"的治病原则，这些都是中医从整体论治的重要法则。张教授认为肿瘤的发生与脏腑失衡关系密切，特别是中晚期癌症患者，虚者占大多数，故调治五脏虚实是治病的根本，亦是中医治病的特色。

西医长于消瘤，治病之标。长年累月的不良生活习惯是导致脏腑功能紊乱并最终生癌之根，故纠正脏腑失衡，终止肿瘤形成，不是一朝一夕的事。手术、放疗、化疗以及靶向治疗均对局部病灶有高度的选择性，迅速减轻肿瘤负荷，是中药无法取代的。然而这些治疗手段均着重杀瘤，损伤人体正气，使虚者更虚，忽视了脏腑间平衡，而五脏失衡才是肿瘤致病的根本。故张教授认为应标本同治，以平为期。他认为肿瘤属慢性病的一种，欲速则不达，治宜"急则治其标，缓则治其本"，局部与整体结合论治，西医杀灭病灶，中医调治全身，标本结合，达到"以平为期"的最终目的。

此外，将辨病与辨证有机结合，是诊断肿瘤的最高手段。所谓辨证，是将中医四诊所集的资料，在中医理论指导下，辨清疾病的原因、性质、部位及邪正之间的关系等，最后概括、判断为某种性质的证。辨病，即以各种现代检查技术，按西医诊断标准诊断疾病。由于辨病与辨证建立在不同体系、不同标准的层面上，故有学者质疑二者结合的可行性。张教授认为辨病与辨证结合，是诊治肿瘤的必然之路。辨证无疑是中医最重要的诊疗手段，但癌症有别于一般疾病，恶性度高，预后欠佳，辨病能提示病情凶险，治不宜迟，亦是指导西医治疗方案的重要指征。若医者不懂预后、转归，未能给予患者最合适的治疗方案，即属延误病情。随着检查技术日新月异，体检发现了部分早期肿瘤，虽然影像学诊断中出现实性包块，但患者却无不适症状，中医无证可辨，此时辨病显得更为重要。但张老强调辨病论治不等于一派抗癌，中医治病仍以辨证为主，辨病为辅，临床立方应重视君、臣、佐、使配伍原则，随证加减。临床与实验结合，恰当运用中医药的实验研究成果是提升疗效的妙法。

随着现代科学技术的不断进步，实验研究客观地分析药物的化学成分与作用机制，让人更易掌握临证用药。而中医理论体系对药物的研究，不局限于药物功效本身，同样重视性味与归经。《素问·宣明五气篇》曰："五味所入，酸入肝，辛入肺，苦入心，咸入肾，甘入脾，是谓五入。"指出五味与五脏的关系，《素问·阴阳应象大论》云："味归形，形归气，气归精，精归化；精食气，形食味；化生精，气生形。"认为食之气、味是充养人体，化生精气的重要内容。故利用现代实验技术分析中药的有效成分与调治阴阳虚实、表里寒热的中医治病思想结合，通过辨明药物的性味与归经，指导用药，实为治病良策。实验研究只为中医治病提供部分参考，辨证论治才是遣方用药的主要法则。临证仍要"寒者热之，热者寒之，微者逆之，甚者从之。"

（二）诊疗验案

案 1：六君子汤加减治疗大肠癌

张某，女，73 岁，1995 年 10 月 12 日初诊。患者于 1994 年 12 月因"腹痛，大便带血，里急后重，周身乏力，消瘦"就医，反复对症治疗无效。1995 年 8 月在某医院经钡餐造影及内窥镜检查，发现直肠距齿状线 8cm 处有一直径约 4cm 的肿物，活检病理确诊为直肠腺癌。同时查腹部 CT 结果示：右肝内多发占位，诊断为肝转移性恶性肿瘤。刻下症见：面色㿠白，消瘦，乏力，口干，纳差，肝区隐痛，大便稀，舌质淡红，舌苔薄白，脉沉细。辨证属气血亏损，脾胃虚弱证。治以益气养血，健脾和胃为法。处方：红参（另煎）5g，白术 9g，茯苓 15g，甘草 5g，陈皮 9g，半夏 9g，炒薏苡仁（包）30g，白芍 20g，当归 9g，砂仁（碎，后下）5g，乌药 15g，枸杞子 9g，菟丝子 9g，桔梗 9g。14 剂，水煎服，每日 1 剂，早晚分服。

1995 年 10 月 28 日二诊：服药后患者便溏明显减轻，纳差好转，面色润，消瘦，乏力较前减轻，口干，肝区隐痛缓解，舌质淡红，舌苔薄白，脉沉细。拟方：首诊方去陈皮，加生地黄 12g，玉竹 12g。14 剂，水煎服，每日 1 剂，早晚分服。并嘱其以雪梨、藕节、马蹄、生山楂、罗汉果，加水煎煮约 2000mL，代茶饮。

1995 年 11 月 14 日三诊：服药后患者口干明显缓解，大便基本正常，纳食增加，面色润泽，消瘦，乏力较前明显减轻，肝区隐痛缓解，舌质淡红，舌苔薄白，脉沉细。拟方：二诊方去菟丝子、桔梗，加黄芪 12g，肉桂 6g。14 剂，水煎服，每日 1 剂，早晚分服。并嘱其以雪梨、藕节、马蹄、生山楂、罗汉果，加水煎煮约 2000mL，代茶饮。

1995 年 11 月 29 日四诊：服药后患者无口干，大便正常，纳食可，面色润泽，消瘦，无乏力，肝区隐痛缓解，舌质淡红，舌苔薄白，脉沉细。拟方：三诊方原方。14 剂，水煎服，每日1剂，早晚分服。嘱其以雪梨、藕节、马蹄、生山楂、罗汉果，加水煎煮约2000mL，代茶饮。此后患者对化疗的恐惧心理也明显减轻，于同年12月在当地医院完成全部6个周期化疗，化疗期间继服中药。

按： 张教授提出的"扶正"，即扶助正气，"培本"即培植本元。就脏器而言，即是对脾和肾功能的健和补，两者又以后天脾的功能调理和恢复更为重要。当代的脾虚证以气虚湿盛为主，这与气候变化、地理差异、生活习惯改变和西药不良反应等因素有关。其临床症状见四肢或周身乏力、大便稀等，反映出脾气虚弱、脾失健运的特点，故治疗上应健脾益气为主，以四君子汤、六君子汤为基本方。本案用药特点是张教授临证使用扶正培本原则的典型反映。

案2：六君子汤合枳实芍药散加减治疗大肠癌

张某，男，64岁，2011年5月15日初诊。患者2009年5月因劳累后出现间断性排便不规律，就诊于当地医院，查胸腹部CT示：直肠占位。活检病理结果示：直肠腺癌。后于该院行手术治疗。术后病理：直肠中分化腺癌，肠系膜淋巴结内可见癌转移（4/17），术后行FOLFOX方案化疗。刻下症见：间断性排便不规律，时干时稀，肛门下坠感，偶有腹痛，乏力，纳差，小便调，睡眠可，舌质暗，舌苔白腻，脉细弱。辨证属脾气不足，血瘀毒蕴证。治以健脾益气，活血祛瘀止痛为法。处方：太子参30g，白术15g，茯苓15g，炙甘草10g，陈皮10g，半夏12g，枳实12g，白芍12g，山药12g，山萸肉10g，黄芪30g，黄精10g，鸡血藤15g，枸杞子10g，红藤10g，败酱草10g，木香10g，三七粉5g，鸡内金30g，麦芽30g，重楼

15g，白花蛇舌草 30g。14 剂，水煎服，每日 1 剂，早晚分服。

2011 年 5 月 29 日二诊：服药后患者自诉大便较前改善，基本规律，1～2 次/日，基本成形，乏力、纳差较前改善，腹痛缓解，诉偶有腰酸不适感，舌质暗，舌苔白腻，脉细弱。拟方：首诊方加杜仲 10g，桑螵蛸 10g。继服 14 剂，水煎服，每日 1 剂，早晚两次分服。

2010 年 6 月 15 日三诊：服药后患者自诉大便规律，1～2 次/日，细条软便，乏力、纳差不明显，腹痛缓解，腰酸不适感较前减轻，小便调，寐欠安，舌质暗，舌苔薄白，脉细弱。拟方：二诊方加远志 10g，酸枣仁 10g，茯神 15g。14 剂，水煎服，每日 1 剂，早晚分服。

2010 年 6 月 29 日四诊：服药后患者自诉大便正常，无乏力、纳差，无腹痛，腰酸不适感较前明显减轻，小便调，寐欠安，舌质暗，舌苔薄白，脉细弱。拟方：三诊方原方。14 剂，水煎服，每日 1 剂，早晚分服。此患者后坚持门诊中药治疗，复查 CT 示病情稳定，未见复发及转移。

按：此病例为直肠腺癌术后及化疗后，症见间断性排便不规律，时干时稀，肛门下坠感，偶有腹痛，乏力，纳差，小便调，睡眠可，舌质暗，舌苔白、略腻，脉细弱。辨证属脾气不足，血瘀毒蕴证。治以健脾益气，活血祛瘀止痛为法。张教授治疗首重健脾益气，扶正培本，调整机体的免疫功能，使正胜邪却。选用太子参、炒白术、茯苓、熟地黄、山药、山萸肉、生黄芪、黄精补脾益肾；枸杞子滋补肝肾，益本填精；枳实、芍药行气活血止痛；红藤、重楼、败酱草、白花蛇舌草等抗癌解毒。纵观全方，气、血、精共补，共奏健脾益气，活血止痛之效。

（三）名中医经验发微

张教授认为大肠癌的发病多因饮食不节，过食肥甘厚味或啖食不洁之物，是长年累月的不良生活习惯所造成，病情错综复杂，属久病，故以阴虚为本，治疗上不可妄用辛温香燥之品。同时，张教授强调治癌重脾胃，扶正是治疗多种慢性病变的重要法则，脾胃乃后天之本，气血生化之源，故扶正尤需调治脾胃，认为调护脾胃应贯穿治癌全过程。此外，肿瘤是全身性病变的局部反映，整体为本，局部为标，故治宜相互配合，标本相依。中医强调整体，治病之本，脏腑之间生克有度是人体健康的先决条件，倘若外邪或内伤令一脏过虚或过实，五脏乘侮随之而起，最终导致疾病的发生。张教授认为肿瘤的发生与脏腑失衡关系密切，特别是中晚期癌症患者，虚者占大多数，故调治五脏虚实是治病的根本。临床中，西医长于消瘤，治病之标；中医长于扶正，治病之本；故临证中西医结合治疗大肠癌，效果甚佳。

参考文献

1. 容志航，花宝金．张代钊教授治疗肿瘤病学术经验［J］．杏林中医药，2012，32（12）：123-124

二〇、柏连松教授治疗大肠癌心得

柏连松，男，教授，上海市名老中医药专家学术经验继承工作指导老师，中国高等医学教育学会肛肠分会副主任委员，国家卫生部新药审评专业委员会主任委员。从事中医肿瘤研究工作 40 余载，对中医肛肠科的各种疾病及疑难病症具有丰富的临床经验，尤对大肠癌术前及术后运用扶正祛邪法进行治疗有独到之处，临床疗效颇佳。发表医学论文 80 余篇，编著《简明肛肠病学》《实用中医肛肠病学》等医学著作，主持及参与各级科研课题多项并获奖。

（一）临证所得

古代医家认为大肠癌多与饮食不节、起居无常、感受外邪、情志不调以及先天禀赋等有关，而柏教授认为本病系正气不足，邪气乘虚侵入所致。素体虚弱、脾肾不足是内因，饮食不节、情志不畅、起居不慎、感受外邪是外因。常见的病因病机有嗜食肥甘，饮食不节，损伤脾胃，脾胃运化失司，湿热邪毒蕴结肠道，日久而成病；情志不畅，肝气郁结，乘脾犯胃，致运化失司，湿浊内生，留滞肠道，日久致病；寒温失节，或久坐湿地，感受邪气，致使脾胃受伤，升降失常，气机不畅，气滞血瘀，结于肠道而成本病；年老体弱，正气不足，感受外邪，邪毒下注浸淫肠道，气血运行受阻，气滞血瘀，湿毒瘀滞凝结而成本病。总之，本病的病位在大肠，正气不足，邪气乘虚侵入为其主要的病机。

因此，在临床治疗大肠癌时，应攻补兼施，尤以扶正为主，祛邪为辅。在疾病的不同阶段，柏教授提倡应从整体观念出发，分期辨证论治，采用相应的治疗方法。

1. 早期 证属气血瘀滞，湿热毒蕴所致，故以消瘤为主，或祛邪兼以扶正，使邪去而正不伤，常用药为：夏枯草 30g，海藻 30g，太子参 15g，白术 12g，山药 30g，半枝莲 30g，白花蛇舌草 30g，虎杖 30g，山豆根 12g，木馒头 30g，生薏苡仁

30g，陈皮 9g，焦山楂 9g，焦神曲 9g。

2. 中期　正气尚未衰，但由于病程较长，正气耗损，属正虚邪实，故以攻补兼施为主，常用药为：黄芪 40g，党参 30g，制黄精 30g，山药 30g，龙葵 30g，白花蛇舌草 30g，半枝莲 30g，夏枯草 30g，海藻 30g，生薏苡仁 30g，鸡内金 9g，香谷芽 30g。

3. 晚期　此时期患者正气耗伤，体质衰弱，肿瘤增大侵犯周围组织和脏器，或转移扩散，或更予化疗、放疗、癌肿切除术，造成正气衰败，治当以益气健脾，软坚散结，常用药为：黄芪 50g，党参 30g，白术 12g，枳壳 9g，山药 30g，扁豆衣 9g，陈皮 9g，香谷芽 30g，丹参 30g，薜荔 30g，白花蛇舌草 30g，半枝莲 30g，焦山楂 9g，焦神曲 9g。

（二）诊疗验案

案 1：归脾汤加减治疗大肠癌

姚某，女，78 岁，1998 年 11 月 25 日初诊。患者近 2 个月便时出血，量少色鲜，伴大便次数增多，由原来的每日 1~2 次增多至每日 3~4 次，甚至 7~8 次，解出欠畅，量少质软，时夹淡红色黏液，肛门坠胀，神疲乏力，胃纳不佳。就诊 1 周前于当地医院行电子结肠镜检查，结果提示直肠癌，建议行手术治疗。因患者年事已高，惧怕手术，要求中医药保守治疗。此次以"便血伴大便次数增多 2 个月"就诊，刻下症见：患者形体消瘦，面色苍白，肛门指诊于直肠右前壁距肛门 6cm 处触及菜花样肿块下缘，质硬，指尖有暗红色血迹。舌质淡，舌苔薄白，脉细。柏教授辨证属邪毒内蕴，气血虚衰证。治以益气养血，扶正祛毒为法。处方：黄芪 30g，党参 30g，白术

9g，茯苓 9g，当归 9g，甘草 6g，木香 10g，龙眼肉 10g，制黄精 30g，白芍 30g，半枝莲 30g，白花蛇舌草 30g，藤梨根 30g，仙鹤草 30g，瓜蒌仁 9g，鸡内金 9g，香谷芽 30g，焦山楂 9g，焦神曲 9g。14 剂，水煎服，每日 1 剂，早晚两次分服。

1998 年 12 月 10 日二诊：服药后患者大便每日 2~3 次，解出较前通畅，精神较前好转，胃纳略增，形体消瘦，面色白，舌质淡，舌苔薄白，脉细。拟方：首诊方加枸杞子 12g，薏苡仁 20g。继服 14 剂，水煎服，每日 1 剂，早晚两次分服。

1998 年 12 月 25 日三诊：服药后大便每日 1~2 次，解出畅，精神可，纳可，面色由白转红润，舌质淡红，苔薄白，脉细。拟方：二诊方去仙鹤草，加制黄精 20g，白芍 20g。继予益气养血，扶正祛毒。14 剂，水煎服，每日 1 剂，早晚两次分服。

1999 年 1 月 12 日四诊：服药后大便正常，解出畅，精神可，纳可，面色红润，舌质淡红，苔薄白，脉细。拟方：三诊方原方。14 剂，水煎服，每日 1 剂，早晚两次分服。此后患者继续门诊服药，随证加减，病情平稳，未见复发及转移。

按：方中黄芪、党参、白术、茯苓益气健脾；当归、白芍、制黄精养血和血；半枝莲、白花蛇舌草、藤梨根清热解毒消瘤；仙鹤草收敛止血；鸡内金、香谷芽、焦山楂、焦神曲健胃和中。上药合用，共奏益气养血、扶正祛毒之功效。对于要求保守治疗或全身情况不能耐受手术患者，以中药治疗为主，还可改善患者的生活质量，延长生存期。

案 2：葛根黄芩黄连汤加减治疗大肠癌

李某，男，67 岁，2007 年 3 月 26 日初诊。患者于 2006 年 10 月在当地医院行电子结肠镜检查，结果示：直肠癌。遂行直肠癌根治术，术后接受化疗。刻下症见：大便日行 7~8 次，便质溏薄，无便血，胃纳欠馨，口干喜饮，神疲易倦，舌质红，舌苔薄黄，脉弦细。西医诊断为：直肠癌。中医诊断为：锁肛痔。柏教授辨证属热毒未尽，蕴结大肠证。治以清热止痢，解毒抗癌为法。处方：葛根 12g，黄芩 10g，川黄连 3g，甘草 5g，炙黄芪 30g，党参 30g，虎杖 30g，仙鹤草 30g，半枝莲 30g，白花蛇舌草 30g，怀山药 30g，天花粉 15g，北沙参 15g，广木香 6g，炙鸡内金 10g，香谷芽 30g。14 剂，水煎服，每日 1 剂，早晚两次分服。

2007 年 4 月 12 日二诊：服药后患者大便次数较前减少，日行 5~6 次，便质溏薄，无便血，纳食增加，口干喜饮，精神好转，舌质红，舌苔薄黄，脉弦细。拟方：首诊方加制何首乌 30g，细生地黄 30g，麦冬 12g，焦山楂 15g，焦神曲 15g。14 剂，水煎服，每日 1 剂，早晚两次分服。

2007 年 4 月 28 日三诊：服药后患者大便次数较前明显减少，日行 3~4 次，质软成形，纳可寐安，精神转佳，声音洪亮，舌质偏红，舌苔薄白，脉弦细。拟方：炙黄芪 30g，潞党参 30g，炒白术 12g，怀山药 30g，北沙参 15g，天花粉 15g，黄柏 10g，虎杖 30g，制黄精 30g，女贞子 10g，炙鸡内金 10g，香谷芽 30g。14 剂，水煎服，每日 1 剂，早晚两次分服。

2007 年 5 月 15 日四诊：服药后患者大便次数正常，日行 1~2 次，质软成形，纳可寐安，精神转佳，声音洪亮，舌质偏红，舌苔薄白，脉弦细。拟方：三诊方原方。14 剂，水煎服，每日 1 剂，早晚两次分服。此后患者坚持服药调理，全身状态佳，3 年来复查未见复发及转移。

按：《黄帝内经》云："邪之所凑，其气必虚"，不论痰凝、瘀血、积热等病邪致病，必须是在正气亏虚抗邪无力时，才能积而成癌肿。手术可去除病变，化疗可进一步杀死癌细胞，但亦损伤了气血，术后大便次数多，溏薄，胃纳欠馨，口干喜饮，神疲易倦，均为气血亏损之征。治则应重在益气健脾，恢复正气，以固扶后天之本。另一方面，祛邪也必不可少，有效抗肿瘤药物大多属于清热解毒药。虎杖、仙鹤草、半枝莲、白花蛇舌草等是柏教授临床常用的抗肿瘤药。全方扶正祛邪、标本兼顾。

（三）名中医经验发微

柏教授认为大肠癌系正气不足，邪气乘虚侵入所致。素体虚弱、脾肾不足是内因，饮食不节、情志不畅、起居不慎、感受外邪是外因。常见的病因病机有嗜食肥甘，饮食不节，损伤脾胃，脾胃运化失司，湿热邪毒蕴结肠道；情志不畅，肝气郁结，乘脾犯胃，致运化失司，湿浊内生，留滞肠道；寒温失节，或久坐湿地，感受邪气，致使脾胃受伤，升降失常，气机不畅，气滞血瘀结于肠道；年老体弱，正气不足，感受外邪，邪毒下注浸淫肠道，气血运行受阻，气滞血瘀，湿毒瘀滞凝结而成本病。治疗时应根据早、中、晚三期的不同特点，分型论治，如早期以消瘤为主，或祛邪兼以扶正，使邪去而正不伤；中期以攻补兼施为主；晚期以益气健脾，软坚散结为主。

参考文献

1. 王昱，柏连松. 柏连松教授临床用药经验举隅［J］. 临床中医，2017，23（8）：41-43

二一、金国梁教授治疗大肠癌心得

金国梁，男，教授，我国著名中医学家，国医大师何任教授学术经验继承人。金教授从事中医药防治肿瘤临床、教学与科研工作 30 余年，学验俱丰，以中医药、中西医结合治疗肿瘤，积累了丰富的临床经验。先后荣获省级科技成果进步奖 5 项，发表科研论文 80 余篇，主持及参与国家级、省部级科研课题多项并获奖。

（一）临证所得

金教授认为，大肠癌之病因多为正气不足，加之饮食不节（洁）、内伤七情等因素，造成肠道传导失司，湿浊瘀毒留滞于肠腑，久而蕴结形成。正如《疮疡经验全书》所说："多由饮食不节，醉饱无时，恣食肥腻……任情醉饱，耽色不避，严寒酷暑，或久坐湿地，恣意耽看，久忍大便，遂致阴阳不和，关格壅塞，风热下冲，乃生五痔。"此处之五痔，包括了"关格壅塞"的大肠癌。鉴于此，金教授认为，控制大肠癌的发病率，关键需在饮食方面下功夫。

金教授认为，大肠癌的病位在大肠，与脾胃关系密切。脾主运化，胃主受纳，脾主升清，胃主降浊，脾升胃降，为一身气机之枢。如饮食自倍，肠胃受伤，则气机失调，升降失司，使脾不能运化而升清，胃不能受纳而降浊，肠中糟粕失于传导，则痰湿、瘀血、热毒等滞留肠腑，胶结不解，聚而成形。病性为本虚标实，初期以邪实为主，后期则多见正虚或虚实夹杂。金教授将此病机归纳为脾肾亏虚是其本，痰湿瘀阻是其标。

中医学历来强调"治未病"的思想，金教授认为在肿瘤学方面，治未病包含三个方面的内容，即未病先防、既病防变和愈后防复。金教授认为病因预防在疾病治疗过程中非常重要，对于未患病者，强调未病先防，建立良好的饮食、生活习惯。对于有肠道症状及癌前病变的患者，强调既病防变。临床研究证实，大肠腺瘤性息肉是大肠癌的癌前病变。因此，临床应重视大肠息肉的防治，提倡镜下治疗、手术及中医药治疗相结合。及时积极治疗，常常能防治病情进一步发展，逆转病势。对于患癌后，经过手术治疗或放化疗的患者，强调愈后防复。

金教授临床辨证，善抓主要矛盾。根据大肠癌"或泻或秘"的主症，把大肠癌分成两大类型：腹泻型和便秘型。

1. 腹泻型 临床较为常见，特别是术后的患者尤多，预后相对较好。其病机为久病及手术损伤元气，致脾胃虚弱，运化功能失调，湿痰浊瘀之邪滞留，肠道分清泌浊功能失司，水谷难化，清浊混杂而泻出。病位在肠，脾失健运是关键。所以临床上脾虚致泻者应健脾，湿邪致泻者要运脾。脾为湿困，中气下陷，则振兴脾气，加入升阳药，使气机流畅，恢复转枢，如升麻、柴胡、防风、葛根、黄芪之类。对于此类腹泻型的患者，金教授常以参苓白术散为基础方，并参考李中梓"治泄九法"加减。或淡渗，予薏苡仁、茯苓、泽泻；或升提，加用黄芪、升麻、葛根；或清凉，寒以黄芩、黄连、黄柏、栀子；或疏利，大黄、桃仁通因通用；或甘缓，人参、甘草、大枣补之；或酸收，五味子、白芍敛之；或燥脾，以苍术、厚朴、木香胜湿；或温肾，补骨脂、益智仁益之；或固涩，赤石脂、禹余粮、芡实涩之。

2. 便秘型 临床相对少见，常常是晚期不能手术的患者，预后通常较差。其病机为久病痰瘀湿浊胶结难解，致谷道欠通。肺与大肠相表里，久病伤正，肺气不足，气阴两伤，既无力推动粪便下行，又缺乏行舟之液，故糟粕难下。病位在肠，腑道不通是关键，与气阴不足密切相关。故其治疗以益气养阴、攻逐通腑为主要原则。因久病正虚邪盛，故常以承气汤类为主加减。

金教授临床治疗大肠癌的常用药物有：苦参、红藤、白头翁、凤尾草、肿节风、蜀葵、藤梨根、白花蛇舌草、半枝莲、半边莲、儿茶、猫人参、石见穿、薏苡仁、山楂、菱角等。现代药理或临床研究证实，这些药物均能抑制肿瘤生长或转移，临床观察也确认，这些药物能有效地改善大肠癌患者的某些症状。在配伍应用时，应根据患者的辨证进行灵活组方。如腹痛者加白芍、延胡索、白英；疼痛明显者加失笑散，或合用西黄丸；腹胀者加大腹皮、枳壳、厚朴；便血者加仙鹤草、地榆、槐花、鹿衔草；里急后重者加木香、地锦草、秦皮、乌药、大黄；肛门坠胀者加黄芪、升麻、葛根；纳食不香者加焦神曲、鸡内金、莱菔子；气血亏虚者加黄芪、太子参、熟地黄、当归、黄精；阳虚者合用附子理中丸，及补骨脂、益智仁、仙茅、淫羊藿；阴虚者合用六味地黄丸，及沙参、麦冬、石斛；腰酸膝软者加杜仲、续断、狗脊、牛膝、枸杞子；失眠者加夜交藤、五味子、酸枣仁、远志。

此外，金教授提倡化疗要因人而异，肠道是人体的排泄器官，化疗药相对于人体来说，是一种毒药，会激惹起肠道的排泄功能，以呕吐和泄泻等形式表现出来。故化疗次数虽多，但效果欠佳，且不良反应大。因此，金教授提倡化疗也要因人而异，针对不同的体质，能耐受者可予化疗，不能耐受者不可强行化疗，否则对机体的正气削伐太过，反而不利于疾病的预后和转归。

（二）诊疗验案

案1：参苓白术散加减治疗大肠癌

王某，女，61岁，2009年9月12日初诊。患者于2009年6月因"反复便血2个月"在当地医院行电子结肠镜检查，结果示：结肠癌。遂行手术治疗，术后患者极度消瘦，贫血，面色苍黄，腹痛腹胀，肠鸣，大便每日二十余次，粪质稀溏伴黏液脓血，严重失眠，每晚只能睡2个小时左右，痛苦不堪。刻下症见：极度消瘦，贫血，面色苍黄，腹痛腹胀，肠鸣，大便每日二十余次，粪质稀溏伴黏液脓血，伴易疲劳乏力，腰酸，口干，纳差，畏寒，寐差，舌质淡红，舌苔薄黄，脉弦细。金教授中医诊断为：肠蕈（腹泻型），辨证属脾肾亏虚，湿浊下注证。治以健脾益肾，渗湿止泻为法。方用参苓白术散加减。处方：生晒参9g，茯苓15g，白术30g，白扁豆12g，山药30g，莲子12g，薏苡仁30g，砂仁12g，红藤30g，苍术12g，白芍12g，炙黄芪15g，黄精15g，杜仲15g，续断20g，山茱萸12g，夜交藤12g，酸枣仁12g，北沙参12g，蜀葵20g，黄连6g，延胡索15g，五味子15g，远志15g，香附9g，乌药9g，炙甘草9g。14剂，水煎服，每日1剂，早晚两次分服。

2009年9月27日二诊：服药后患者大便次数减少到每日

十次左右，黏液脓血量亦显减，腹胀痛明显缓解，消瘦，面色苍黄，伴易疲劳乏力，腰酸，口干，纳差，畏寒，寐差，舌质淡红，舌苔薄黄，脉弦细。拟方：首诊方加麦冬12g，焦山楂15g，鸡内金15g，焦神曲12g，补骨脂15g。14剂，水煎服，每日1剂，早晚两次分服。

2009年10月14日三诊：服药后患者大便次数减少到5~6次/日，无黏液脓血，腹胀痛较前明显减轻，面色白，伴易疲劳乏力，腰酸，纳食增加，畏寒不明显，寐差，舌质淡红，舌苔薄黄，脉弦细。拟方：二诊方加枸杞子15g，当归12g。14剂，水煎服，每日1剂，早晚两次分服。

2009年10月29日四诊：服药后患者大便次数减少到3~4次/日，无黏液脓血，基本正常，无腹胀痛，面色淡红，疲劳乏力减轻，腰酸较前明显减轻，纳食增加，畏寒不明显，寐可，舌质淡红，舌苔薄黄，脉弦细。拟方：三诊方原方。14剂，水煎服，每日1剂，早晚两次分服。

2009年11月15日五诊：大便基本正常，每日1~2次，无黏液脓血，无腹痛腹胀，纳可，精神佳，面色渐转红润，唯仍显消瘦，夜寐可，舌质淡红，舌苔薄黄，脉弦细。拟方：四诊方去苍术、夜交藤、酸枣仁、北沙参、续断、蜀葵、黄连、乌药。14剂，水煎服，每日1剂，早晚两次分服。此后患者门诊服药，随证加减，治疗2年，患者病情稳定，复查血清肿瘤标志物正常。

按：此案例为结肠癌术后患者，见极度消瘦，贫血，面色苍黄，腹痛腹胀，肠鸣，大便每日二十余次，粪质稀溏伴黏液脓血，伴易疲劳乏力，腰酸，口干，纳差，畏寒，寐差等。证属脾肾亏虚，湿浊下注证。故用参苓白术散加减，方中红藤、苍术、白术、薏苡仁、山药、炙黄芪、茯苓等健脾益气；黄精、北沙参、杜仲、续断、山茱萸、蜀葵等补肾益精；延胡索、五味子、远志、夜交藤、酸枣仁等调养心肾；香附、乌药、生晒参、炙甘草、白芍、黄连等涩肠止痛。全方共奏健脾益肾，渗湿止泻之效。

案 2：六君子汤加减治疗大肠癌

石某，男，60 岁，2010 年 11 月 12 日初诊。患者因腹痛便秘伴大便带血于 2010 年 2 月 10 日在当地医院行电子结肠镜检查，结果示：结肠癌。遂于 2 月 20 日行"结肠癌根治术"，术后病理结果示：直肠腺癌，Ⅱ～Ⅲ级，溃疡型，侵及肠壁全层达浆膜外脂肪结缔组织，肠周淋巴结未见癌转移（0/11）。于 3 月 20 日起行化疗 6 个周期。2010 年 9 月 11 日复查胸腹部 CT 结果示：结肠癌术后；两侧胸膜增厚；肝脏多发低密度灶，转移可能；腹膜后多发肿大淋巴结。刻下症见：患者形体消瘦，精神不振，乏力，面色偏黄，胃纳欠佳，夜难入寐，大便 3 次/日，溏稀，舌质淡胖，舌苔厚腻，脉细沉稍涩。金教授辨证属脾胃虚弱证。治以健脾益气，和胃降逆为法。处方：太子参 15g，云茯苓 10g，白术 12g，甘草 6g，陈皮 12g，半夏 12g，怀山药 15g，炒薏苡仁 30g，枳实 10g，仙鹤草 15g，绿萼梅 6g，炒白扁豆 15g，炙鸡内金 15g，焦山楂 15g，焦神曲 15g，炒麦芽 15g，炒谷芽 15g，合欢皮 10g，夜交藤 20g，垂盆草 10g。14 剂，水煎服，每日 1 剂，早晚分服。

2010 年 11 月 26 日二诊：服药后患者精神较前好转，乏力较前减轻，面色偏黄，胃纳尚可，大便次数减为 2 次/日，夜寐差，舌质淡胖，舌苔厚腻，脉细沉稍涩。拟方：首诊方加珍珠母30g，茯神10g。14剂，水煎服，每日1剂，早晚分服。

2010年12月11日三诊：服药后患者自诉精神可，无乏力，面色转润，纳食改善，大便正常，1~2次/日，质软细条状，寐可，舌质红，舌苔薄白，脉细缓。拟方：二诊方去珍珠母、夜交藤、炒白扁豆、炒麦芽、炒谷芽，加石见穿15g，白花蛇舌草10g，藤梨根10g，半枝莲12g，半边莲10g。14剂，水煎服，每日1剂，早晚分服。

2010年12月26日四诊：服药后患者自觉精神良好，无乏力，面色润泽，纳食可，大便正常，1~2次/日，质软细条状，寐可，舌质红，舌苔薄白，脉细缓。拟方：三诊方去炙鸡内金、焦山楂、焦神曲、炒麦芽、炒谷芽、合欢皮、夜交藤，加黄芪15g，枸杞子12g，黄精12g。14剂，水煎服，每日1剂，早晚分服。此后继续门诊服药，病情平稳，定期复查，未见复发及转移。

按：此案为大肠癌患者手术及化疗后，机体不能从外界吸收营养，患者多食欲不振、消瘦、营养不良，最终呈现恶病质状态，"有胃气则生，无胃气则死"，脾胃虚弱在大肠癌的发展中是最重要、最关键的病理因素。金教授总结消化道肿瘤是以脾胃虚弱为本，因此在治疗时强调益气健脾，脾气健旺则可增强机体对病邪的抵抗力和自然修复力，有助于肿块的控制、缩小或消除，并能增强患者体质，方中太子参、茯苓、白术、炒扁豆、怀山药等益气健脾；薏苡仁、茯苓淡渗健脾；炙鸡内金、焦楂曲、焦谷芽、焦麦芽健脾消食和胃；垂盆草护肝降酶；仙鹤草解毒兼补虚；绿萼梅、陈皮、半夏和胃化痰；合欢皮活血消肿；夜交藤养心安神。全方共奏健脾益气，和胃降逆之效。

（三）名中医经验发微

金教授认为大肠癌的病位在大肠，与脾胃关系密切。脾主运化，胃主受纳，脾主升清，胃主降浊，脾升胃降，为一身气机之枢。如饮食自倍，肠胃受伤，则气机失调，升降失司，使脾不能运化而升清，胃不能受纳而降浊，肠中糟粕失于传导，则痰湿、瘀血、热毒等滞留肠腑，胶结不解，聚而成形。病性为本虚标实，初期以邪实为主，后期则多见正虚或虚实夹杂。金教授将此病机归纳为脾肾亏虚是其本，痰湿瘀阻是其标。同时，在大肠癌治疗方面，强调未病先防、既病防变和愈后防复三个方面，对于未患病者，强调未病先防，建立良好的饮食、生活习惯。对于有肠道症状及癌前病变的患者，强调既病防变。对于患癌后，经过手术治疗或放化疗的患者，强调愈后防复。此外，对于临床大肠癌中西医结合治疗，金教授强调化疗要因人而异，因化疗药相对于人体来说，是一种毒药，会激惹起肠道的排泄功能，以呕吐和泄泻等形式表现出来。故要因人而异，针对不同的体质，能耐受者可予化疗，不能耐受者不可强行化疗。

参考文献

1. 傅裕金，金国梁．金国梁教授辨治大肠癌经验介绍［J］．新中医，2011，43（7）：167-169

二二、李斯文教授治疗大肠癌心得

李斯文，男，教授，第四批全国老中医药专家学术经验继承工作指导老师，中华中医药学会肿瘤分会常委。从事肿瘤临床研究、科研工作 30 余年，擅长采用中医辨证与辨病相结合的观点、思路和方法预防、诊治疾病。临证重视脾胃功能的恢复和重建，对现代肿瘤疾病的诊治有独到见解。发表论文 40 余篇，出版医学专著 4 部，主持多项国家级、省部级科研课题并获奖。

（一）临证所得

李教授从中医学整体观念出发认识肿瘤发病机制，认为肿瘤是一种全身性疾病，是全身属虚、局部属实的病证，尤其是结直肠癌术后肝转移患者，已进入"五脏皆虚，唯有邪实"的阶段。癌症转移是肿瘤发生和演变过程中最危险的阶段，是癌症患者死亡的最主要原因。故李教授认为"先安未受邪之地"消除转移基础，所谓"见肝之病，知肝传脾，当先实脾"在临证中非常重要。李教授认为肿瘤的发生、发展是"正虚邪实"的病理变化结果，结直肠癌的发生同样有"脾虚邪实"的病理基础。正气亏虚是肿瘤发生的根本原因，脾虚在消化道结直肠癌的发生、发展过程中始终存在，随正邪斗争的消长而呈现出时轻时重的临床表现。

关于肠癌，《景岳全书·积聚》认为"凡脾肾不足、产后虚弱失调之人，多有积聚之病"；《外科正宗·脏毒论》则强调"生平性情暴急，纵食膏粱，或兼补术，蕴毒结于脏腑，火热流注肛门，结而为肿"等，从情志、饮食等方面阐明了肠癌的病因病机。大肠属于阳明经，与肺相表里，"传导之官，变化出焉"；大肠为六腑之一，"六腑者，传化物而不藏"。大肠对水谷的传化，需要不断地受纳、消化、传导和排泄，是个虚实更迭、动而不居的过程，宜通而不宜滞。李教授认为，本病的发生多由饮食不节、感受外邪、忧思抑郁、久泻久痢、劳倦体虚、湿毒蕴结等因素引起。寒温失节，或久坐湿地，寒气客于肠内，或饮食不节，恣食肥甘，醇酒厚味等，损伤脾胃，运化失司，大肠传导功能失常，湿热内生，热毒蕴结，流注大肠，瘀毒结于脏腑，火热注于肛门，结而为癌肿；或因素体正亏，脏腑功能失调，脾气虚弱则运化失调，致湿热邪毒蕴结，浸淫肠道，气滞血瘀，湿毒瘀滞凝结而成肿瘤。

李教授认为脾胃虚弱是最重要、最关键的病理基础，而脾虚湿毒瘀阻是肠癌最主要的发病机制，脾虚在大肠癌的发病中尤显重要。因为脾为后天之本，主运化；脾虚则运化失常，精微失布，水湿停蓄，凝而不散，结成有形实邪，久则发为本病。故临证李教授常用健脾益气药如太子参、山药、白术、薏苡仁、茯苓、炒扁豆等以扶正；黄芩、黄连、马齿苋等归大肠经的药物清大肠湿热；常以天龙、地龙、龙葵（李师称之为三龙）以祛邪解毒，克癌抗瘤抗转移。肠癌是由于脏腑气血功能不足，邪毒湿热滞留肠道，致局部气血运行不畅，湿毒瘀滞结于大肠所致，故在治疗上应以扶正祛邪、标本兼治为基本原则。

本虚：①肝脾不调证：胁胀作痛，腹胀食少，情绪抑郁，便溏不爽，或腹痛便软，泻后痛减，脉弦缓。治以疏肝健脾，药用陈皮、白术、白芍、防风等。

②脾虚气滞证：胃脘、胁肋胀满疼痛，嗳气，呃逆，吞酸，情绪抑郁，不欲食，便干，舌苔薄黄，脉弦。治以疏肝和胃，药用柴胡、陈皮、川芎、香附、枳壳、白芍等。

③脾肾阳虚证：畏寒肢冷，面色㿠白，腰酸，腹部冷痛，

久泻久痢，或完谷不化，或浮肿少尿，舌淡胖，苔白滑，脉沉迟无力。治以温补脾肾，药用补骨脂、吴茱萸、肉豆蔻、干姜、五味子等。

④肝肾阴虚证：眩晕耳鸣，急躁易怒，头重脚轻，腰酸软，多梦遗精，舌红，少苔，脉弦细数。治以滋补肝肾，药用熟地黄、山萸肉、牡丹皮、泽泻、茯苓、山药等。

⑤气血两虚证：神疲乏力，气短懒言，面色淡白或萎黄，头晕目眩，唇甲色淡，心悸失眠，大便不成形或有脱肛下坠，舌质淡，舌苔薄白，脉弱。治以益气养血，药用当归、黄芪、白术、党参、茯苓等。

标实：①痰湿瘀滞证：胸闷脘痞，或头身困重，或大便黏滞，或口中黏腻，舌淡紫或有瘀斑，舌苔滑腻，脉滑。治以清利湿热，清热解毒，药用苦参、土茯苓、山慈菇、猫爪草、败酱草等。

②余毒内伏证：根治术后患者除本虚外，均有余毒未尽。治以清热解毒，药用白花蛇舌草、天南星、半枝莲、藤梨根、半边莲等。

另外，李教授认为，生理状态下，脾主运化，胃主受纳，脾胃健旺，则消化吸收功能正常。肠癌患者接受手术及化疗导致脾胃功能失常，"脾失运化""中气不足"，脾胃虚弱，不能受纳水谷和运化精微，大肠失去统摄，水谷停滞，清浊不分，混杂而下，而成泄泻。脾喜燥而恶湿，湿邪最能引起泄泻，故有"湿多成五泄"和"无湿不成泻"之说。所谓"泄泻之本，无不由于脾胃，盖胃为水谷之海，而脾主运化，使脾健胃和，则水谷腐化而为气血以行营卫。若饮食失节，寒温不调，以致

229

脾胃受伤，则水反为湿，谷反为滞，精华之气，不能运化，乃致合污下降，而泄泻作矣"。

李教授认为，结直肠癌术后患者出现腹泻的根本原因在于正气虚弱，脾胃功能衰退，以至于出现脾胃虚弱、脾肾阳虚、气血亏虚、肝脾两虚证候，湿热内蕴、寒湿蕴结、瘀毒内阻、湿瘀互结为其标，总体为本虚标实之证。故治疗以扶正祛邪为原则，重视脾胃功能的恢复和重建，早期偏重于清热利湿、散寒化湿、化瘀解毒、利湿化瘀，后期以益气健脾、健脾补肾、补益气血、滋补肝脾为主。对于较为常见的脾胃虚弱、湿热内蕴型腹泻，李教授常以葛根黄芩黄连汤为基础方进行治疗。方中君以葛根，大剂量使用黄芩、黄连以为臣。纳少加薏苡仁、厚朴、鸡内金健脾除湿；便脓血者加地榆、槐花、白头翁清热止血；湿盛者加虎杖、马齿苋清热利湿；里急后重者加枳实破气除胀；腹痛者加香附子、瓜蒌皮、延胡索行气止痛；腹泻次数多者加芡实、莲子、罂粟壳利湿止泻；汗出甚者加生晒参、糯稻根、麻黄根、生牡蛎益气健脾止汗。同时应注意饮食、心理及局部清洁护理，注意适度劳逸。

（二）诊疗验案

案1：葛根黄芩黄连汤加减治疗大肠癌

王某，男，58岁，2008年12月5日初诊。患者1年前因大便干、带血到当地医院行电子结肠镜及病理检查后诊断为结肠腺癌，遂行手术切除及化疗（具体用药不详），此后出现大便频数，近来逐渐加重。刻下症见：大便每日30~40次，水样便，腹痛，便随尿出，里急后重，口干口苦，口臭，汗出，神疲乏力，少气懒言，体重在一年中从65kg下降至46kg，纳少，眠差，舌质黯红，舌苔黄腻，脉细数。李教授中医诊断为：肠积。辨证属脾胃虚弱，湿热内蕴证。治以益气健脾和胃、清热利湿止泻为法。方以葛根黄芩黄连汤加减，处方：葛根 40g，炒黄芩 40g，炒黄连 40g，木香 10g，甘草 5g，厚朴 15g，炒枳实 20g，香附 15g，白芍 20g，延胡索 20g，白头翁 30g，虎杖 15g，炙瓜蒌皮 10g，半枝莲 10g，红藤 20g，鸡内金 15g。14 剂，水煎服，每日 1 剂，早晚两次分服。并嘱其：避风寒，忌劳累，调畅情志；软食，饮食忌生冷、油腻，忌牛羊肉、辛辣香燥之品及发物。

2008 年 12 月 20 日二诊：服药后大便减为每日 20~30 次，水泻，腹痛及口干口苦较前减轻，仍便随尿出，里急后重，口臭，汗出，神疲乏力，少气懒言，纳少，眠差，舌质黯红，舌苔黄腻，脉细数。拟方：首诊方去虎杖、炙瓜蒌皮，加芡实 20g，莲子 20g，薏苡仁 20g，罂粟壳 6g。14 剂，水煎服，每日 1 剂，早晚两次分服。

2009 年 1 月 6 日三诊：服药后大便减少为每日 10~20 次，腹痛、里急后重、口干苦较前明显减轻，口臭消失，汗出减轻，精神好转，纳食增加，睡眠改善，舌质黯红，舌苔黄，脉细数。拟方：二诊方加马齿苋 30g。14 剂，水煎服，每日 1 剂，早晚两次分服。

2009 年 1 月 21 日四诊：服药后大便每日 10 余次，余症改善，仍神疲乏力，汗多，舌质黯红，舌苔薄黄，脉细数。拟方：三诊方加生晒参 20g，糯稻根 30g，麻黄根 12g，生牡蛎 30g。14 剂，水煎服，每日 1 剂，早晚两次分服。

2009 年 2 月 6 日五诊：服药后大便每日 5~6 次，无腹痛，无里急后重，口干苦不明显，口臭消失，汗出减少，精神好转，纳食增加，睡眠改善，舌质黯红，舌苔薄黄，脉细。拟方：四诊方原方。14 剂，水煎服，每日 1 剂，早晚两次分服。

2009 年 2 月 21 日六诊：服药后大便每日 3~4 次，诸症改善，体重增加，舌质黯红，舌苔薄黄，脉细。拟方：四诊方去芡实、莲子，加石菖蒲 10g，槐花 20g。14 剂，水煎服，每日 1 剂，早晚两次分服。

2009 年 3 月 10 日七诊：服药后大便每日 2~3 次，病情已好转，体重增加至 63kg，舌质黯红，舌苔薄黄，脉细。拟方：六诊方原方。14 剂，水煎服，每日 1 剂，早晚两次分服。此后患者继续门诊服药，随证加减，病情平稳，未见复发及转移。

按：此案例为结肠癌术后及化疗后，症见大便每日 30~40 次，水样便，腹痛，便随尿出，里急后重，汗出，神疲乏力，少气懒言，体重明显减轻，纳少，眠差。辨证属脾胃虚弱，湿热内蕴证，故以葛根黄芩黄连汤加减治疗，方中葛根、炒黄芩、炒黄连、白头翁、厚朴、炒枳实等涩肠清利湿热；香附、白芍、延胡索、虎杖、炙瓜蒌皮等行气利湿除热；半枝莲、红藤等解毒抗癌；鸡内金、木香、甘草等健脾益气消食。全方以益气健脾和胃、清热利湿止泻为法，"利小便以实大便"，使肠固则泻止。

案 2：香砂六君子汤加减治疗大肠癌

陈某，男，56 岁，2010 年 10 月 4 日初诊。患者 2010 年 5 月因大便次数增多、黏液状、大便带血伴有腹痛于当地医院就诊，行电子结肠镜检查，结果示：结肠癌。遂行结肠癌根治术，术后病理结果示：中-高分化腺癌，术后予化疗5个疗程。2010年7月出现右侧肋区疼痛不适，B超结果显示肝脏占位，诊断为结肠癌术后肝转移，于同年8月开始住院治疗，行化疗治疗，行至第二周期时出现腹水征，腹胀，恶心，不能耐受化疗，遂暂停。刻下症见：面色萎黄，精神抑郁，神疲乏力，消瘦，气短懒言，夜寐欠安，纳少恶心，口干，腹胀腹泻，大便成糊状，每日7~9次，舌质红，舌苔薄黄，脉弦细。李教授中医诊断为：肠积，证属脾虚肝郁，湿热内蕴证。治以健脾疏肝解毒，清热利湿止泻为法。处方：太子参30g，白术15g，茯苓15g，甘草6g，陈皮10g，半夏10g，木香10g，砂仁12g，薏苡仁30g，黄芩10g，黄连10g，白芍15g，半枝莲15g，红藤12g，马齿苋30g，虎杖20g，槐花20g，五味子10g，灯心草20g，蒲公英30g，败酱草30g，罂粟壳6g，鸡内金15g。14剂，水煎服，每日1剂，早晚分服。嘱其：饮食注意富含营养，忌食牛羊肉等发物，戒烟酒，避风寒，调情志。

2010年10月29日二诊：服药后患者面色萎黄，精神较前好转，神疲乏力，消瘦，气短懒言，夜寐可，纳食增加，无恶心，口干不明显，腹胀腹泻，大便成糊状，每日5~6次，舌质红，舌苔薄黄，脉弦细。拟方：首诊方加莲子肉12g，诃子12g，补骨脂10g。14剂，水煎服，每日1剂，早晚分服。

2010年11月15日三诊：服药后患者面色较前好转，精神较佳，神疲乏力及气短懒言较前减轻，消瘦，夜寐可，纳食增加，无恶心，口干不显，腹胀腹泻减轻，大便基本成形，每日4~5次，舌质红，舌苔薄黄，脉弦细。拟方：二诊方原方。14剂，水煎服，每日1剂，早晚分服。

2010 年 11 月 29 日四诊：服药后患者面色润泽，精神佳，神疲乏力及气短懒言明显减轻，消瘦，夜寐可，纳食可，无恶心及口干，腹胀腹泻明显减轻，大便基本成形，每日 3~4 次，舌质红，舌苔薄黄，脉弦细。拟方：三诊方去马齿苋、槐花、五味子、灯心草、黄芩、罂粟壳，加白花蛇舌草 12g，藤梨根 12g，黄芪 10g，枸杞子 12g。14 剂，水煎服，每日 1 剂，早晚分服。

2010 年 12 月 15 日五诊：服药后患者面色润泽，精神佳，无神疲乏力及气短懒言，体重较前增加，夜寐可，纳食可，无恶心及口干，无腹胀腹泻，大便成形，每日 1~2 次，细条状软便，舌质红，舌苔薄白，脉细。拟方：四诊方原方。14 剂，水煎服，每日 1 剂，早晚分服。此后经治半年，症状明显改善，精神好转，胃纳可，大便成形，血常规多次复查均在正常范围内，肝转移灶经多次腹部超声检查均基本稳定。

按：此案例为结肠癌术后及化疗后，因化疗易耗伤人体正气，故患者临床表现出面色萎黄，精神抑郁，神疲乏力，消瘦，气短懒言，以及腹泻，便成糊状，每日 7~9 次。究其原因，责之于毒邪入侵，脾虚肝郁，湿毒瘀滞，湿热内蕴。故方中太子参、白术、茯苓、陈皮、半夏、薏苡仁理气健脾；木香、砂仁疏肝行气；半枝莲、红藤、马齿苋、虎杖、槐花解毒抗癌；五味子、灯心草、蒲公英、败酱草、黄芩、黄连、罂粟壳、鸡内金清肠利湿，涩肠止泻。全方共奏健脾疏肝解毒，清热利湿止泻之效。

（三）名中医经验发微

李教授认为肠癌患者早期出现腹泻症状较为少见，但在接受手术及放化疗后往往易于并发腹泻症状。其原因多为手术切除大部分肠段后，造成肠道功能改变，肠黏膜损害，肠黏膜吸收面积减少；或因术后腹腔内脏经受手术处理，自主神经功能发生紊乱，肠胃蠕动失去原有的规律而致腹泻；或手术切除使大肠变短，导致大肠吸收肠内容物水分的功能下降，使腹泻时有发生；或因低位直肠癌手术行保肛时，低位吻合需充分暴露手术视野，充分的扩肛导致括约肌损伤，术后早期短时间肛门括约肌功能尚未恢复，也可致腹泻；或因肠道手术后常规联合应用多种抗生素，使肠道对抗生素敏感的正常菌群受到抑制，某些抗药菌株及有害菌群得以大量繁殖，引起菌群失调；或因大肠癌根治术后均需常规化疗，而这些化疗药物对肠壁可产生直接的毒性作用，干扰肠壁细胞的增殖分化能力，引起肠壁细胞坏死及肠壁广泛炎症，造成吸收障碍等。临床中，对于大肠癌腹泻，李教授常用葛根黄芩黄连汤为基本方，如"太阳病表未解，医反下之，利遂不止，葛根芩连汤主之"。清代医家王子接《绛雪园古方选注》云："其义重在芩、连肃清里热；虽以葛根为君，再为先煎，无非取其通阳明之津；佐以甘草缓阳明之气，使之鼓舞胃气而为承宣苦寒之使。清上则喘定，清下则利止，里热解而邪亦不能留恋于表矣。"葛根黄芩黄连汤所治疗的腹泻，其病位在肠，其病性属热证，是由于湿热导致大肠传导功能失常而发病。其临床表现以汗出、腹泻、口干、苔黄、脉数为特点。治疗的关键是要清除肠内湿热，恢复大肠的正常传导功能。

参考文献

1. 李艺，郭利华. 李斯文运用葛根芩连汤治疗肠癌术后腹泻经验

[J]．中国中医药信息杂志，2010，17（6）：85-86

二三、孙光荣教授治疗大肠癌心得

孙光荣，男，教授，著名中医药文献学家，中医临床专家，全国第五批、北京市第四批老中医药专家学术经验继承工作指导老师，国家中医药管理局中医药文化建设与科学普及专家委员会委员。从事肿瘤临床研究、科研工作 50 余年，其学术观点为护正防邪，存正抑邪，扶正祛邪。共出版医学专著 23 部，发表医学论文 158 篇，主持多项国家级、省部级课题并获奖。

（一）临证所得

孙教授认为，任何癌症之发生，均系人体正气先虚，脏腑阴阳失调，六淫、七情等诱发所致。直肠癌亦不例外，其病位虽局限于直肠，但仍属全身性疾病，直肠癌变乃局部之表现，应将治疗全身与局部、治本与治标密切结合起来，故扶正为先，固本为要。而年老体弱、不适于手术及化疗者，尤应以扶正为主。众所周知，辨证应以各种辨证纲领为主轴，如阴阳、表里、寒热、虚实八纲辨证，寒热、虚实、生死、逆顺八纲辨证，卫气营血辨证，气血津精辨证等。根据孙教授个人经验和体会，其认为无论用何种辨证纲领，都必须"明经晰纬"，这样才能纲举目张，才能符合临床实际，才能真正指导临床组方用药。而对于肿瘤而言，无非虚实两端，虚者，正虚也，主要为气虚，亦可气血两虚；实者，邪实也，主要为血瘀，亦可有痰浊，即痰瘀互结，故而肿瘤之证多为气血两虚、痰瘀互结、气滞血瘀、邪毒壅聚等。

临床治疗中，孙教授善用参芪为君以补中益气，尤喜用西洋参，因其具有益气、养阴双重功能，切合癌症患者气阴两虚之机，佐以女贞子、墨旱莲、天花粉等以滋肾养阴，制鳖甲等以软坚，山药、生薏苡仁、焦山楂、焦神曲、焦麦芽等以健脾益气开胃。通过补气血、滋肝肾、健脾胃，从整体上调整脏腑功能，改善机体内平衡，生发正气，增强并调动自身免疫功能，以清除及中和病理产物，控制癌瘤发展。

孙教授认为，癌症之发展与转移，总离不开邪气猖獗，所谓"积之成者正气不足，而后邪气踞之"，直肠癌亦是如此。患者虽有一派正气虚弱之证候，但凡大便脓血、腹痛腹胀等症，多为湿热蕴结、气滞不畅所致，当以清热化湿、解毒祛邪为治。若一味温补固涩，或滋腻养阴，则可致闭门留寇，阻抑气机，邪不得泄。孙教授临床善于随证选用白花蛇舌草、半枝莲、蒲公英、嫩龙葵、土贝母、隔山消等清热解毒、软坚散结之草药，为扶正益气诸品之辅药，攻补兼施，故每获良效。

临床观察可见直肠癌患者以黏液脓血便为其典型症状，此多为邪毒滞留，久聚成块，阻塞肠道，化热伤及血络，热毒炽盛，肉腐络损所致。故在攻补兼施之基础上，佐以化瘀止血。孙教授善用槐花炭、蒲黄炭、地榆炭等炭药化瘀止血，或配大蓟、仙鹤草以清热凉血止血，往往药下血止，效如桴鼓。

对于大肠癌之治疗，孙教授认为，若局限于内治，则内服之药难达病所，奏效缓慢。故临床主张内外兼施，采用适当外治法，使药物直接作用于病变处，以提高临床疗效。孙教授常巧用动物药蛞蝓液保留灌肠以治疗直肠癌，其具体方法是：每日取鲜蛞蝓 10 条,捣碎,用纱布裹密,绞取液汁,用消毒后 50mL 注射器吸取蛞蝓液 20~30mL 后,以石蜡油涂于注射器外,缓缓推入直肠,至痛点为止,注后,用药棉塞住肛门,保留 1~2 小时。该法配合前述攻补兼施的内服中药,内外合治,临床起效极快,且疗效巩固。

孙教授认为对大肠癌的诊治,早期发现、早期确诊乃是取得良效的关键。一旦确诊,即需治本与治标相结合,对于年老体弱,接受手术、化疗均困难者,孙教授力主单纯中药治疗,以内外合治、攻补兼施为基本原则。无论病初、病中或晚期,总不离正气内虚,故用药除祛邪外,必扶正固本,切忌妄用攻邪,滥伐虚体,以免正气更伤,邪实更甚,毒邪内陷,加速病情恶化。

临床治疗大肠癌,孙教授之用方,多化裁于经方而不拘泥于经方,多采用三联药组,严格按照君臣佐使进行组方,在此基础上,根据兼病及兼症灵活化裁。如常用药物为生晒参、生北芪、紫丹参、天葵子、白花蛇舌草、半枝莲、珍珠母、制鳖甲、山慈菇等。其中生晒参、生北芪、紫丹参益气活血;天葵子、白花蛇舌草、半枝莲清热解毒;珍珠母、制鳖甲、山慈菇软坚散结。此外,专门针对肠癌的基本药物为太子参、生北芪、紫丹参、嫩龙葵、猫爪草、山慈菇、生牡蛎、菝葜根、珍珠母、火麻仁、生薏苡仁、生甘草等。其中太子参、生北芪、紫丹参益气活血;嫩龙葵、猫爪草清热攻毒;山慈菇、生牡蛎、菝葜根、珍珠母软坚散结。临床对于常见兼症,随症加减,如腹泻不止者,加炒六曲、炒山楂、车前子以健脾渗湿;不思饮食者,加谷芽、麦芽、鸡内金、炒扁豆以开胃消积;舌苔黄腻者，加佩兰叶、法半夏、广陈皮以祛湿化浊；腹痛腹胀者，加炒枳壳、大腹皮、延胡索以理气止痛。孙教授常用抗癌解毒药物之嫩龙葵，其性寒平，味苦，微甘，入肺、肝、胃经。功能清热、解毒、活血、消肿。主治疔疮、痈肿、丹毒、跌打损伤。现代研究治疗慢性肠炎、慢性气管炎多有良效。而菝葜根俗称"金刚兜、金刚根"，性温，味甘，入足厥阴、足少阴经。功能祛风湿、利小便、消肿毒。主治瘰疬、疔疮、肿毒、水肿、淋病、关节疼痛、肌肉麻木、泄泻、痢疾、痔疮等。

（二）诊疗验案

案1：白头翁汤加减治疗大肠癌

胡某，女，56岁，1996年9月1日初诊。患者于1个月前发现大便带血，大便不畅，疑为痔疮。于1996年8月27日在当地医院行病理切片检查，结果示：直肠乳头状腺瘤，灶性癌变。刻下症见：乏力，头晕，大便次数基本正常，大便带血，色鲜红，偶见色黑，背胀，舌质淡，舌苔薄白，脉细涩。孙教授辨证为热毒阻肠证。治以清热解毒，凉血止痢为法。处方：白头翁12g，黄柏10g，黄连6g，秦皮10g，大蓟10g，槐花炭15g，仙鹤草12g，蒲黄炭15g，地榆炭12g，西洋参10g，生黄芪12g，制首乌15g，桑寄生12g，山药15g，白花蛇舌草15g，半枝莲15g，蒲公英15g，龙葵12g，生甘草5g。7剂，每日1剂，水煎服，早晚分服。外用蛞蝓液保留灌肠，每日1次。

1996年9月8日二诊：服药后患者自诉头已不晕，大便未带血，稍稀，乏力仍在，自觉无特殊不适，舌质淡，舌苔薄白，脉细涩。拟方：首诊方去地榆炭，加丹参 12g，珍珠母 12g。7 剂，每日 1 剂，水煎服，早晚分服。仍用蚝蝓液保留灌肠，每日 1 次。

1996 年 9 月 29 日三诊：于 1996 年 9 月 26 日在外院行电子结肠镜检查，结果示：进镜顺利（18cm），结肠直肠黏膜光滑，未见肿块。患者无特殊不适，要求服药巩固疗效。拟方：西洋参 10g，生黄芪 12g，龙葵 15g，槐花炭 15g，山药 15g，制鳖甲 15g，杜仲 12g，蒲公英 12g，谷精珠 12g，仙鹤草 12g，大蓟 12g，生薏苡仁 20g，生甘草 5g。7 剂，每日 1 剂，水煎服，早晚分服。不再用灌肠法。

1996 年 10 月 8 日四诊：服药后患者自觉无头晕，大便未带血，便质正常，乏力较前明显减轻，无特殊不适，舌质淡，舌苔薄白，脉细。拟方：三诊方原方。此后患者继续门诊服药治疗，病情稳定，无特殊不适，随访 5 年未见复发及转移。

按：孙教授认为，对直肠癌之诊治，早期发现、早期确诊乃取得良效之关键。此案例中因患者要求保守治疗，故以内服中药与外用灌肠疗法结合，用蚝蝓液保留灌肠，使药物直接作用于病所，起效迅速，疗效巩固。方中白头翁、黄柏、黄连、秦皮清热止痛；西洋参、生黄芪、制首乌益气养阴；槐花炭、大蓟、仙鹤草、蒲黄炭、地榆炭涩肠止泻止血；白花蛇舌草、半枝莲、蒲公英、龙葵抗癌解毒散结；桑寄生、山药、生甘草健脾益肾。全方共奏清热解毒，凉血止痛之效。

案 2：四神丸加减治疗大肠癌

刘某，女，48 岁，2008 年 3 月 5 日初诊。患者于 2007 年 8 月食寒凉之品后出现腹泻，7~8 次/日，便稀溏，带脓血，就诊于当地医院行电子结肠镜检查，结果示：直肠癌。遂行直肠癌根治术，术后病理结果示：低分化腺癌，术后予化疗5个疗程。刻下症见：胃脘胀，矢气频频，腹胀腹泻，7～8次/日，便稀溏，带脓血，月经紊乱，白带多，舌淡，舌苔白腻，脉濡细。孙教授辨证为脾肾虚寒，脾胃失和证。治以调和脾胃，温肾暖脾为法。处方：补骨脂6g，吴茱萸12g，肉豆蔻12g，五味子10g，生姜8g，诃子肉6g，生晒参12g，生北芪10g，紫丹参10g，炒白术10g，生山楂10g，焦山楂10g，炒枳壳6g，大腹皮10g，制川厚朴6g，鸡内金6g，西砂仁4g，炒六曲15g。7剂，水煎服，每日1剂，早晚两次分服。

2008年3月12日二诊：服药后患者自觉胃脘胀较前减轻，矢气减少，腹胀腹泻，5～6次/日，便稀溏，脓血减少，舌淡，舌苔白腻，脉濡细。拟方：首诊方加葫芦壳6g，车前子10g。14剂，水煎服，每日1剂，早晚两次分服。

2008年3月27日三诊：服药后患者自觉胃脘胀较前明显减轻，矢气减少，腹胀腹泻，4～5次/日，便质成形，脓血明显减少，舌淡，舌苔白腻，脉濡细。拟方：二诊方改生晒参为党参15g，加半夏7g，陈皮7g，莱菔子10g，炒谷芽15g，炒麦芽15g。14剂，水煎服，每日1剂，早晚两次分服。

2008年4月12日四诊：服药后患者自觉无胃脘胀及矢气，腹泻较前明显减轻，3～4次/日，便质成形，无脓血，舌淡，舌苔白，脉濡细。拟方：太子参15g，生北芪10g，紫丹参10g，炒六曲15g，大腹皮10g，炒青皮10g，莱菔子10g，炒枳壳6g，火麻仁10g，谷芽15g，麦芽15g，车前子10g，葫芦壳6g，生甘草5g。14剂，水煎服，每日1剂，早晚两次分服。

2008年4月26日五诊：服药后患者诸症减轻，大便次数1~2次/日，细条状软便，无脓血，舌淡，舌苔白，脉濡细。拟方：四诊方原方。14剂，水煎服，每日1剂，早晚两次分服。此后患者继续门诊服药，随证加减，病情稳定，未见复发及转移。

按：腹泻的病因中最重要的便是湿与寒。如《杂病源流犀烛·泄泻源流》即明确指出："是泄虽有风、寒、热、虚之不同，要未有不源于湿者也。"但湿为阴邪，随兼夹的不同而有差异，湿与热结则为湿热；湿与寒合则为寒湿，而用药有别。关于其治法，明·李士材在《医宗必读·泄泻》提出了著名的治泻九法，即：淡渗、升提、清凉、疏利、甘缓、酸收、燥脾、温肾、固涩，使泄泻的治疗方法趋于完备。对于久患泄泻，清代叶天士在《临证指南医案·泄泻》还提出以甘养胃，以酸制肝，创泄木安土之法。本例患者突出的表现除症状的严重外，尚有脾虚寒滞，正气不足，故药以四神丸涩肠止泻，同时酌加益气补脾扶正之品，全方以调和脾胃，温肾暖脾为法。

（三）名中医经验发微

孙教授认为肿瘤的病机无非虚实两端，虚者为正虚，主要为气虚，亦可气血两虚；实者，邪实也，主要为血瘀，亦可有痰浊，即痰瘀互结，故肿瘤之证多为气血两虚、痰瘀互结、气滞血瘀、邪毒壅聚等。临床治疗，孙教授强调要辨清病证虚实，虚者以扶正为主，实者以祛邪为要。孙教授临证力主肠癌患者的中药治疗，以内外合治、攻补兼施为基本原则。无论病

初、病中或晚期，除祛邪外，必扶正固本，切忌妄用攻邪，滥
伐虚体，以免正气更伤，邪实更甚，毒邪内陷，加速病情恶
化。在内服攻补兼施中药之外，常用蛞蝓液保留灌肠，使药物
直达病所，临床疗效显著。

参考文献

1. 蔡铁如，余建文. 孙光荣内外兼治直肠癌经验简析 [J]. 湖南中
医药导报，2000，6（6）：9-11

二四、吴良村教授治疗大肠癌心得

吴良村，男，教授，全国著名中医肿瘤学家，当代著名肿
瘤疑难病治疗专家，全国老中医药专家学术经验继承工作指导
老师，中华中医药学会肿瘤分会委员，中国抗癌协会传统医学
委员会委员。吴教授行医 40 余载，擅长运用中西医结合的方
法治疗各种常见肿瘤，在对肠癌的病因病机认识及治疗方面有
着独到的见解，继承不泥古，创新不离宗，仅诊治中晚期肠癌
便数以千计，具有丰富的临床经验。出版医学专著 3 部，发表
医学论文 40 篇，主持 10 多项国家级、省部级课题并获奖。承
担国家"七五""八五"攻关课题，获国家科技进步一等奖，
国家中医药管理局科技进步奖及国家发明奖多项。

（一）临证所得

关于大肠癌的病因病机，《黄帝内经》着重谈到寒邪外侵
及内伤忧怒，以致"血气稽留""津液涩渗"，着而不去渐结
成积。《医宗必读·积聚篇》云："积之成者，正气不足而后
邪气踞之"。而吴老先生认为大肠癌之病位在肠，与肺、脾、

胃、肾、肝关系密切，发病多与饮食、情志相关，不外乎内因和外因。内因多与正气不足，情志失调，肠胃损伤有关。外因多与邪毒客于肠胃，饮食所伤有关。正气不足，邪毒乘虚而入，复因饮食情志损伤，致湿热、气滞、血瘀、痰凝、癌毒相互交结，久而渐成积块而病。正气不足是其发生发展的内在原因。也是被邪毒伤耗的结果（这一点贯穿疾病发生发展的始终）。邪毒益猖，气血津液流通被进一步阻滞，正气耗损，气阴两亏，邪毒肆虐脏腑经络，正退邪进，而邪进正衰，因果相连，变证从生，终至气血阴阳俱虚，阴阳离决而危及生命。故大肠癌属因虚而致积、因积而益虚，本虚而标实之病证。痰湿、热毒、瘀滞为病之标，正气不足为病之本。

在治疗方面，《证治准绳·积聚》有云："治疗是病分初、中、末三法"，其初者当"治其始感之邪与留结之客者，除之、散之、行之、虚者补之"；其中者当"祛湿热之邪，其块之坚者削之，咸以软之，此时因病邪久踞，正气尤虚，必以补泻迭相为用"；其末者当"补益其气，兼导达经脉，使荣卫流通则块自消矣"。《景岳全书·积聚》云："治积之要，在知攻补之宜，而攻补之宜，当于孰缓孰急中辨之，凡积聚未久而元气未损者，治不宜缓，盖缓之则养成其势，反以难制，此所急在积，速攻可也。若积聚渐久，元气日虚，此而攻之，则积气本远，攻不易及，胃气切近，先受其伤，愈攻愈虚"。吴教授在治疗上重视整体，必求其本。认为治积不能急于求成，可以"屡攻屡补，以平为期"。他把攻补两大治法与积聚病程中的初、中、末三期有机地结合起来，"初者病邪初起，正气尚强，邪气尚浅，则任受攻。"宜以攻为主，重用清热利湿、活血化瘀、软坚散结、解毒消积、以毒攻毒等法；"中者受病渐久，邪气较深，正气较弱，任受且攻且补。"宜攻补兼重，多清热利湿、活血化瘀、软坚散结、解毒消积、以毒攻毒等法与益气养阴、健脾和胃、养肝益肾、气血双补、滋阴壮阳、培本固元等法兼重；"末者，病魔经久，邪气侵凌，正气消残，则任受补。"宜以补为主，重视益气养阴、健脾和胃、养肝益肾、气血双补、滋阴壮阳、培本固元等法，求"养正积自消"之功。

根据大肠癌既有气阴不足之虚，又有肠腑湿热、瘀毒胶结之实这一矛盾，吴教授以中医辨证为依托，重视整体观念，量证拟方，寓泻于补，寓补于泻，性味调和，刚柔相济，攻补有度，无"虚虚"，无"实实"，做到既不伤正，又不助邪。如大肠癌晚期患者化疗后，气阴两伤证候突显，不能因其正已虚，而只以益气养阴之药堆砌使用，全然不顾补益之品腻滞碍胃之弊。吴教授认为，肿瘤的治疗无纯粹的补法，只要体质尚可，就不应该放弃攻邪，不能认为癌症只可补益，以免滞邪，甚至助邪。当然也不能过于攻伐，一味峻猛强攻，肿瘤固然消减，而患者正气已伤。吴教授在遣方用药上一直重视脾胃，认为健脾和胃药几乎对所有的癌症患者都是必需的，故常用苍术、白术、猪苓、茯苓、鸡内金、山楂、谷芽、麦芽等。对于大便溏泻者，则多用炒制之品，慎用生地等寒凉之物。此外，活血化瘀类中药不但能减少补益药凝滞之弊，而且能配合放化疗起增效的作用，如三棱、莪术、丹参、延胡索等均能入肝肾、活血止痛，并能增加肿瘤细胞对化疗药物的敏感性。莪术因其特有的提升白细胞的功能，还能改善化疗后的骨髓抑制。

吴教授认为在大肠癌的病因病机中，除了正气不足外，最重要的便是热毒内蕴，而热毒内蕴势必耗气伤阴，临床多以气阴两虚为基础。"留得一分阴液，便有一分生机"。故在治疗中，尤善用黄芪、党参、生晒参、太子参、沙参、麦冬、石斛、玉竹、生地、天花粉等，此乃吴教授治疗肠癌特色之最，并贯穿治疗过程的始终。且吴教授很重视中医药配合放化疗治疗的阶段区别，在患者接受放化疗治疗阶段，适当减少藤梨根、蛇舌草、猫爪草、重楼、天南星、全蝎、红豆杉等性峻猛、药力强的清热解毒抗肿瘤类药物的运用，而适当增加枸杞子、女贞子、茯苓、白术、红枣、酸枣仁等性温和、药力缓的扶正类药物，配合广木香、莱菔子、鸡内金、谷芽、麦芽等调理气机和帮助消化类药物的运用，以期达到配合放化疗、减毒增效的治疗效果。

吴教授认为肠癌致病初期伤气，继则耗伤阴血，最终气血阴阳俱亏。多数的肠癌患者确诊时已属中晚期。癌毒肆虐，加之手术、放化疗等治疗手段，常伴明显的虚损之候。如脾胃虚弱者多兼见：面色少华、体倦肢软、纳呆恶心、呃逆胃反、食少便溏、舌淡苔腻，脉虚弱，投以四君子汤加减。气血不足者多兼见：面色苍白、神疲乏力、气短懒言、舌质较淡边有齿痕，脉细弱或虚大无力，投以归脾汤加减。阴亏液少者兼见：体倦气短、口渴咽干、皮肤干燥、低热盗汗、舌干红少苔或有裂纹，脉虚数，投以益胃汤化裁加减。

吴教授认为中医治疗应根据患者是否接受其他治疗进行加味，如放化疗期间应适当运用增效减毒中药，未接受其他治疗的患者则应考虑运用解毒抗癌类中药。抗癌类中药包括重楼、青蒿、藤梨根、薏苡仁、半枝莲、垂盆草、白花蛇舌草、仙鹤草等。现代药理研究证实，这些药物均能显著抑制肿瘤生长和转移，临床观察也确认这些药物能有效改善肠癌患者的某些症状。故在临床中，配伍此类药物时，要根据患者的体质、病邪、病位、病程以及用药状况等，进行综合调治。对于晚期肠癌患者来说，主张"衰其大半而止"，切不可过用攻邪药物，重在疏导，做到攻不致虚，补不留邪。

此外，针对临床常见脾肾亏虚之病机，吴教授提出健脾温肾、消癥散积的治法，在经方四君子汤合四神丸的基础上遣方，常用药物为党参 15g，炒白术 15g，茯苓 20g，肉豆蔻 10g，补骨脂 10g，五味子 9g，吴茱萸 10g，陈皮 12g，女贞子 15g，红枣 15g，白花蛇舌草 15g，半枝莲 15g，藤梨根 30g，生薏苡仁 30g。但凡临床出现久泻久痢、面色苍白、腰膝酸软、形体消瘦、倦怠乏力、畏寒肢冷等症状，均可投以该方加减。四君子汤由人参、茯苓、白术、甘草四味药物组成，主要功用为益气健脾，主治脾胃气虚证所致的面色萎黄、语声低微、气短乏力、食少便溏、舌淡苔白、脉虚弱之症。四神丸由肉豆蔻、补骨脂、五味子、吴茱萸、大枣、生姜等药物组成，主要功用为温肾散寒、涩肠止泻，主治肾阳不足所致的泄泻，症见肠鸣腹胀、五更溏泻、食少不化、久泻不止、面黄肢冷等症。李杲曰："内伤脾胃，百病由生。"张介宾曰："五脏之伤，穷必及肾。"脾、肾两脏的功能盛衰对肠癌的发生发展具有重要作用。故吴教授治疗着重健脾温肾，只有脾胃健运，肾气充盛，才能五脏六腑强健，经络运行畅通，即"二脏安，则百脉调而病自息"。健脾补肾治法具有提升免疫力、增效减毒、改善症状、延长生存期等作用，因此应用于防治肠癌的全过程。组方中吴教授在用药、用量上稍有改动。党参甘、平，归脾、肺经，具有补脾肺气、补血生津之效。人参甘、微苦，归肺、脾、心经，具有大补元气、补脾益肺、生津、安神益智之效。人参与党参虽均具有补脾气、补肺气、益气生津、益气生血及扶正祛邪之功，均可用于脾气虚、肺气虚、津伤口渴及气虚邪实之症。但党参性味甘平，作用缓和，药力薄弱，古方用党参治以轻症和慢性疾患者。《本草从新》曰："党参，补中益气，和脾胃，除烦渴。中气微虚，用以调补，甚为平安。"且党参具有补血之功。肿瘤患者因放化疗及肿瘤本身原因常具有贫血症状。故吴教授用党参取之药力缓和且兼具补血之功。党参补脾肺气，补血生津；白术甘苦性温，归脾、胃经，被誉为"补气健脾第一要药"；补骨脂辛苦性温，归肾、脾经，补命门之火以温养脾土，《本草纲目》谓其"治肾泻"。三药共为君药，共奏补脾益气兼温肾暖胃之功。茯苓味甘，善入脾经，能健脾补中，与白术相配，增强健脾之功，《本草纲目》中记载为"止泄痢，消暑，暖脾胃"；肉豆蔻温中涩肠，与补骨脂相伍，既可增温肾暖脾之力，又能涩肠止泻；生薏苡仁甘淡，归脾、胃经，利水渗湿，健脾止泻。四药配伍温肾补脾之功更强，共为臣药。吴茱萸温脾暖胃以散阴寒。《本草衍义》曰："吴茱萸下气最速，肠虚人服之愈甚。"五味子酸温，固肾涩肠，合吴茱萸以助补骨脂、肉豆蔻温涩止泻之力，与红枣同煮，意在温补脾胃，鼓舞运化，为佐药。陈皮苦温，归脾、肺经，益气健脾、行气化滞，与党参、白术、茯苓同用，治脾虚气滞，不思饮食，便溏舌淡者。《本草纲目》云："其治百病，总取其理气燥湿之功。"亦为佐药。女贞子味甘苦，归肝、肾经，滋补肝肾。《本草备要》曰："益肝肾，安五脏，强腰膝，明耳目，乌须发，补风虚，除百病。"久泻伤阴，用女贞子滋补肾阴。藤梨根味淡、微涩，归胃、大肠、肝经，清热利湿、解毒消肿。白花蛇舌草、半枝莲苦寒，归肝经，清热解毒。现代药理研究表明，女贞子、藤梨根、白花蛇舌草、半枝莲具有抑制肿瘤生长和调节免疫的作用。五药为使增强全方提升机体免疫功能，抑制瘤细胞增殖的功效。诸药合用共奏健脾温肾、消癥散积之功。再随证加味对结直肠癌脾肾亏虚证疗效肯定。

（二）诊疗验案

案1：四君子汤合黄芩汤加减治疗大肠癌

杨某，男，76岁，2009年2月23日初诊。患者于2008年12月因皮肤巩膜黄染及无痛性腹泻至上海医院求治。于2009年1月5日行经内镜鼻胆管引流术（ENBD），2009年1月13日行保留幽门胰头十二指肠切除术，术后病理结果示：十二指肠壶腹部中分化腺癌，慢性胰腺炎，慢性胆囊炎。术后予抗感染、止血、补液等对症支持，未行放化疗。刻下症见：面色少华，神疲乏力，食后腹胀，呃逆反酸，纳呆便秘，舌质红，舌苔黄腻，脉弦。此为肠积刀圭之后，脾气亏虚，毒热蕴结之候。治以健脾益气，泄热解毒为法。处方：太子参15g，茯苓15g，白术12g，甘草6g，炒黄芩15g，白芍12g，大枣6g，北沙参15g，麦冬15g，石斛12g，枳实10g，青蒿15g，三叶青15g，金钱草15g，鸡内金15g，半枝莲15g，绿萼梅15g，预知子15g，益元散15g。14剂，水煎服，每日1剂，早晚两次分服。

2009 年 3 月 9 日二诊：服药后患者面色少华，仍感神疲乏力，食后腹胀减轻，呃逆反酸减少，纳呆便秘，舌质红，舌苔黄腻，脉弦。拟方：首诊方加制大黄 9g，茵陈 15g。14 剂，水煎服，每日 1 剂，早晚两次分服。

2009 年 3 月 25 日三诊：服药后患者面色润，仍感神疲乏力，食后腹胀明显减轻，呃逆反酸减少，纳食增加，便秘，2~3 日一行，舌质红，舌苔黄腻，脉弦。拟方：二诊方加车前子 30g，龙葵 30g，六神曲 12g。14 剂，水煎服，每日 1 剂，早晚两次分服。

2009 年 4 月 11 日四诊：服药后患者面色润泽，神疲乏力较前明显减轻，食后无腹胀及呃逆反酸，纳食增加，大便改善，1~2 日一行，舌质红，舌苔黄，脉弦。拟方：三诊方加莱菔子 12g，火麻仁 10g。14 剂，水煎服，每日 1 剂，早晚两次分服。

2009 年 4 月 26 日五诊：服药后患者面色润泽，无神疲乏力感，食后无腹胀及呃逆反酸，纳食可，大便基本正常，舌质红，舌苔白，脉细。拟方：四诊方原方。14 剂，水煎服，每日 1 剂，早晚两次分服。此后患者继续门诊服药 1 个月余，诸症改善，病情平稳，未见转移及复发。

按：吴教授认为，此案例患者为老年男性，年逾七旬，肾水已亏，癌毒久居人体，耗气伤阴，气阴两虚。又加之手术，气血受损。"阴者，藏精而起亟也"，阴液亏虚，无以起亟化气，故而面色少华，神疲乏力；正气不足，无以抗邪，则毒热猖狂于中焦，《黄帝内经》云："中焦如枢"，脾以升，胃以降，升清降浊，则气机调畅，然毒热聚于中焦，气机阻滞，故见纳呆腹胀；升降失常，浊气上逆，见呃逆反酸，舌苔黄腻；"大肠者，传导之官，变化出焉"，毒蕴气机阻滞，大肠传导失司，则便秘。故辨证为脾气亏虚，毒热蕴结之候。治以健脾益气，泄热解毒为法。故初诊以四君子汤益气健脾；黄芩汤泄热解毒；北沙参、麦冬、石斛养阴以清热；青蒿、三叶青、金钱草、半枝莲清热解毒以祛邪；预知子、绿萼梅疏肝理气而不伤阴；鸡内金健胃和中，防大队苦寒之品伤及后天脾胃，金钱草、益元散清热利湿，使毒热从小便而走。二诊大便未通，加以制大黄、茵陈通下，使邪从二便而走。三诊因大便改善，加车前子、龙葵以加强清热利湿，并佐以神曲护胃和中。三诊药后，诸症明显改善，显效。纵观本案，其特点在于：一般症见腹胀呃逆、纳呆便秘、舌红苔黄腻者，多辨为湿热阻滞，而吴教授在此案从"虚"、从"毒"论治，治以扶正祛邪，并给邪以出路，使其从二便而走，达"邪去则正自安"之效。

案 2：四神丸、四君子汤、枳实芍药散加减治疗大肠癌

李某，女，58 岁，2015 年 9 月 6 日初诊。患者 8 年前因直肠癌于当地医院行 Mile′s 术，术后病理结果示：溃疡型黏液腺癌，浸润至外膜层，伴淋巴结转移（1+/7），术后予化疗及局部放疗治疗。5 年前复查，结果考虑肺部转移，新辅助化疗 8 个周期后，行右下肺基底段切除术，术后病理检查结果示：肺黏液腺癌，术后继续化疗 4 个周期。此次因"直肠癌术后 8 年，肺转移癌术后 5 年"就诊，刻下症见：大便溏薄，5～6 次/天，腹痛，乏力倦怠，纳呆食少，腰膝酸软，畏寒肢冷。查体：神情倦怠，形体消瘦，面色苍白，舌淡、胖大，边有齿痕,舌苔白,脉沉细。中医诊断为:肠覃,证属脾肾阳虚证。西医诊断为:直肠癌术后伴肺转移癌术后。治以健脾温肾,消癥散积为法。处方:党参15g,炒白术15g,茯苓20g,炙甘草6g,肉豆蔻10g,补骨脂10g,五味子9g,吴茱萸10g,枳实15g,炒白芍9g,干姜6g,红枣15g,陈皮12g,女贞子15g,白花蛇舌草15g,半枝莲15g,藤梨根30g,生薏苡仁30g。14剂,水煎服,每日1剂,早晚两次分服。

2015年9月21日二诊:服药后患者仍面色白,大便溏薄,4~5次/天,腹痛较前减轻,乏力倦怠,纳食增加,腰膝酸软,畏寒肢冷,夜寐欠安,舌淡、胖大,边有齿痕,舌苔薄白,脉沉细。拟方:首诊方去炒白芍、枳实,加制远志10g,合欢皮15g。14剂,水煎服,每日1剂,早晚两次分服。

2015年10月7日三诊:服药后患者面色润,大便溏薄较前好转,2~3次/天,腹痛较前明显减轻,乏力倦怠感不明显,纳食增加,腰膝酸软,畏寒肢冷减轻,夜寐改善,舌淡,舌苔薄白,脉沉细。拟方:二诊方加黄芪12g,枸杞子12g。14剂,水煎服,每日1剂,早晚两次分服。

2015年10月23日四诊:服药后患者面色润泽,大便基本正常,1~2次/天,细条状软便,无腹痛及乏力倦怠,纳食可,腰膝酸软不明显,畏寒肢冷明显减轻,夜寐可,舌淡,舌苔薄白,脉沉细。拟方:三诊方去肉豆蔻、补骨脂、五味子、远志,加生地黄15g,山药12g。14剂,水煎服,每日1剂,早晚两次分服。

2015年11月8日五诊:服药后患者面色润泽,大便正常,1~2次/天,细条状软便,无腹痛及乏力倦怠,纳食可,无腰膝酸软及畏寒肢冷，夜寐可，舌淡，舌苔薄白，脉沉细。拟方：四诊方原方。14剂，水煎服，每日1剂，早晚两次分服。此后患者继续门诊服药，随证加减，病情平稳，随访及复查未见复发和转移。

　　按：《素问·阴阳应象大论》云："湿盛则濡泄。""泄泻之本，无不由于脾胃"，泄泻之因"无湿不成泄"。患者直肠癌术后，经过多次化疗后元气大伤，胃纳较差，腹泻，伴有腹痛、疲乏、腰膝酸软，脉细。病变虽在肠肺，然损及脾肾，故投以四神丸合四君子汤以调理脾肾，促进肠道功能恢复，减少手术并发症。方中党参补脾肺气；白术、茯苓益气健脾渗湿；补骨脂、肉豆蔻、吴茱萸与五味子相合为四神丸，温脾肾、疏肝气；陈皮行气、燥湿；女贞子、红枣、白花蛇舌草、半枝莲、藤梨根、生薏苡仁共奏抗肿瘤之功；枳实行气导滞兼以通便止痛；炒白芍柔肝止痛；制远志、合欢皮镇静安眠。全方在健脾温肾基础上，又渗湿止泻、疏肝止痛。

（三）名中医经验发微

　　吴教授认为肠癌之病位在肠，与肺、脾、胃、肾、肝关系密切，发病多与饮食、情志相关。内因多与正气不足，情志失调，肠胃损伤有关。外因多与邪毒客于肠胃，饮食所伤有关。正气不足，邪毒乘虚而入，复因饮食情志损伤，致湿热、气滞、血瘀、痰凝、癌毒相互交结，久而渐成积块而病。在治疗上重视整体，必求其本。认为治积不能急于求成，可以"屡攻屡补，以平为期"。把攻补两大治法与积聚病程中的初、中、末三期有机地结合起来，初期以攻为主，重用清热利湿、活血化瘀、软坚散结、解毒消积、以毒攻毒等法；中期攻补兼重，多清热利湿、活血化瘀、软坚散结、解毒消积、以毒攻毒等法与益气养阴、健脾和胃、养肝益肾、气血双补、滋阴壮阳、培本固元等法兼重；晚期以补为主，重视益气养阴、健脾和胃、养肝益肾、气血双补、滋阴壮阳、培本固元等法。

参考文献

1. 孙孝超，谢长生. 吴良村自拟健脾温肾汤治疗老年脾肾亏虚型结直肠癌的经验［J］. 广西中医药大学学报，2016，19（4）：41-43

2. 叶晔，沈敏鹤. 吴良村治疗肠癌经验［J］. 中华中医药学刊，2010，28（4）：732-734

二五、陈培丰教授治疗大肠癌心得

陈培丰，男，教授，浙江省中西医结合学会肿瘤专业委员会副主任，浙江省中青年临床名中医。从医近 30 年，对恶性肿瘤的中西医结合治疗有丰富的临床经验，尤擅治消化道肿瘤、肝脏肿瘤等。代表性医学专著 3 部，发表医学论文 30 余篇，主持多项国家级、省部级课题，获浙江省中医药科学技术成果奖、浙江省高等学校科研成果奖等。

（一）临证所得

历代医家对于大肠癌的病因病机论述颇多，而陈教授根据多年临床实践经验，认为大肠癌多是因正气内虚，复加恣食肥甘醇酒、忧思恼怒、劳累过度、寒温失节，使脏腑之气益虚，久则瘀毒痰湿互结而为病。

陈教授认为，中医辨证肠癌可分为脾胃气虚、湿热蕴结、脾肾阳虚、肝肾阴虚、气血两亏等多种证型，但目前多数患者在寻求中医药治疗时已经或正在接受西医治疗，包括手术、放疗、化疗等，这对中医证型的变化及病情的发展产生较大的影响。陈教授认为，从"邪正变化"的角度而言，以手术或放化疗为起点，初期邪气骤除而正气重伤，为"邪去正虚"阶段。此阶段除早期病变手术彻底切除外，常余邪未尽。此时中医证型以脾胃气虚、湿热蕴结等为多。中医药治疗应以扶正为主，少佐祛邪，可助正气恢复、清除余毒、减轻手术或放化疗的不良反应，且可较长时期维持疗效。随着肿瘤的复发转移，则逐渐进入"邪正相持"阶段。此阶段肿瘤增大，再加上西医姑息性放化疗，耗精伤气，患者乏力消瘦，显示正虚邪盛之象。此时中医证型多表现脾肾阳虚、肝肾阴虚等，中医药治疗应攻补兼施。晚期则肿瘤已发展到后期，远处或多处转移，肿块显露，出现面黄肌瘦等恶病质，此为"邪实正衰"阶段。此时中医证型以气血两亏等为主，此阶段以扶正调理为主，配合西医的对症支持治疗，以缓解症状，减轻痛苦，控制病情的发展。故其认为中医药治疗大肠癌宜在辨证论治基础上，分阶段权衡"扶正"与"抗癌"的力度，同时改善症状，提高生活质量。

西医手术或放化疗治疗具有抗癌解毒作用，但易损伤人体的气血津精。此阶段中医当采用扶正培本、少佐祛邪的辨证治疗。手术耗气伤血，术后多气血双亏或气阴两伤，脾胃失调，症见少气懒言、神疲乏力、面色萎黄或淡白、纳差、便溏等，治宜补气生血或养阴生津等。陈教授认为，术后早期，调理脾胃宜平补不宜骤补，可选甘淡性平之品组方，可用四君子汤加减。常予太子参、白术、茯苓、山药、薏苡仁、扁豆、芡实、麦冬、清半夏、陈皮、鸡内金、红枣、炙甘草等，以调理脾胃功能，增强胃纳，以提高免疫力，加快术后恢复，为术后放化疗创造条件。化疗可致脾失运化、胃失受纳、肠失传导，症见恶心、呕吐、乏力、纳差、便秘或腹泻，宜健脾和胃，降逆止呕，通便或止泻，常用姜半夏、姜竹茹降逆止呕；炒山药、炒扁豆、芡实、补骨脂、肉豆蔻、马齿苋等止泻。在化疗中使用止吐西药，常常易引起大便干燥难解。根据中医理论，腑气不通，则胃气上逆，常加重呕吐，故常用莱菔子、瓜蒌仁、枳实、肉苁蓉、火麻仁、大黄、芦荟等通便泄腑，以缓解呕吐症状。陈教授认为，化疗引起的消化道反应，可降低患者的生活质量，也常使患者产生对化疗的畏惧心理。故化疗过程中使用调理脾胃、降逆止呕中药治疗可缓解消化道反应，提高生活质量和治疗信心。中医认为，肾主骨生髓，脾主运化，滋养肾精。故化疗后出现骨髓抑制，治当健脾益肾、补血填精，常用黄芪、太子参、山药、白术、枸杞子、地黄、山茱萸、黄精、五味子、女贞子、石斛等。放疗属"热毒"，易耗伤津液。如并发放射性肠炎，症见黏液便或血样便，里急后重，为湿蕴下焦，气机阻滞，传导失职所致，故常治以清热凉血、理气止泻，药用黄芩、黄连、葛根、生地榆、槐米、仙鹤草等清热凉血；马齿苋、白头翁、秦皮、乌梅等止泻；蔻仁、砂仁、藿香等理气化湿。陈教授认为此为本虚标实之证，不可过用寒凉之品。在此基础上，常少佐藤梨根、蛇莓、红藤、白花蛇舌草、龙葵、石见穿、半枝莲等祛邪抗癌。

其次，陈教授认为，肿瘤"邪正相持"阶段，中医药治疗应遵循"扶正祛邪，随证治之"的原则，在顾护正气的基础上，积极发挥中医药的攻补兼施作用。组方常由四部分组成：①健脾是基础，吴昆《医方考》言："脾胃者，土也。土为万物之母，诸脏腑百骸受气于脾胃而后能强。若脾胃一亏，则众体皆无以受气，日见羸弱矣"。健脾药常用太子参、白术、茯苓、山药、薏苡仁、扁豆、芡实等；健脾须以助运消导和胃为先，故常佐以谷芽、麦芽、鸡内金、焦山楂、六神曲等保护胃气。②辨其气血阴阳偏衰，分别予以补气、养血、补阴、温阳。血虚者，症见头晕目眩、唇爪色淡、舌淡脉细，可予熟地黄、芍药、制首乌、桑椹子等，补血药多用恐阴柔碍胃，故常和陈皮、麦芽、鸡内金等同用以助运；阴虚者，症见形体消瘦、头晕耳鸣、潮热盗汗、口干咽燥、舌红少苔、脉细数，药用麦冬、玉竹、枸杞子、南沙参、北沙参等；阳虚者，症见神疲乏力、怕冷、小便频数、舌淡苔白脉沉细，予淫羊藿、仙茅、杜仲、菟丝子、淡附片等温阳之品。③配合抗肿瘤药，常选用经动物实验证实有抗癌功效的药物，如藤梨根、天南星、白英、白花蛇舌草、蛇莓、半枝莲、红藤等清热解毒类药物；亦常用石见穿、莪术等活血化瘀，山慈菇、夏枯草等软坚散结。以上诸药皆性寒易败胃，宜适时适量应用。活血化瘀之品恐能促瘤转移，不宜久用多用。④对症治疗，肠癌患者易出现大便不调、腹胀腹痛、水肿、纳呆食少、肛门下坠等症，常随症加减。

明代李中梓《医宗必读》指出："末者，病魔经久，邪气侵凌，正气消残，则任受补"。陈教授认为晚期肿瘤患者已处"邪实正衰"，正气虚衰较甚，癌毒虽仍亢盛，但机体不任攻伐，治疗应以扶正调理为主，旨在减轻症状，提高生存质量，延长生存期。如腹痛常用白芍、甘草、延胡索、川楝子、乌药等缓急止痛；腹胀常用大腹皮、陈皮、佛手、厚朴、绿萼梅、预知子等行气消胀；不全性肠梗阻常予生大黄、火麻仁、枳实、芒硝等泻下通腑；腹水常用车前子、泽泻、猪苓、腹水草、地骷髅等利水消胀；肛门下坠常加黄芪、升麻、葛根；口干舌红少苔，常加西洋参、石斛等。

（二）诊疗验案

案1：四君子汤加减治疗大肠癌

董某，男，70岁，2008年8月5日初诊。患者2008年7月因"大便带血2个月"于当地医院行电子结肠镜检查，结果示：直肠癌。遂行经腹直肠癌根治术（Dixon术），术后病理结果示：中分化腺癌，部分黏液腺癌。术后服希罗达1.5g，1天2次，1个周期，出现脱皮水疱等手足综合征，遂停服。刻下症见：纳差，头晕乏力，大便偏稀，夜寐不安，舌质淡，边有齿痕，舌苔白，脉沉细。陈教授认为患者手术耗伤气血，加之化疗损伤脾胃。脾胃为后天之本，气血生化之源，气血不足，则见乏力、头晕、夜寐不安；脾失健运，胃纳不振，湿浊内生，故纳差，大便偏稀；舌质淡，边有齿痕，舌苔白，脉沉细，皆为中焦脾胃气虚之象。故治宜补益中焦脾胃之气，以恢复其运化受纳之功。处方：太子参15g，白术15g，茯苓30g，炙甘草6g，薏苡仁30g，山药30g，夜交藤30g，合欢皮30g，车前子15g，白花蛇舌草15g，藤梨根15g，淮小麦30g，鸡内金12g，生山楂12g。14剂，水煎服，每日1剂，早晚两次分服。并嘱其忌食辛辣、油腻、腌制之品。

2008年8月20日二诊：服药后患者自诉纳食较前增加，

仍感头晕乏力，大便偏稀，夜寐较前改善，舌质淡，边有齿痕，舌苔白，脉沉细。拟方：首诊方加远志12g，茯神12g，砂仁10g。14剂，水煎服，每日1剂，早晚两次分服。

2008年9月7日三诊：服药后患者自诉纳食好转，头晕较前减轻，仍感乏力，大便基本正常，细条状软便，夜寐可，舌质淡，舌苔薄白，脉沉细。拟方：二诊方加黄芪15g，太子参增至30g加强补气。14剂，水煎服，每日1剂，早晚两次分服。

2008年9月23日四诊：服药后患者自诉纳食佳，头晕明显减轻，乏力改善，大便正常，细条状软便，夜寐可，舌质淡，舌苔薄白，脉沉细。拟方：三诊方去夜交藤、合欢皮、淮小麦、鸡内金，加枸杞子12g。14剂，水煎服，每日1剂，早晚两次分服。此后患者继续门诊服药，每2周复诊1次，诸症好转，病情稳定，复查各项指标基本正常。

按：此案例为直肠癌术后及化疗后，症见纳差，头晕乏力，大便偏稀，夜寐不安。此为手术后耗伤气血，加之化疗损伤脾胃。因脾胃为后天之本，气血生化之源，损伤脾胃，脾失健运，胃纳不振，湿浊内生为其基本病机，故陈教授治以四君子汤加减。方中太子参、白术、茯苓、薏苡仁、山药等健脾益气；夜交藤、合欢皮健脾养心助眠；车前子、白花蛇舌草、藤梨根等解毒抗癌；鸡内金、生山楂、炙甘草等消食健脾益气；全方健脾为主，兼解毒抗癌，为治疗肠癌术后脾胃气虚之良方。

案2：六君子汤加减治疗大肠癌

陈某，女，47岁，2012年5月13日初诊。患者2011年7月因"间断腹痛2个月"就诊于当地医院，行电子结肠镜检查，结果示：结肠癌。遂行结肠癌根治术，术后病理结果示：右半结肠浸润型中-低分化腺癌，侵犯浆膜外伴脉管内癌栓形成，1/40 只淋巴结转移。术后辅助化疗 6 个周期。刻下症见：神清，精神一般，乏力，纳眠尚可，双脚酸重，咳少量白痰，二便调，舌质淡红，舌苔白腻，脉细弱。辨证属脾气亏虚证。治以补脾益气，健脾助运为法。处方：太子参 15g，白术 12g，茯苓 15g，甘草 6g，陈皮 9g，制半夏 9g，青蒿 12g，荷叶 9g，淡竹叶 9g，藤梨根 30g，炒稻芽 12g，炒麦芽 12g。14 剂，水煎服，每日 1 剂，早晚两次分服。

2012 年 5 月 27 日二诊：服药后患者精神较前好转，仍感乏力，纳食不香，夜寐可，双脚酸重减轻，咳少量白痰，二便调，舌质淡红，舌苔白腻，脉细弱。拟方：首诊方加木香 12g，砂仁 12g，鸡内金 15g，鸡血藤 12g。14 剂，水煎服，每日 1 剂，早晚两次分服。

2012 年 6 月 12 日三诊：服药后患者精神好转，周身乏力减轻，纳食尚可，夜寐可，双脚酸重明显减轻，无咳痰，二便调，舌质淡红，舌苔薄白，脉细。拟方：二诊方加虎杖 15g，黄芪 12g，枸杞子 15g。14 剂，水煎服，每日 1 剂，早晚两次分服。

2012 年 6 月 27 日四诊：服药后患者精神佳，无周身乏力，纳食佳，夜寐可，双脚酸重感消失，无咳痰，二便调，舌质淡红，舌苔薄白，脉细。拟方：三诊方去麦芽、稻芽、半夏，加薏苡仁 15g，山药 15g。14 剂，水煎服，每日 1 剂，早晚两次分服。此后患者病情平稳，持续门诊随访治疗，定期复查未见复发及转移。

按：此例患者为化疗期间出现正气不足，外邪趁虚侵袭，辨证属脾气亏虚证。故治以健脾益气为主，陈教授拟六君子汤加减。方中太子参、白术、茯苓健脾益气，陈皮、半夏理气燥湿，青蒿、荷叶、淡竹叶清热利湿，藤梨根抗肿瘤，稻芽、麦芽护胃消食助消化，甘草调和诸药。因脾胃为后天之本，脾胃虚弱，失于运化，气血生化乏源，故出现乏力、双脚酸重、脉细弱等表现。因脾虚湿蕴，上蕴于肺，患者出现咳少量白痰，方中用陈皮、半夏理气健脾化痰，即所谓"扶正为本，祛邪有度"。全方健脾益气为主，祛邪抗癌为辅，旨在调理脾气以生气血，扶正抗邪，正气复则邪气自除。

（三）名中医经验发微

陈教授认为中医药治疗大肠癌宜在辨证论治基础上，分阶段权衡"扶正"与"抗癌"的力度，同时改善症状，提高生活质量。现代临床中西医手术或放化疗为常用治疗手段，虽效果迅速，但却易损伤人体的气血津精。而中医治疗则有扶正培本、少佐祛邪的辨证治疗。陈教授认为，术后早期，调理脾胃宜平补不宜骤补，可选甘淡性平之品组方，可用四君子汤加减，以调理脾胃功能，增强胃纳，以提高免疫力，加快术后恢复，为术后放化疗创造条件。化疗不良反应的出现，常常困扰患者，故临床出现恶心、呕吐、乏力、纳差、便秘或腹泻时，宜健脾和胃，降逆止呕，通便或止泻，常用药物为姜半夏、姜竹茹降逆止呕；炒山药、炒扁豆、芡实、补骨脂、肉豆蔻、马齿苋等止泻；莱菔子、瓜蒌仁、枳实、肉苁蓉、火麻仁、大黄、芦荟等通便泄腑，以缓解呕吐症状。此外，中医认为，肾主骨生髓，脾主运化，滋养肾精。故化疗后出现骨髓抑制，治当健脾益肾、补血填精。此外，当肿瘤处于"邪正相持"阶段时，中医药治疗应遵循"扶正祛邪，随证治之"的原则，在顾护正气的基础上，积极发挥中医药的攻补兼施作用。

参考文献

1. 谢鑫灵. 陈培丰诊治肠癌临床经验 [J]. 浙江中西医结合杂志，2011，21（3）：146-148

二六、李建生教授治疗大肠癌心得

李建生，男，教授，中国癌症基金会理事，中国癌症基金会鲜药学术委员会主任委员，中国中西医结合学会肿瘤专业委员会委员，中国老年病医学会顾问。从医 20 余年，对恶性肿瘤的中西医结合治疗有丰富的临床经验，尤擅治疗消化道肿瘤、肺癌等。发表学术论文 20 余篇，主持多项省部级课题并获奖。

（一）临证所得

大肠癌属消化道恶性肿瘤之一，在我国仍属高发恶性肿瘤。大肠癌的生长相对缓慢，早期不易被发现，一经发现大多为中晚期。李教授认为素体虚弱，脾肾不足是大肠癌发病的内因，饮食不节，情志失畅，起居不慎，感受外邪是发病的外因。其病位在大肠，发病与脾肾密切相关，脾虚、湿毒、瘀阻为主要发病机制。本病多为本虚标实证，以湿邪、热毒、瘀滞为标，正气不足为本。因此正虚邪实，脾虚、湿毒、瘀滞是病理关键所在。

李教授认为大肠癌的治疗，首先应抓住发病多本虚标实、临床表现复杂多变等特点辨证论治，故提出扶正与祛邪并进原则。扶正以健脾补肾、益气活血为主，祛邪重在清热利湿、解毒软坚散结。临证多以经方四君子汤为基本方加减，常用中药为：人参、生黄芪、白术、云苓、金荞麦、女贞子、枸杞子、菟丝子、天龙、金钱白花蛇（冲服）、生麦芽、鸡内金、半枝莲、白花蛇舌草等。随症加减：湿热蕴结，便脓血黏液重者加地榆、槐花；肿痛出血者加三七粉、血余炭；脾虚夹湿便次多，里急后重明显者加诃子肉、石榴皮、槟榔；瘀毒明显者加水蛭、土鳖虫、重楼等。

整体观念是中医学的基本特点之一，其核心就是要整体地、全面地认识人体以及人体与自然界的相互关系。体现在肿瘤方面，首先以相互联系的观点，全面、整体地认识肿瘤的发生与发展、生理和病理变化特点，以及与脏腑功能盛衰、气血盈亏的密切关系。现代医学认为人体是处于动态平衡状态的完整机体。其间，神经系统、免疫系统、细胞因子、内分泌系统构成 NICE 网络，来维持人体正常生理功能，同时调节内外环境给机体带来的影响，使人体处于相对平衡的状态。李教授认为，肿瘤疾病的产生不只是局部器官本身的病变，而是机体在致病因素作用下的整体反应。肿瘤病机不外乎"虚"（阴阳、气血），"瘀"（气郁、血瘀、痰积），"热""毒"。虚是本，瘀是病理改变，六淫七情是肿瘤的产生因素。《素问·举痛论》曰："百病生于气也。"七情太过造成气血悖道，肝郁气结，畅达失职，血脉失调，血流受阻，形成瘀积癥瘕。

临床上，李教授认为治疗肿瘤患者，首先要调整患者的心理因素、社会因素、家庭因素，这"三要素"是战胜癌症的关键。对于肿瘤病机的探讨必须从整体观念出发，以七情所胜的心理疗法及辨证应用补肾益气、健脾解郁、软坚散结、解毒抗癌法治疗，故提出了肿瘤治疗四法。

1. 补肾、养精、通利法 肾为先天之本，藏精，主水，主纳气，主骨生髓，通于脑。《黄帝内经》曰："正气存内，邪不可干""邪之所凑，其气必虚"。肾气虚日久可导致肾阳虚，肾阳虚可伤及肾阴，肾阴虚又可累及肾阳，成为阴损及阳、阳损及阴的阴阳两虚证。《医宗必读·积聚》曰："积之成者，正气不足，而后邪气踞之"。肾虚日久必然致瘀，虚与瘀相互影响，形成恶性循环，促进肿瘤的发展。现代医学研究认为，癌肿来源于自身细胞，主要是由人体内环境调节控制紊乱和信息传递失误、错乱，使机体始终处于不平衡状态，脏腑功能失调，阴阳气血紊乱。肾为先天之本，治疗应培本补源，虚者补之，坚者消之，便复归于中。还要不断地追踪肿瘤患者的不同时期所处的关键点，标本兼顾，整体治疗。李教授对肾虚多用补肾、养精、通利法，使邪有出路。常用药物为枸杞子、女贞子、菟丝子、补骨脂、淫羊藿、鹿角片、生地黄、熟地黄、山萸肉、猪苓、生薏苡仁等以肾阴肾阳兼顾补之。现代医学研究认为，补肾填精药大多具有增强免疫的作用，有的还有双向调节作用，其表现为提高吞噬功能，增强 IFN 及其产生，提高 T 淋巴细胞的增殖能力，增加 IL-2 分泌，增强外周血单核细胞中免疫细胞的杀伤活性，可促进单核细胞表达 IL-2R 和分泌 IL-2，从而增强人体免疫功能，及促进巨噬细胞的非特异性免疫功能，发挥抗癌作用，减轻化疗对骨髓造血系统的不良反应，延长患者的生存期。

2. 活血化瘀、软坚散结、消癌法 本病多由阴阳失调、气虚、血瘀、痰阻、气滞、寒凝等因素引起，而痰聚、血瘀阻络为本病的重要病机。《丹溪心法》曰："凡人身上、中、下有块者，多是痰。"痰聚、血瘀既是机体功能失调的病理产物，又是进一步导致疾病的致病因素。李教授认为"痰"之为物，既有凝聚一处固定不移的表现，又有随气升降、无处不到的特点。其凝聚则易形成肿块，其易行则与肿瘤转移浸润相关。根据以上临床特征，故病属本虚标实，气虚为其本，痰聚、血瘀相搏为其标。临床中应谨守病机，治疗以扶正为本，以通为用。生黄芪为补气要药；半夏、天南星、瓜蒌、预知子、夏枯草、白芥子、海藻、黄药子等化痰、软坚散结，具有较好的抗肿瘤作用，还可促进炎性渗出物及其他病理产物的吸收。血瘀凝滞是肿瘤形成的重要原因，现代公认肿瘤患者血液黏滞度增高，血液高凝状态有利于肿瘤细胞与毛细血管内皮的粘连及转移灶内新生血管的形成，血小板凝集对癌转移有发生和促进作用。而中药丹参、川芎、三棱、莪术、水蛭、土鳖虫、蜂房、地龙、天龙、白花蛇、蟾酥等均可活血化瘀，软坚散结，抗癌消瘤，降低血液黏稠度，改善癌症患者的血液高凝状态，对抗肿瘤细胞引起的血小板凝集及瘤栓的形成，减少血栓对肿瘤细胞的保护，有利于免疫系统对肿瘤细胞的清除，降低血小板的黏附聚集，使纤维蛋白沉降率降低，增强纤维蛋白的溶解，增加血流量，改善血液循环，使肿瘤细胞处于抗癌药及机体免疫功能控制下，以提高疗效。

3. 益气健脾、理气抗癌法 中医药治疗恶性肿瘤有其独特的理论基础，积累了丰富的实践经验。中医学认为癌（癥瘕、积聚)的形成和转移多由正虚邪盛所致。《诸病源候论》指出:"癥瘕积聚,病因为寒虚不调,饮食不节,阴阳不和,脏腑虚损,并受风邪,当滞而不去成也"。就是说,积聚之成,是由饮食不节、寒温不适、疲劳过度、情绪紧张等所致。张介宾说:"人之气血,犹源泉也,盛则流畅,少则壅滞,故气血不虚则不滞,虚则无有不滞者。"脾为后天之本,气血生化之源,培补后天之本的关键是"扶正",使气血生化有源。如大肠癌,病灶部位在肠,但从中医角度认为肠癌转移的病变在"脾",如临床表现消瘦、乏力、腹胀、纳差等脾虚证候。治疗上提倡益气健脾为主,辨证论治结合辨病用药,采用益气健脾、理气抗癌法治疗原发中晚期大肠癌,取得令人满意的疗效。方以四君子汤为基本方加减,由生黄芪、人参、白术、云茯苓、预知子、郁金、鸡内金、生麦芽、甘草等组成。具有益气健脾、理气消导、化积抗癌的功效。能显著改善晚期肠癌患者的临床症状,延长生存期。现代研究发现,益气健脾中药,具有调节免疫功能、增强细胞因子活性、抑制肿瘤细胞端粒酶活性、诱导肿瘤细胞凋亡等作用。

4. 清热解毒、抗癌法 毒邪的来源,有外感毒邪和内生毒邪。外毒多由感受的外界毒邪,即《黄帝内经》所谓五疫之毒,以及生物、理化因素,或一些特殊的毒物,如毒气、药毒、虫兽毒等。内毒是由脏腑功能失调、气血运行紊乱所致机体一些病理代谢产物蓄积体内,致邪气亢盛,造成机体脏腑功能失衡,形成恶性循环。清热解毒药具有抗菌消炎、解热及改善症状作用,能解外源之毒及内源之毒—氧自由基、炎症介质对机体的损害,缓解中晚期癌症患者的发热、肿块增大、局部灼热疼痛等症状。李教授遵循"以毒攻毒，使邪毒有出路"的法则，常用半枝莲、半边莲、白花蛇舌草、重楼、金荞麦、白英、蛇莓、龙葵等药以清热解毒，消肿抗癌。

此外，李教授提倡辨证与辨病相结合。其认为中医与西医是两个不同的理论体系，但在诊疗疾病中，二者存在着众多的结合点，临床中应有机地结合。西医辨病是对局部病变的认识，定位、定性明确。中医的辨证是对病因、病机、病位、性质等诸多因素结合分析后做出的证候诊断，具有整体观。采用辨证与辨病相结合，有利于诊断的准确性和疗效的可靠性，对肿瘤疾病尤其重要。肿瘤来源于宿主体内自身细胞，是人体 NICE 网络系统调节控制失灵和信息传递失误、错乱的结果，癌症患者始终处于 NICE 变动中的不平衡状态，表现为脏腑功能失调，阴阳气血紊乱。治疗癌症的最佳步骤是不断追踪某一时期癌症患者所处的不平衡的关键点，治疗以微调之，"虚者补之，调和阴阳；瘀则通之，养血活血，软坚散结，化瘀通络；热者清之，清热解毒抗癌"。但临床不可忘记顾护阴液，施治中均以扶正固本为基本原则，使机体潜在的调控作用获得再现，逆转改造癌细胞，使其逐步改邪归正，或使其生长缓慢，走向衰亡，或呈人癌共存状态，使癌细胞不至于对人体产生最大威胁。可使生存期延长，生活质量提高。

（二）诊疗验案

案 1：归脾汤加减治疗大肠癌

刘某，女，56 岁，1998 年 2 月 16 日初诊。患者于 1996 年年底出现大便带血，曾按痔疮治疗，时好时差，便血逐渐加重。遂于当地医院行电子结肠镜检查，结果示：结肠占位性病变，行根治手术，术后病理结果示：腺癌。手术后化疗治疗半年，放疗 25 次。刻下症见：大便不规律，偶发右下腹部隐痛，乏力，气短，腹胀，小腹痛，胸憋，心慌，咳嗽，纳差，睡眠少，舌质红，舌苔白，脉细。辨证属心脾两虚证，治以健脾益气，养心安神为法。处方：人参 10g，生黄芪 30g，白术 30g，当归 12g，云茯苓 10g，远志 10g，木香 10g，龙眼肉 10g，酸枣仁 12g，桂枝 6g，白芍 12g，饴糖 6g，金荞麦 30g，女贞子 15g，枸杞子 15g，菟丝子 15g，天龙 9g，金钱白花蛇（冲服）1 条，生麦芽 30g，鸡内金 30g，半枝莲 30g，白花蛇舌草 30g。14 剂，水煎服，每日 1 剂，早晚两次分服。

1998 年 3 月 5 日二诊：服药后患者大便不规律，右下腹部隐痛减轻，乏力气短较前改善，腹胀及小腹痛不明显，胸憋心慌减，纳差，寐欠佳，舌质红，舌苔白，脉细。拟方：首诊方加砂仁 12g，山药 12g，薏苡仁 15g。14 剂，水煎服，每日 1 剂，早晚两次分服。

1998 年 3 月 23 日三诊：服药后患者大便 3~4 日一行，右下腹部隐痛消失，乏力气短较前改善，腹胀及小腹痛明显减轻，无胸憋心慌，纳食增加，寐欠佳，舌质红，舌苔白，脉细。拟方：二诊方加大黄（后下）6g，枳实 10g，沙参 12g，麦冬 10g。14 剂，水煎服，每日 1 剂，早晚两次分服。

1998 年 4 月 16 日四诊：服药后患者大便基本规律，2~3 日一行，便质软，无乏力气短，无胸憋心慌，纳食尚可，寐可，舌质红，舌苔白，脉细。拟方：三诊方去菟丝子、远志，加茯神 10g，莱菔子 12g。14 剂，水煎服，每日 1 剂，早晚两次分服。此后患者加减服药 5 年余，面色红润，精神好，大便调，纳食增加，睡眠可，乏力气短、腹胀腹痛及心慌胸憋、咳嗽消失，生活质量由 80 分提高到 90 分，体重增加 2kg。1999 年 3 月、2002 年 3 月、2003 年 10 月先后复查 B 超、CT 均未见异常，生存期延长。

按： 李教授对大肠癌的治疗，重在扶正祛邪，标本兼顾，无论正虚还是邪实，脾虚、湿毒、瘀滞均为治疗的关键所在，中晚期肠癌术后或经放化疗治疗大多损伤正气，以扶正抗癌为主治疗获得较好疗效。临床将传统医药学和现代科学技术有机结合。本方中人参、黄芪为主药，益气健脾、补虚益损以扶正。现代研究认为人参中人参多糖及人参皂苷具有免疫调节、抗肿瘤、抗溃疡、降血糖等活性；黄芪多糖具有增强免疫活性的作用；白术、茯苓、鸡内金、生麦芽增强人参、黄芪益气健脾作用，而且鸡内金又具活血作用；女贞子、菟丝子、枸杞子补肾扶脾；白花蛇舌草、半枝莲、金荞麦消热解毒，利湿抗癌；天龙、金钱白花蛇活血祛瘀，通络消癥，为虫类搜剔之品。全方立法中正，药性平和，补通兼施，共奏益气健脾、养心安神、解毒抗癌、活血祛瘀通络之功，临床应用疗效显著。

案 2：六君子汤加减治疗大肠癌

王某，男，65 岁，1996 年 11 月 27 日初诊。患者 1996 年 6 月因大便溏泻、便血 2 个月余就诊于当地医院，行电子结肠镜检查，结果示：结肠癌。遂行结肠癌根治手术，术后化疗 6 个周期。刻下症见：大便溏泻，7~8 次/日，质稀带血，腹胀，乏力，消瘦，纳呆，寐差，舌质暗，舌苔黄腻，脉沉细。辨证属脾虚气弱证，治以培土益气，行气散结为法抗癌。处方：人参 10g，白术 10g，茯苓 10g，甘草 10g 半夏 10g，陈皮 10g，生黄芪 30g，代赭石 30g，郁金 15g，枸杞子 15g，菟丝子 15g，女贞子 15g，丹参 30g，三七粉（冲服）4g，天龙 10g，蜂房 6g，金荞麦 30g，白花蛇舌草 30g，鸡内金 30g，生麦芽 30g，焦山楂 10g，焦神曲 10g，焦麦芽 10g。14 剂，水煎服，每日 1 剂，早晚两次分服。

1996 年 12 月 14 日二诊：服药后患者大便溏泻较前好转，5~6 次/日，质稀带血，腹胀较前减轻，乏力，消瘦，纳呆，寐差，舌质暗，舌苔黄腻，脉沉细。拟方：首诊方加肉豆蔻 12g，补骨脂 10g。14 剂，水煎服，每日 1 剂，早晚两次分服。

1996 年 12 月 29 日三诊：服药后患者大便次数较前减少，4~5 次/日，质稀带血不明显，腹胀较前明显减轻，乏力仍在，消瘦，纳食增加，寐差，舌质暗，舌苔薄黄，脉沉细。拟方：二诊方加远志 12g，茯神 12g。14 剂，水煎服，每日 1 剂，早晚两次分服。

1997 年 1 月 16 日四诊：服药后患者大便次数较前明显减少，3~4 次/日，细条状软便，便不带血，无腹胀，乏力较前减轻，消瘦，纳食可，寐可，舌质淡，舌苔白，脉细。拟方：三诊方去茯苓、代赭石、郁金、枸杞子、菟丝子、生麦芽、焦山楂、焦神曲、焦麦芽、肉豆蔻，加山药 15g，薏苡仁 20g。14 剂，水煎服，每日 1 剂，早晚两次分服。

1997 年 2 月 3 日五诊：服药后患者大便基本正常，1~2 次/日，细条状软便，便不带血，无腹胀，乏力较前明显减轻，消瘦，纳食可，寐可，舌质淡，舌苔白，脉细。拟方：四诊方原方。14 剂，水煎服，每日 1 剂，早晚两次分服。此后患者继续门诊服药，随症加减，半年后体重增加 2kg，精神好，生存质量一直保持在 80 分。2001 年 3 月复查未见复发及转移。

按：此案例为结肠癌术后及化疗后，患者表现为脾虚气弱证，故李教授治以培土益气，行气散结为法抗癌。方中六君子汤健脾益气；生黄芪、枸杞子、女贞子等益气养血；代赭石、郁金等行气解郁；菟丝子、丹参、三七粉活血化瘀；天龙、蜂房、金荞麦、白花蛇舌草等抗癌解毒；鸡内金、生麦芽、焦山楂、焦神曲、焦麦芽等健脾消食。全方以扶正为本，祛邪为辅，共奏健脾益气，抗癌解毒之效。

（三）名中医经验发微

李教授认为大肠癌的治疗，重在扶正祛邪，标本兼顾，无论正虚还是邪实，脾虚、湿毒、瘀滞均为治疗的关键所在，中晚期肠癌术后或经放化疗治疗大多损伤正气，以扶正抗癌为主治疗可获得较好疗效。癌肿来源于自身细胞，主要是由于人体内环境调节控制紊乱和信息传递失误、错乱，使机体始终处于不平衡状态，脏腑功能失调，阴阳气血紊乱。故临床提出了治癌四法，即补肾、养精、通利法，因肾为先天之本，治疗应培本补源，虚者补之，坚者消之，便复归于中，故多用补肾、养精、通利法，使邪有出路。活血化瘀、软坚散结、消癌法，治疗以扶正为本，以通为用。益气健脾、理气抗癌法，因脾为后天之本，气血生化之源，培补后天之本的关键是"扶正"，使气血生化有源。清热解毒、抗癌法，因清热解毒药具有抗菌消炎、解热及改善症状作用，能解外源之毒及内源之毒—氧自由基、炎症介质对机体的损害，缓解中晚期癌症患者的发热、肿块增大、局部灼热疼痛等症状。

参考文献

1. 武迎梅．李建生治疗大肠癌的经验［J］．北京中医杂志，2004，23（8）：212-213

2. 时水治．李建生治疗肿瘤学术思想初探［J］．北京中医杂志，2003，22（4）：8-9

二七、裘沛然教授治疗大肠癌心得

裘沛然，男，教授，国医大师，全国第一届500名老中医药专家学术经验继承工作导师，上海市中医药研究院专家委员会主任。从医60余年，临床经验极其丰富，对于疑难杂症的治疗尤多心得，崇尚用药精奇，临证多用经方，效果显著。同时对恶性肿瘤的中医治疗有丰富的临床经验。主持编写《中国医学百科全书》《中医历代各家学说》等30余部著作，发表学术论文30余篇，主持多项国家级、省部级课题并获奖。

（一）临证所得

裘沛然教授总结了在临床中常见的肿瘤患者的情况，大致概括为以下几种：①发现肿瘤时已届晚期，已失去手术指征的患者，也有一些已确诊肿瘤但不愿做手术的患者；②肿瘤已经手术切除，气血大伤者；③因不能忍受"化疗""放疗"的反应而中止治疗者；④边进行"化疗""放疗"，边服中药，以协同完成疗程者。对于不同患者而言，其治疗目的也不尽相同。对晚期恶性肿瘤患者来说，只是想方设法减少疾病的痛苦，尽可能延长其生命；对已切除病灶的患者，主要防止其复发或扩散；对迭经"化疗""放疗"的患者，旨在解除治疗后的不良反应。

故在临证中，裘教授治疗肿瘤的基本思路是，肿瘤虽然生于某局部组织器官，但由病邪导致的反应却是全身性的，表现为脏腑气血的损耗、组织的破坏、功能的失调。按照中医学的整体观念，局部的病变是全身脏腑气血功能失调的结果，人之所虚之处，即是留邪之地。因此，我们不能只着眼于局部肿瘤，忙于寻觅消瘤、攻瘤的"特效"方药。数十年来的实践经验证明，某些清热解毒药物对消除肿瘤虽有一定疗效，但采用调整人体脏腑气血阴阳的"扶正法"，对改善机体情况、缓解症情、消除"化疗""放疗"后的不良反应等，其疗效不可低估，这也是中医学与西医学治疗肿瘤的不同之处。某些抗肿瘤西药固然可以抑制或杀灭肿瘤细胞，但"药毒"对人体正常细胞也同样是一种破坏。作为治疗肿瘤的重要方面，裘教授认为，中医药应该发挥自己的特色和优势，他提出：像恶性肿瘤这样有形之积恐难尽除，而患者元气亟宜扶助，主张在扶助正气的基础上，佐以清热解毒、活血软坚、化痰散结等祛邪方法治疗肿瘤。

其中，裘教授主张在扶正法中，重点调整气血阴阳及培补脾肾。健脾补气药选用人参、党参、黄芪、白术、茯苓、山药、甘草等；补血药选用当归、枸杞子、熟地、首乌、大枣等；滋阴药选用西洋参、沙参、天冬、麦冬、生地、石斛等；益肾药选用龟甲、黄柏、山茱萸、巴戟天、菟丝子、淫羊藿、补骨脂、附子、鹿角、肉桂等。在立方遣药时，裘教授常脾肾气血阴阳兼顾，注重阴阳互根、精气互生的道理。在扶正法中同时又须注意调整脏腑之间的关系，如肝胃不和者，拟疏肝和胃以相佐；脾胃升降失常者，投协调枢机之升降方药；脾肾转输失职者，调脾肾以利气化等。至于清热解毒，常用夏枯草、黄芩、黄连、蒲公英、猫爪草、石见穿、山慈菇、白花蛇舌草、蜀羊泉等；活血化瘀药用桃仁、红花、芍药、莪术、三棱、水蛭、地鳖虫等；化痰软坚药用南星、半夏、瓜蒌、牡蛎、昆布、海藻等；虫类药物的作用不可忽视，常用蜈蚣、全蝎、地龙、僵蚕、地鳖虫、水蛭等。在具体应用时，强调对以下几种情况需区别对待。

1. 病届晚期，扶助胃气，挽留一息生机 晚期肿瘤，瘤毒弥漫，邪气盛而正气衰，脏腑戕害，全身情况很差，此时治疗最为棘手，如果贸然攻邪，必致偾事。裘教授经验，诸气皆虚，先扶胃气。脾胃为生化之源，化源乏竭，病必不治；若胃气尚存，还可挽留一息生机。药用人参粉冲服，黄芪、党参、太子参、白术、茯苓、黄精、甘草、大枣、生姜，佐以枳壳、陈皮等流动之品，冀以苏胃。若浆粥入胃，二便顺畅，可望有生存之机。

2. 对放、化疗不良反应的处理 肿瘤患者经放、化疗后的反应，病机是"药毒"损伤人体脏腑气血。其中放疗反应一般可以分为局部反应和全身反应。局部反应中，头颈部反应有口干、咽部充血、咽喉痛等，治宜补气养阴、清热解毒法，选用黄芪、党参、天冬、麦冬、玄参、知母、黄柏、黄芩、金银花、连翘、蒲公英等；下腹反应有腹痛、腹泻、尿频等，治宜辛甘苦泄，调肝和脾法，药用半夏、黄连、干姜、甘草、党参、白术、枳壳、木香、茴香、薏苡仁等；全身反应则有头昏、乏力、食欲不振、精神疲乏、白细胞减少等，治宜健脾补肾法，药用党参、黄芪、白术、当归、女贞子、枸杞子、淫羊藿、仙茅、山茱萸、丹参、补骨脂、熟地黄、龟甲、鹿角等。化疗后的不良反应主要有气血两虚、脾肾亏损的证候，治宜补气养血、培肾益脾法，药用人参、白术、黄精、茯苓、鹿角、黄芪、当归、丹参、炙甘草、巴戟天、补骨脂、山茱萸、淫羊藿等。

3. 对癌症疼痛的治疗　癌症疼痛的原因主要有气滞、血瘀、寒凝、痰积、毒盛等原因，故欲止痛可用理气、行瘀、散寒、消痰、解毒等方法。药用川楝子、延胡索、赤芍、白芍、制香附、乳香、没药、草乌、附子、细辛、地鳖虫、蜈蚣、全蝎、山慈菇等。药物剂量宜稍大，虫类药物如能研细末后吞服，可提高疗效。

裘教授总结多年临证经验，将肠癌分为以下证型。

1. 脾肾阳虚证　治以温阳健脾为法，主要方药：补骨脂15g，吴茱萸12g，肉豆蔻9g，五味子12g，干姜12g，附子9g，黄芪30g，党参24g，炒白术15g，甘草12g等。

2. 肝肾阴虚证　治以滋阴补肝肾为法，主要方药：熟地黄18g，山茱萸15g，山药18g，牡丹皮12g，茯苓20g，知母12g，黄柏15g，鳖甲24g，牡蛎30g，女贞子15g，当归15g，甘草12g等。

3. 气血两亏证　治以益气养血为法，主要方药：生晒参12g，太子参12g，白术15g，茯苓18g，甘草12g，当归15g，川芎12g，熟地黄24g，白芍药15g等。

4. 痰瘀内结证　治以化痰行瘀软坚为法，主要方药：半夏15g，陈皮12g，茯苓30g，甘草9g，葛根30g，黄芩18g，黄连 6g，桃仁 12g，丹皮 12g，炮山甲（代）12g，乌药 9g，延胡索 12g，枳壳 12g 等。

5. 加减用药 在辨证论治的基础上，可以加用具有明确抗癌作用的中草药，如白花蛇舌草、半枝莲、鬼箭羽、藤梨根、红藤、天南星、马齿苋、龙葵、土茯苓等。对症加减：腹泻：党参、干姜、黄芩、黄连、薏苡仁、甘草等。便秘：加大黄（后下）、枳实、厚朴、麻子仁、瓜蒌仁等。腹胀：加香橼皮、陈皮、鸡内金、炒麦芽、神曲等。

（二）诊疗验案

案 1：六君子汤加减治疗大肠癌

谢某，女，69 岁，1990 年 11 月 5 日初诊。患者 15 年前发现左侧乳房肿块，经检查提示乳腺癌，行手术根除术。今年因腹部隐痛，大便隐血就诊于当地医院行电子结肠镜检查，结果示：直肠癌，8 月行直肠癌根治术，置人工肛门。术后伤口愈合良好。刻下症见：大便日行一次，自觉神疲，时有头晕，面色无华，视物模糊，舌质淡，舌苔薄白，脉细软。诊断为：肠蕈（正气不足）；肠癌术后。治法为：扶正为主，兼以理气解毒，软坚散结。处方：生晒参 9g，生白术 12g，茯苓 20g，甘草 6g，陈皮 9g，半夏 9g，黄芪 30g，熟地黄 30g，巴戟天 12g，肉苁蓉 15g，当归 12g，牡蛎 30g，海藻 15g，白花蛇舌草 30g，夏枯草 15g，莪术 12g。14 剂，水煎服，每日 1 剂，早晚两次分服。

1990 年 11 月 20 日二诊：服药后患者自觉神疲乏力较前改善，仍有头晕，面色无华，视物模糊较前减轻，舌质淡，舌苔薄白，脉细软。拟方：首诊方加天麻 12g，钩藤 12g。14 剂，水煎服，每日1剂，早晚两次分服。

1990年12月6日三诊：服药后患者自觉神疲乏力减轻，头晕减轻，面色无华，无视物模糊，近来自觉动则心悸，腰酸，活动欠利，纳可便调，舌质淡，舌苔薄白，脉细软。拟方：党参15g，生白术15g，茯苓15g，甘草6g，黄芪30g，熟地黄30g，怀牛膝15g，煅牡蛎30g，煅龙骨30g，煅龙齿30g，巴戟天12g，狗脊15g，枸杞子12g，淫羊藿15g。14剂，水煎服，每日1剂，早晚两次分服。

1991年3月2日四诊：服药后患者自觉无神疲乏力，头晕明显减轻，面色较前润泽，心悸较前好转，腰酸，活动欠利，近日出现下肢行动困难，手指颤动，纳可便调，舌质淡，边有齿痕，舌苔薄白，脉沉细。拟方：黄芪45g，当归20g，白芍15g，川芎9g，生地黄30g，红花9g，炙地龙9g，桃仁15g，狗脊15g，千年健15g，鹿角粉4.5g，大蜈蚣1条。14剂，水煎服，每日1剂，早晚两次分服。

1991年7月20日五诊：服药后患者证无进退。拟方：四诊方原方。14剂，水煎服，每日1剂，早晚两次分服。

1991年12月14日六诊：患者服药后精神尚好，下肢步行不便，手指颤动，心中怅然不安，舌质淡，舌苔薄腻，脉沉细。拟方：五诊方加党参15g，枸杞子15g，煅龙骨30g，煅牡蛎30g。14剂，水煎服，每日1剂，早晚两次分服。

1992年1月4日七诊：患者自诉四肢乏力，步履困难，左上肢抬举不便，心悸较前好转，夜眠尚安，舌质淡，舌苔薄腻，脉沉细。处方：黄芪30g，熟地黄30g，当归20g，桃仁15g，炙䗪虫10g，木香10g，茴香10g，枳壳20g，炙鳖甲

18g，牡蛎 30g，黄柏 15g，丹参 24g，莪术 15g。14 剂，水煎服，每日 1 剂，早晚两次分服。

1992 年 2 月 22 日八诊：近觉颈部活动不便，左侧腰部活动欠利，外院行头颅 CT 检查，结果示：脑动脉硬化。处方：丹参 24g，炙鳖甲 18g，生地黄 20g，熟地黄 20g，牡蛎 30g，黄芪 40g，防风 15g，防己 15g，巴戟天 15g，肉苁蓉 15g，川芎 10g，莪术 15g，淫羊藿 15g，红花 6g，当归 15g。14 剂，水煎服，每日 1 剂，早晚两次分服。

1992 年 8 月 9 日九诊：患者自诉神疲乏力，反应迟钝，下肢轻度浮肿，睡眠欠佳，舌质淡，舌苔薄白，脉细。此为正气虚损，水液逗留。治以扶正为主，兼以利水为法。处方：黄芪 40g，生白术 18g，泽泻 15g，黄芩 12g，生地黄 24g，熟地黄 24g，巴戟天 15g，肉苁蓉 15g，石菖蒲 10g，炙远志 6g，川石斛 18g，牡蛎 30g，大蜈蚣 2 条。14 剂，水煎服，每日 1 剂，早晚两次分服。

1992 年 9 月 20 日十诊：浮肿已退，面色少华，神情淡漠，四肢颤抖，下肢活动不便，舌质淡，舌苔薄白，脉细沉。此为正元亏虚，体力不支，恐难挽回。处方：熟地黄 40g，山萸肉 9g，川石斛 18g，麦冬 15g，五味子 12g，石菖蒲 10g，远志 6g，茯苓 12g，肉苁蓉 18g，桂枝 15g，熟附块 15g，巴戟天 18g，薄荷 6g，生姜 4.5g，大枣 7 枚。14 剂，水煎服，每日 1 剂，早晚两次分服。此后患者继续门诊服药，诸症逐渐好转，定期复查。

按：裴教授认为癌症的病因病机，总因脏腑气血阴阳失调而致，气痰瘀毒结滞而成，此案中气痰瘀毒结滞于乳房名乳癌，结于肠系名肠覃。患者 15 年前先患乳腺癌，今又发现直肠癌，前者因手术而病根未净，及至 15 年后旧邪复萌，发为是病。迭经手术，气血损伤，故神疲乏力，面色不华，治用养正徐图法。方中生晒参、生白术、茯苓、黄芪、熟地黄、巴戟天、肉苁蓉、当归等均为益气养血扶正固本之药，旨在扶助正气以增强祛邪之力；扶正为主，兼以理气解毒，软坚散结。陈皮、半夏、牡蛎、海藻、白花蛇舌草、夏枯草、莪术、木香等均为理气解毒、软坚散结之品，旨在驱除邪气以促进机体恢复。

案 2：四君子汤合益胃汤加减治疗大肠癌

赵某，男，60 岁，1992 年 10 月 28 日初诊。患者于 1991 年 10 月 11 日在肿瘤医院行直肠癌切除术。肿瘤大小为 2.5cm×2.5cm×1.0cm，术后病理结果示：腺癌，神经侵犯（+）。刻下症见：神疲乏力，少气懒言，口干口苦，胃纳差，大便黏，寐安，舌质红，舌苔薄黄，脉细。辨证属脾气亏虚，胃阴不足证，故治以补脾益气，滋养胃阴之法，处方：党参 15g，炒白术 15g，茯苓 12g，生甘草 6g，沙参 12g，麦冬 12g，玉竹 8g，生地黄 12g，黄芪 30g，白芍 12g，女贞子 15g，石斛 15g，桃仁 10g，牡丹皮 12g，栀子 9g，半枝莲 30g，野葡萄藤 30g，藤梨根 30g，莪术 15g，预知子 9g。14 剂，水煎服，每日 1 剂，早晚两次分服。

1992 年 11 月 13 日二诊：服前方后口干好转，仍有神疲乏力，少气懒言，大便略黏，寐安，舌质红，舌苔薄黄，脉细。拟方：首诊方加红藤 30g，龙葵 30g，14 剂，水煎服，每日 1 剂，早晚两次分服。

1992 年 11 月 28 日三诊：服前方后神疲口干好转，大便黏，后重感，舌质红，舌苔薄黄，脉细。拟方：二诊方加黄芩9g，黄连9g，14剂，水煎服，每日1剂，早晚两次分服。

1992年12月15日四诊：服前方后神气渐复，口干好转，大便黏滞，里急后重感，舌质红，舌苔薄黄，脉细弦。拟方：三诊方加葛根30g，苦参15g，黄连改为12g，14剂，水煎服，每日1剂，早晚两次分服。

1992年12月29日五诊：服前方后大便已不黏，口干已平，舌质红，舌苔薄黄，脉细。拟方：四诊方去龙葵、红藤。14剂，水煎服，每日1剂，早晚两次分服。此后病趋稳定，随证予以治疗。

按： 本案直肠癌患者初诊以神疲乏力、少气懒言、口干口苦、纳差、舌质红、舌苔薄黄为辨证要点，证属脾气不足，兼胃阴亏虚。立法以补脾益气，滋养胃阴为要。方中黄芪、党参、白术、茯苓、山药补气健脾，沙参、麦冬、玉竹、生地黄、石斛、女贞子养阴生津，丹皮、栀子清热散火，半枝莲、野葡萄藤、藤梨根、莪术清热解毒抗癌，预知子舒肝理气，甘草调和诸药。二诊至四诊期间患者热毒癌邪渐重，而见大便黏滞，里急后重之象，故以葛根、黄芩、黄连等合参治疗，以葛根能升举脾胃清阳，又能生津止渴，黄芩、黄连清热燥湿、厚肠止利。

（三）名中医经验发微

裘教授认为，晚期肿瘤瘤毒弥漫，邪气盛而正气衰，脏腑戕害，全身情况很差，此时治疗最为棘手，诸气皆虚，应先扶胃气，因脾胃为生化之源，化源乏竭，病必不治；若胃气尚存，还可挽留一息生机。对于肿瘤患者经放、化疗后出现口干、咽部充血、咽喉痛等，治宜补气养阴、清热解毒法；出现腹痛、腹泻、尿频等，治宜辛甘苦泄，调肝和脾法；出现头昏、乏力、食欲不振、精神疲乏、白细胞减少等，治宜健脾补肾法。癌症疼痛的原因主要有气滞、血瘀、寒凝、痰积、毒盛等，故欲止痛可用理气、行瘀、散寒、消痰、解毒等方法。

参考文献

1. 李孝刚，邹纯朴．裘沛然肿瘤治疗经验［J］．中医药通报·名医精华，2016，15（12）：27-29

2. 王庆其．国医大师裘沛然学术经验研究［M］．北京：中国中医药出版社，2014：131

二八、施志明教授治疗大肠癌心得

施志明，男，教授，中华中医药学会肿瘤分会副主任委员，世界中医药学会联合会肿瘤专业委员会常务理事。从事中医药治疗恶性肿瘤的临床与实验研究近 30 年，擅长于中医中药及中西医结合治疗大肠癌等多种恶性肿瘤，在改善症状、提高患者生存质量以及预防肿瘤复发和转移方面取得良好效果。发表医学论文 30 余篇，参与编写著作 8 部，主持国家中医药管理局及上海市科委等省部级科研课题多项并获奖。

（一）临证所得

历代医家多认为大肠癌的病因病机为情志损伤，饮食不节，恣食膏粱肥腻、醇酒厚味，误食不洁之品，以致脾胃受损，运化失司；脾虚则湿毒内蓄，蓄久化热，湿热毒邪流注肠道，导致局部气血运行不畅，湿毒瘀滞凝结而成肿瘤。而施教授认为，大肠癌的发病原因不外乎内因和外因，外因与寒邪客于肠外、饮食不节有关，内因与情志失畅、肠胃损伤有关。机体阴阳失调，正气不足，脾胃虚弱，复因感受外邪、忧思抑郁、饮食不节，导致脾胃失和，湿浊内生，郁而化热，湿热下注浸淫肠道，气机阻滞，血运不畅，瘀毒内停，痰、湿、瘀、毒互结，日久形成积块而发病。所以本病是因虚致积、因积而益虚的病证。湿热、火毒、瘀滞是病之标，脾虚、肾亏、正气不足是病之本。其病位在肠，与脾、胃、肝、肾关系密切。

施教授认为大肠癌属本虚标实之证，患者既有脏腑气血亏虚，又有气滞、血瘀、痰凝、湿毒等标实的情况，临床常将本病辨证分为湿热蕴结、瘀毒内阻、脾虚气滞、脾肾阳虚、肝肾阴虚等类型。发病多因恣食肥腻膏粱、醇酒厚味，或误食不洁、霉变食物，或忧思劳累损伤脾胃，运化失司，湿热内生，流注大肠，气机阻滞。临床可见腹胀、腹痛、里急后重、大便黏滞而臭；湿热瘀毒蕴结，日久成块则腹痛固定，按之更甚，瘀毒熏灼伤络则见便血。若素体脾胃虚弱，或病久损伤脾胃，生化乏源，气血两亏，可见肠鸣、腹胀、便溏、乏力、面色少华、胃纳呆滞等症；脾气虚进而伤及脾阳，或久病及肾，致脾肾阳虚，则表现为消瘦乏力、形寒肢冷、腹痛喜温喜按，舌淡、脉沉；若素体阴虚，或因湿热蕴久化火，损伤阴液，导致肝肾阴虚，可见五心烦热、口干咽燥、便秘等症。

1. 湿热蕴结型 主症为食欲不振，腹胀腹痛，大便溏薄或里急后重，黏液血便；舌苔黄腻，脉滑数。治法：清热化湿。常用药物：白头翁、黄连、黄柏、秦皮等。若腹痛较甚，加延胡索、枳壳；里急后重加白芍药、木香、甘草、升麻等。

2. 瘀毒内阻型 主症为腹胀腹痛，腹部包块拒按，便下脓血黏液，里急后重；舌质紫黯、有瘀斑，苔薄黄，脉弦数或细涩。治法：行气活血、化瘀解毒。常用药物：桃仁、牡丹皮、五灵脂、当归、川芎、赤芍、乌药、延胡索、香附、红花、枳壳等。如便血不止，去桃仁、红花，加血余炭、槐花；食欲不振，加生山楂、莱菔子；腹部肿块加夏枯草、海藻、昆布等。

3. 脾虚气滞型 主症为纳呆腹胀，肠鸣窜痛，倦怠乏力，面色萎黄，大便溏薄；舌苔厚白，脉濡滑。治法：健脾理气。常用药物：人参、白术、茯苓、甘草、陈皮、半夏、木香、砂仁等。如兼血虚者加当归、炒白芍药；畏寒肢冷加补骨脂、葫芦巴；腹胀者加乌药等。

4. 脾肾阳虚型 主症为面色苍白，消瘦，胃纳减少，腹痛喜按，大便溏泻，次数频多，畏寒肢冷，腰酸膝软，倦怠乏力；舌苔薄白或腻，脉沉细或濡细尺弱。治法：温补脾胃。常用药物：人参、炙甘草、白术、干姜、附子等。如见大便溏薄、次数频加赤石脂、禹余粮、煨诃子、升麻、生黄芪、煨益智仁等。

5. 肝肾阴虚型 主症为头晕目眩，腰酸耳鸣，低热盗汗，五心烦热，口苦咽干，大便燥结；舌质红，苔少或无苔，脉弦细或细数。治法：滋养肝肾、清热解毒。常用药物：熟地黄、山药、山萸肉、泽泻、牡丹皮、茯苓等。有低热加地骨皮、银柴胡；腹胀加大腹皮、预知子；大便秘结加火麻仁、郁李仁；血虚者加当归、白芍药等。

中医历来强调预防疾病的重要性，尝谓"上工不治已病治未病"。治未病包括未病先防、既病防变和病后防复三个方面。施教授认为，对于大肠癌更应从这三个方面入手，防治并举。现代研究认为，大肠癌的发生是一个多步骤的生物过程，其发展时间相当长，为5~10年，这在大肠癌的预防中具有重要意义。本病的发生与一些大肠疾病和癌前病变有关，如大肠腺瘤、家族性腺瘤性息肉病、大肠息肉、溃疡性结肠炎、克罗恩病、血吸虫病等，均与大肠癌的发病密切相关。因此施教授认为，及时正确地治疗大肠疾病及癌前病变，对于预防大肠癌的发病亦非常重要。

外科手术为大肠癌的主要根治性治疗方法，根据手术情况，术后需进行放化疗。而中医药对于促进患者肠道功能的恢复，减少手术并发症，恢复元气，促进康复，降低肠癌的术后复发和转移具有不可替代的作用。施教授认为，化疗期间辅助使用健脾和胃补肾的中药可明显减轻患者化疗的消化道反应及骨髓抑制等不良反应，药如姜半夏、姜竹茹、降香、补骨脂、菟丝子等；放疗时辅用养阴解毒的中药，可改善放疗热毒伤阴之象，减轻放疗局部疼痛等，达到延长患者生命、提高生存质量的目的。

施教授认为，恶性肿瘤的发病是一个复杂的过程，尽管有各种各样的外界致病因素，但归根到底，发病的关键还是人体内环境的失衡，脏腑、经络等的功能失调，即"内虚"。因此脾虚证候贯穿疾病的始终。现代药理研究证实，健脾药物对癌细胞具有一定的细胞毒作用，同时还有抗癌增效和对正常细胞的保护作用、反突变作用以及对肿瘤转移的抑制作用等。明·张介宾曰："脾肾不足及虚弱失调之人，多有积聚之病。"而脾虚湿毒瘀阻是大肠癌最主要的发病机制，脾虚在大肠癌的发病中尤显重要。施教授临床常用的健脾益气药物有党参、黄芪、白术、薏苡仁、茯苓等。

施教授从中医整体观出发，结合对大肠癌本虚标实病机特点的认识，强调在治疗中必须坚持辨证与辨病相结合的原则，遣方用药时尽可能地选用既符合辨证分型的治则，又经现代药理研究证实具有抗癌或抑癌活性的清热、解毒、利湿、理气、化瘀作用的中药组成方剂。如在扶正培本的同时，酌情选用菝葜、野葡萄藤、藤梨根、红藤、败酱草、苦参、芙蓉叶、白头翁等清热解毒之品，以使扶正和祛邪、辨证与辨病相结合，增强疗效。施教授还强调，对于性味峻烈或大苦大寒之品应慎用，以免戕伤真元。

此外，保留灌肠的方法比较适合于直肠癌、乙状结肠癌。方法是将肛管插入至肿瘤部位，滴入每日中药煎剂量的1/3（约200mL），每日1~2次，保留时间越长越好。中药内服加保留灌肠既可以调整患者全身气血阴阳失衡状态、抑制肿瘤的生长，又可以使药物与癌灶直接接触，更好地发挥药物的治疗作用，可谓一举两得。

大肠为六腑之一，司传导之职，六腑"以通为用，以降为顺"，通降是六腑的共同特性。肠道恶性肿瘤滞碍腑道的通畅，阻滞气血、水湿的运行。因此，治疗大肠癌的目的就是解决"通"与"不通"的矛盾，关键是根据"六腑以通为用""泻而不藏"之生理特点，消除肠道肿块，通下腑中浊毒、瘀血等病理产物。便秘与泄泻是两个相互对立的症状，在大肠癌中十分常见。对此施教授根据病机分别采取"攻下"或"收敛"的方法治疗。若湿毒蕴结大肠导致的便秘，常伴有里急后重、腹胀腹痛，根据"六腑以通为用"的原则，采用"下"法治疗，常选用清热泻下、攻积导滞的大黄、枳实、瓜蒌仁、郁李仁等，以达到荡涤湿热毒邪、清除宿滞瘀血、减轻局部炎症水肿的目的。泄泻同样也可以由于湿热下注、传化失常引起，症见泄泻频作，泻而不爽，伴有里急后重、腹胀腹痛、肛门灼热、便脓血而恶臭，此时应该采用"通因通用"的原则，同样采用"下"法，以清除肠中蕴结之湿毒，达到不止泻而泻止的目的。"敛"法是指选用具有收涩敛肠功能的药物，如乌梅、诃子、川石斛、赤石脂、禹余粮等，以涩肠敛泻、防止通下太过损伤津液。

（二）诊疗验案

案 1：香砂六君子汤加减治疗大肠癌

高某，男，37 岁，2003 年 8 月 22 日初诊。患者自 2002 年 4 月起经常出现黑便，经治未愈；2003 年 3 月于当地医院行 B 超检查发现右腹部实质肿块占位，即行剖腹探查，术中发现横结肠中段有 3 个大小约为 4.0cm×5.0cm×5.0cm 的肿块，横结肠系膜有 1 个约 1.0cm×1.2cm 大小的淋巴结，行阑尾切除及横结肠部分切除术，术后病理检查结果示：溃疡型黏液腺癌。术后行化疗 4 个疗程（方案欠详），胃肠道反应较明显。刻下症见：大便溏薄，日行 3~4 次，神疲乏力，夜寐尚安，纳后胃脘不舒，舌质淡，舌苔薄白，脉细缓。辨证为术后余毒未净，脾胃虚弱证。治以益气健脾，理气解毒为法。处方：太子参 12g，白术 9g，茯苓 15g，甘草 6g，陈皮 12g，半夏 12g，木香 10g，砂仁 12g，生薏苡仁 30g，怀山药 30g，川石斛 12g，预知子 15g，红藤 15g，菝葜 30g，野葡萄藤 30g，川黄连 5g，紫苏叶 9g，鸡内金 12g，谷芽 30g，麦芽 30g，菟丝子 12g，补骨脂 12g。14 剂，水煎服，每日 1 剂，早晚两次分服。

2003 年 9 月 6 日二诊：服药后患者自诉大便次数减少，2~3 次/日，无胃脘不适，纳食增加，仍感神疲乏力，夜寐尚安，舌质淡，舌苔薄白，脉细缓。拟方：首诊方加黄芪 12g。14 剂，水煎服，每日 1 剂，早晚两次分服。

2003 年 9 月 22 日三诊：服药后患者自诉大便次数明显减少，基本恢复正常，1~2 次/日，无胃脘不适，纳食增加，神疲乏力较前减轻，夜寐安，舌质淡，舌苔薄白，脉细缓。拟方：二诊方加枸杞子 12g。14 剂，水煎服，每日 1 剂，早晚两次分服。

2003 年 10 月 8 日四诊：服药后患者自诉大便恢复正常，1~2 次/日，无胃脘不适，纳食佳，神疲乏力较前明显减轻，夜寐安，舌质淡，舌苔薄白，脉细。拟方：三诊方去菟丝子、补骨脂，加当归 12g。14 剂，水煎服，每日 1 剂，早晚两次分服。原方续服 1 个月后，大便恢复正常，纳食佳，体重增加，随证加减，病情稳定，经检查未见复发和转移。

按：本例反复黑便 1 年余，脾胃虚弱，正气亏损，邪毒瘀阻，术中发现腹腔淋巴结转移，已属晚期；术后邪毒未净，且更伤脾胃。《黄帝内经》强调人体以"胃气为本"，认为脏腑"皆得气于胃"。所以施教授常依据"有胃气则生，无胃气则死"来判断患者的预后，同时认为肿瘤的手术及放化疗往往对脾胃功能造成很大伤害，在遣方用药时当谨守病机，权衡利弊，始终注意保护患者的胃气。故本例重在调理脾胃，以太子参、白术、茯苓、怀山药、生薏苡仁健脾益气为主，稍佐红藤、菝葜、野葡萄藤活血解毒以祛邪，同时以菟丝子、补骨脂、川石斛涩肠。全方扶正祛邪，攻补兼施，切合病机，故取得较好疗效。

案 2：理中丸、四君子汤加减治疗大肠癌

杨某，男，86 岁，2008 年 5 月 15 日初诊。患者于 2008 年 1 月发现直肠癌肝转移，肝脏病灶大小约为 2.0cm，考虑到年龄因素，未行手术治疗，予放、化疗治疗，末次化疗时间为 2008 年 5 月 10 日，患者拒绝继续化疗，要求中药治疗。刻下症见：面色少华，倦怠乏力，胃纳不馨，大便干结质硬，夜尿频多，畏寒肢冷，夜寐欠安，舌质红，舌苔白腻，脉细弦。辨证属脾肾阳虚证，治以温补脾肾为法。处方：党参 10g，干姜 6g，白术 10g，茯苓 10g，甘草 6g，山药 10g，薏苡仁 10g，莲子肉 10g，砂仁 10g，牛膝 10g，诃子 12g，瓜蒌仁 15g，蒲公英 30g。14 剂，水煎服，每日 1 剂，早晚分服。

2008 年 5 月 30 日二诊：服药后患者面色较前好转，倦怠乏力较前减轻，胃纳有增，精神转振，大便干结好转，仍然夜尿频多，夜寐尚可，畏寒肢冷，舌质红，舌苔白腻，脉细弦。拟方：首诊方加桑螵蛸 10g，黄芪 30g，补骨脂 10g。14 剂，水煎服，每日 1 剂，早晚分服。

2008 年 6 月 15 日三诊：服药后患者面色润泽，无倦怠乏力，胃纳佳，精神转振，大便正常，夜尿频多较前明显减轻，夜寐可，畏寒肢冷稍好转，舌质红，舌苔薄白，脉细。拟方：二诊方去瓜蒌仁，加黄精 12g，山萸肉 12g。14 剂，水煎服，每日 1 剂，早晚分服。

2008 年 6 月 30 日四诊：复查胸腹部 CT 结果示：肝脏肿瘤消失。再查 PEI-CT 结果示：直肠肿瘤缩小，肝脏肿瘤不明显。患者一般情况良好，胃纳佳，精神良好，二便正常，夜寐可，舌质红，舌苔薄白，脉细。拟方：三诊方原方。14 剂，水煎服，每日 1 剂，早晚分服。此后患者门诊中药调理 2 年，病情稳定，生活质量好。

按：本案例患者为大肠癌肝转移，经过放化疗，临床主要表现倦怠乏力、胃纳不香、畏寒肢冷的正气不足、脾肾阳虚的表现。故辨证属脾肾阳虚证。施教授认为该患者治疗主要从益气健脾温肾入手，因脾胃为后天之本，肾为先天之本，故治疗时予理中丸、四君子汤加减，方中党参、白术、茯苓、干姜、甘草为主药，达益气健脾温肾之效。本方中未见有常用的抗癌药，而是通过辨证准确，抓住脾肾虚弱的关键，在扶正健脾温肾的基础上，气血得以生化，正气得以恢复，脏腑气血阴阳平衡，使正复则邪自除。

（三）名中医经验发微

施教授认为大肠癌属本虚标实之证，患者既有脏腑气血亏虚，又有气滞、血瘀、痰凝、湿毒等标实的情况，发病多因恣食肥腻膏粱、醇酒厚味，或误食不洁、霉变食物，或忧思劳累损伤脾胃，运化失司，湿热内生，流注大肠，气机阻滞。中医强调预防疾病的重要性，施教授认为，对于大肠癌更应做到未病先防，防治并举。现代研究认为大肠癌的发病与一些大肠疾病有关，如大肠腺瘤、家族性腺瘤性息肉病、大肠息肉、溃疡性结肠炎、克罗恩病、血吸虫病等，因此施教授认为，及时正确地治疗大肠疾病及癌前病变，对于预防大肠癌的发病亦非常重要。此外，施教授从中医整体观出发，结合对大肠癌本虚标实病机特点的认识，强调在治疗中必须坚持辨证与辨病相结合的原则，遣方用药时尽可能地选用符合辨证分型的治则，以使扶正和祛邪、辨证与辨病相结合，增强疗效。

参考文献

1. 丁金芳，黄云胜. 施志明治疗大肠癌经验举要［J］. 上海中医药杂志，2007，41（5）：43-45

二九、舒鹏教授治疗大肠癌心得

舒鹏，女，教授，中华中医药学会肿瘤分会委员，师承名老中医刘沈林教授，现为江苏省中医院肿瘤内科主任。从事中医药治疗恶性肿瘤的临床与实验研究近 30 年，擅长于中医中药及中西医结合治疗大肠癌等多种恶性肿瘤，在提高患者生存质量以及预防肿瘤复发等方面取得良好效果。发表论文 20 余篇，参与编写著作 3 部，主持国家级、省部级科研课题多项，获国家级、江苏省科技成果进步奖 2 项。

（一）临证所得

关于大肠癌的病因病机，历代医家多有论述，舒鹏教授认为，肠癌病因不外乎内因和外因，包括外感六淫、饮食不节、寒温失调、情志抑郁等，病位在肠，与脾、肝、肾关系密切，脾肾为先天后天之本，脾肾两虚，正气不足，复感外邪，湿浊不化，日久瘀滞，渐成癌毒，发为肠癌；或肝气郁结，情志失畅，乘脾犯胃，升降失调，运化失司，则酿湿成痰，气血壅

滞，郁而化热，湿热邪毒蕴积肠道，发为肠癌。现代医学已经
证明，肿瘤的发生与遗传因素有着非常密切的关系，各种环境
因素直接或间接地作用于体细胞的遗传因素，引起染色体或
DNA 的改变，体细胞去分化并无限制地增殖从而形成恶性肿
瘤。大量文献表明，人类遗传因素与中医的"肾"有密不可
分的关系。肠癌晚期患者病久正气已虚，且手术、放化疗等攻
邪之法均损伤脾肾之气，使得脾肾更虚，易使余邪复起，因此
在西医治疗同时配以中医药治疗对疗效的巩固和病情的预后都
有着积极的作用。舒教授认为，本病病机属正虚邪实，正虚以
脾肾两虚为主，邪实以湿热瘀滞多见，脾肾两虚不仅是肠癌发
病的关键内因，也是被癌毒耗伤的结果，并贯穿疾病的始终。

　　舒教授认为，晚期肠癌患者正气已衰，不耐猛药攻伐，治
疗上应以扶助正气为第一要义，若一味攻伐，只会使得脾气更
虚，耗气伤血，久则累及先天之本，无力与病邪相搏。正如张
元素所说："欲其消散必借脾胃气旺，消磨升散，以收平复之
功"。舒教授指出，肠癌病情复杂多样，又存在病性及个体差
异，对于不同的患者其临床表现也不尽相同，即使是同一患
者，在不同的时期也会表现出不同的临床症状，因而治疗上必
须辨证而为。

　　1. 脾胃气虚证　肠癌晚期患者多因手术、放疗、化疗等
攻伐之法伤及脾胃，导致正气亏虚，气血生化不足；脾胃虚
弱，脾失健运之功，胃乏坤顺之德，易生湿聚痰；气虚推行无
力，血停为瘀，痰瘀化毒，下迫大肠，则戕害人体。临床常见
食少纳呆、脘腹胀闷、大便溏薄、肢体倦怠、形体消瘦、面色
萎黄等症状。治疗上，舒教授指出益气健脾，运脾化湿是治疗

肠癌的固本之法。正如《脾胃论》中提到："治脾胃即所以安五脏"。故舒教授在临床常采用六君子汤加减以健运脾胃。药用党参、白术、茯苓、炒薏苡仁、陈皮、半夏、白花蛇舌草、仙鹤草、半枝莲。方中党参甘平，无温燥之性，取益气养血生津之功效，以复中土；白术甘苦温，益胃和中、健脾燥湿；茯苓甘淡健脾，利水渗湿，二者配伍健脾化湿，使得湿气从小便而去。《医方考》曰："脾胃者，土也。土虚则不能四布津液，水谷常留于胃而生湿矣。经曰：湿盛则濡泻。故知水泻之疾，原于湿也。白术甘温而燥，甘则入脾，燥则胜湿；茯苓甘温而淡，温则益脾，淡则渗湿，土旺湿衰，泻斯止矣。"方中半夏能胜脾胃之湿，得以化痰，与陈皮同用，其味辛，辛能散滞气、利水谷、下气，气行则痰行。白花蛇舌草、仙鹤草、半枝莲则为清热解毒、消痈散结之良药。此外，一些患者还出现胃阴虚的症状，如胃脘隐痛，口干唇燥、饥不欲食，大便干结、舌红少津，脉细数等。舒教授常用益胃汤加减，以滋补胃阴。

2. 肝肾两虚证　肝肾两虚是肠癌晚期患者病理转归的最终因素。在治疗上，舒教授尤其注重养肝益肾之法，常用药物为熟地黄、山茱萸、山药、泽泻、茯苓、牡丹皮、知母、黄柏等。其中熟地黄滋阴养血，益精填髓；山茱萸滋肾养肝，山药滋肾补脾；泽泻泻肾降浊；牡丹皮泻肝火；茯苓渗脾湿；此外，知母、黄柏可清无根之火。

3. 气阴两虚证　舒教授认为，肠癌晚期出现气阴两虚之证，全因癌毒羁留不去，或手术、放化疗，均可耗伤。而肺与大肠相表里，故气阴两虚型肠癌患者临床多见肺与大肠两方面的症状。在肺可有咳嗽气短、痰难咳出或痰中带血、神疲乏力、自汗或盗汗、口干欲饮等，在大肠可有大便干结、腹胀、腹痛等。治疗上，舒教授常用党参、黄芪、猪苓、茯苓、沙参、麦冬、黄精、鸡血藤、枸杞子、女贞子、桔梗组方以达补肺益气养阴之效，兼以淡渗利湿，以防滋腻恋邪。其中党参、黄芪补气温阳固表；沙参、麦冬清养肺胃；黄精、枸杞、女贞子益气养阴，补肺脾肾；猪苓、茯苓利水渗湿，一是泻其邪，二是补泻结合，使补而不滞；桔梗宣肺、祛痰、利咽、排脓、载药上行；鸡血藤行血补血，舒经活络。

4. 气血不足证　肠癌晚期患者因正气衰败，脾胃运化失调，气血生化乏源，致使血虚不足，五脏无以滋养，功能低下、紊乱，百病由生。晚期肠癌患者在放疗、化疗、手术之后气血耗伤，临床症见神疲肢倦，面色苍白，气短乏力，形瘦纳少，肛门重坠或剧痛，大便带血，泄泻等。舒教授提出，要在补益脾肾的基础上，调补气血。常以归脾汤为主方加减治疗。归脾汤为气血双补之剂，具有补气养血、宁心安神之功。药用黄芪、白术、白芍、党参、当归、阿胶、茯苓、酸枣仁、木香、砂仁、甘草等。方中以党参、黄芪、白术、甘草甘温之品补脾益气以生血，使气旺而血生；当归、阿胶甘温补血养阴；白芍、甘草缓急止痛；茯苓、酸枣仁宁心安神；木香、砂仁辛香而散，理气醒脾，与党参、黄芪等益气健脾药配伍，既能复中焦运化之功，又能防大量益气补血药滋腻碍胃，使补而不滞，滋而不腻。

晚期肠癌有脓血便或便血不止的患者，舒教授常予中药保留灌肠法辅助治疗。中药保留灌肠可直达局部病灶，明显高于口服药的吸收量。舒教授常用抗癌解毒之法灌肠，药用苦参、败酱草、大血藤、地榆、仙鹤草。方中苦参性寒，归大肠经，《神农本草经》载其"主心腹结气，癥瘕积聚"，故对湿热瘀癌毒聚结，尚有清热散结之功；败酱草性味苦平，有清热解毒，排脓破瘀作用；大血藤，性平味苦，入肝、大肠经，有败毒消痈，活血通络止痛等作用，为治疗大肠癌之要药；生地榆凉血止血，清热解毒，为治疗大便下血的传统药物，对大肠癌便血有较好的止血作用；仙鹤草收敛止血，补虚，解毒截疟。诸药合用，清热利湿，凉血止血，化瘀解毒。舒教授认为，针对肠癌晚期患者出现的兼症也应重视，结合兼症所处阶段的病机予以适当的治疗措施。患者放化疗后，多见恶心、呕吐等症状，治疗上予橘皮、竹茹、生姜、枇杷叶、大枣，以清热除烦、化痰和胃、降逆止呕。若大便不通，食入即吐，阳明腑实证明显的患者，则予大黄、甘草，重用甘草，缓中益胃，缓和大黄泻下作用，以荡涤肠腑，通便止呕。食欲不振的患者，常予鸡内金、炒山楂、炒神曲、炒麦芽，以健脾开胃。大便溏泻，形寒肢冷属脾肾阳虚，水湿内停者，予肉桂、芡实、莲子，以健脾温肾、缓急止泻。下痢不止，甚则便血脱肛者，予诃子、赤石脂涩肠止泻。有肝转移者，予川楝子、预知子、凌霄花，以消癥散结。有骨转移者，予骨碎补、补骨脂、怀牛膝、续断、鹿衔草，补肾强骨。发生肺转移者，予僵蚕、桔梗、连翘、猫爪草疏风清肺，理气活血，化痰散结。

　　舒教授认为，大肠癌全身以口服中药调养，肠道症状明显者可兼加外治以破血通腑解毒。如《理瀹骈文》曰："外治之理，即内治之理，外治之药，即内治之药，所异者法耳。"药物保留灌肠由来已久，最早见于《伤寒论》中"导法"。大肠癌患者术后及治疗期间多伴腹胀、腹泻、黏液便、脓血便和肛门不适感，现代静脉注射及口服药物多束手无策。中药保留灌肠临床上多用于大肠癌中腹痛、肛门坠胀疼痛、频发便血者，每多获效。重视不同药物的不同剂型对治疗效果的影响，提高药物在肠道局部的浓度，提升药物的抗肿瘤疗效，同时减轻口服药物对消化道的负担，提高患者对药物的接受度。从现代大肠癌的研究显示，肿瘤微环境与大肠癌的发生发展有着密切的关系。微环境中的低氧、低 pH 值以及慢性炎症是导致肿瘤组织产生的重要因素。重视对微环境的处理，是大肠癌治疗中关键一环。中药保留灌肠之于大肠癌，不仅仅是局部疗效的获益，药物吸收后，由血液循环中肠静脉入肝脏，"循经入穴"，防止癌毒入侵至肝。

此外，舒教授在诊治过程中，常常告诫患者防食复、防劳复、防药复。多食新鲜果蔬五谷、荤素得宜，少吃腌渍食品，不食霉变食物；规律作息、适当运动，不从事重体力劳动，同时保证适可而止的日常活动，不以病而丧失正常生活；不乱服用药物，枉补滥补，在医师指导下进行规范用药和辨证论治。缓解期患者或过于紧张、或过于松懈，招疾复发，调摄精神以使患者安然度过缓解期，全面地抗癌防癌。

（二）诊疗验案

案 1：乌梅丸、香砂六君子汤、四逆散加减治疗大肠癌

朱某，男，62 岁，2017 年 5 月 24 日初诊。患者直肠癌根治术后 1 年 9 个月余。患者于 2015 年 8 月因直肠癌至南京市军区总院行"直肠癌根治术"，术后病理结果示：直肠腺癌。病理分期：Ⅳ 期。术后化疗 1 个周期后中止，于 2016 年 6 月发现吻合口复发，遂行手术治疗，并予术后化疗"奥沙利铂+卡培他滨"6个周期。目前口服卡培他滨片维持治疗。刻下症见：时有乏力，便质稀溏，食纳尚可，但觉夜寐欠安，舌质淡红，略显紫黯，舌苔微腻，脉细。辨证属脾胃气虚证，治以疏肝健脾，化湿止利，平调气血，解毒祛邪为法。处方：太子参12g，白术12g，茯苓15g，炙甘草5g，陈皮6g，法半夏10g，木香6g，砂仁3g，乌梅30g，细辛3g，桂枝6g，花椒3g，干姜10g，黄连3g，当归10g，醋柴胡6g，枳实12g，白芍12g，五味子10g，生薏苡仁30g，广郁金10g，菟丝子10g，槲寄生10g，酸枣仁30g，三七粉（冲服）2.5g，鸡内金10g。14剂，水煎服，每日1剂，早晚两次分服。

2017年6月10日二诊：服药后患者自诉乏力不显，便质仍溏，睡眠欠安，但唯觉双下肢不适，夜间尤甚，影响睡眠，舌质淡红，紫黯明显，舌苔薄白，脉细。治以健脾益肾，活血通络为法。拟方：首诊方加川续断10g，杜仲10g，独活10g，淫羊藿10g，鹿角胶10g，生地黄10g，熟地黄10g。14剂，水煎服，每日1剂，早晚两次分服。

2017年6月26日三诊：服药后患者自诉乏力明显减轻，睡眠尚可，双下肢不适减轻，排便正常，舌质淡红，舌苔薄白，脉细。拟方：二诊方加黄芪12g，枸杞子10g。14剂，水煎服，每日1剂，早晚两次分服。

2017年7月12日四诊：服药后患者自诉无乏力感，睡眠尚可，双下肢不适明显减轻，排便正常，舌质淡红，舌苔薄白，脉细。拟方：三诊方原方。14剂，水煎服，每日1剂，早晚两次分服。此后患者继续门诊服药，随证加减，复查未见复发及转移。

按：此案例患者直肠癌术后，经历 2 次手术和多次化疗，为分阶段治疗大肠癌中期及后期阶段。患者癌瘤和治疗消耗已久，正气大伤，注重"健脾补肾"，重用温补扶阳之品，提高生命功能，并加强顾护胃气。舒教授取香砂六君子汤、乌梅丸、四逆散之意加以补肾温阳、疏肝健脾理气之品。木香、黄连、砂仁清热除湿，茯苓、生薏苡仁、陈皮、法半夏燥湿健脾理气，广郁金疏肝理气，乌梅、细辛、花椒、五味子酸温散结止利，酸枣仁养心安神，川断、杜仲、独活补肾健骨，淫羊藿、鹿角胶、菟丝子温补肾阳。全方重疏肝健脾温肾，调理气机，攻补兼施。

案 2：香砂六君子汤、白头翁汤加减治疗大肠癌

吴某，男，73 岁，2016 年 6 月 11 日初诊。患者于 2014 年 9 月因腹痛就诊于当地医院行电子胃镜、结肠镜检查，结果提示结肠近回盲部息肉样黏膜隆起，病理检查结果示：管状腺癌。遂行剖腹探查术，行阑尾切除+部分大网膜切除术，术后病理检查结果提示：黏液性囊腺癌。术后化疗 5 个周期，末次化疗于 2015 年 6 月结束。刻下症见：精神疲倦，乏力，腹胀，纳眠差，大便 5~6 次/日，量少，不成形，小便调，舌质淡红，舌苔黄厚，脉沉细。辨证属脾胃气虚，痰瘀互结证。治以健脾化湿、祛瘀散结为法。处方：党参 30g，茯苓 15g，白术 12g，甘草 6g，陈皮 10g，半夏 10g，砂仁 12g，木香 12g，苍术 15g，白头翁 20g，黄连 6g，葛根 30g，苦参 10g，白英草 20g，厚朴 15g，白芍 15g。14 剂，水煎服，每日 1 剂，早晚分服。

2016年6月26日二诊：服药后患者精神较前好转，仍感乏力，腹胀减轻，大便4~5次/日，量少，不成形，小便调，纳眠偏差，舌质淡红，舌苔黄厚，脉沉细。拟方：党参30g，茯苓15g，白术12g，砂仁12g，木香12g，土鳖虫6g，桃仁15g，莪术15g，白花蛇舌草30g，白头翁15g，蒲公英30g，金银花15g，石菖蒲15g，白芍15g。14剂，水煎服，每日1剂，早晚分服。

2016年7月13日三诊：服药后患者精神明显好转，体力尚可，腹胀明显减轻，大便3~4次/日，基本成形，大便时肛门疼痛，小便调，纳眠可，舌质淡红，舌苔薄黄，脉沉细。拟方：二诊方加柴胡15g，黄芩15g，女贞子15g。14剂，水煎服，每日1剂，早晚分服。

2016年7月28日四诊：服药后患者精神佳，体力可，无腹胀，大便2~3次/日，细条状软便，小便调，纳眠可，舌质淡红，舌苔薄白，脉沉细。拟方：三诊方原方。14剂，水煎服，每日1剂，早晚分服。此后患者病情平稳，继续门诊服药治疗，复查病灶稳定，未见复发及转移。

按： 本病例属"肠蕈病"范畴，证属脾胃气虚，痰瘀互结证。患者术后及化疗后，损伤脾胃，运化失司，痰浊内生，化生湿热，湿热互结，蕴热生毒，痰瘀毒胶结而成本病。初诊时患者精神疲倦，乏力，腹胀，纳眠差，大便每日解5~6次，量少，不成形，处方香砂六君子汤健脾化湿为君；以葛根、白头翁、白英草等解毒祛瘀为臣；厚朴行气通腑为佐使。整个治疗过程体现了舒教授强调的治疗以补脾益气为主的思想。

（三）名中医经验发微

舒教授认为肠癌晚期患者多因手术、放疗、化疗等攻伐之法伤及脾胃，导致正气亏虚，气血生化不足。脾胃虚弱，脾失健运之功，易生湿聚痰，气虚推行无力，血停为瘀，痰瘀化毒，下迫大肠，则戕害人体。故治疗上，舒教授指出益气健脾、运脾化湿是治疗肠癌的固本之法，常采用六君子汤加减以健运脾胃。大肠癌晚期全身症状明显者主要以口服中药调养，而肠道症状明显者可兼加外治灌肠法。舒教授临床上多用中药保留灌肠治疗大肠癌中腹痛、肛门坠胀疼痛、频发便血者，每多获效。从现代大肠癌的研究显示，肿瘤微环境与大肠癌的发生发展有着密切的关系。微环境中的低氧、低 pH 值以及慢性炎症是导致肿瘤组织产生的重要因素。故重视对微环境的处理，是大肠癌治疗中关键一环。

参考文献

1. 刘包欣子，徐媛媛．舒鹏教授治疗晚期肠癌经验［J］．长春中医药大学学报，2016，32（10）：935-937

三〇、王昌俊教授治疗大肠癌心得

王昌俊，男，教授，广东省名中医，首批广东省名中医师承项目指导老师，国家中医重点专科及全国综合医院中医药工作示范单位学科带头人，广东省中西医结合学会及广东省传统医学会副会长。从事中医药临床、教学与科研 30 余年，擅长于各类肿瘤的中医治疗、老年疾病的综合治疗和内科疑难病症的辨证诊疗。发表医学论文 50 余篇，出版《现代肿瘤治疗药物学》等医学著作 7 部，主持国家级、省部级科研课题多项并获奖。

（一）临证所得

肠癌是常见高发的消化系统恶性肿瘤之一，多属中医学"脏毒""肠积"等范畴，历代医家对其病因病机多有不同论述，而王昌俊教授在总结前人经验的基础上提出，大肠癌主要为"饮食不节""情志失调"所致。饮食不节，过食肥甘厚味或生冷之物，伤及脾胃，运化失司，酿湿生热，湿热蕴毒下迫大肠，故而毒聚成痈；或因忧思郁怒，情志失调，胃肠失和，气机不畅，气滞血瘀，则成积块。在病机上，概而言之，肠癌以正虚为本，以湿、热、瘀、毒为标。

对于大肠癌的辨证分型论治，目前大多医家根据自己的经验进行辨证施治。王昌俊教授根据临床实践，将大肠癌的中医辨证治疗分为实证和虚证两大类，实证主要包括湿热蕴毒型、气滞血瘀型，虚证主要包括气血虚弱型、脾肾亏虚型。术前、化疗前以实证为主，术后、化疗后以虚证为主。

1. 湿热蕴毒型　症见腹痛腹胀，大便黏滞，里急后重，便血，肛门灼热，口干口苦，或伴发热，脘腹胀闷，小便短赤，舌苔白厚或黄腻，脉滑数，治以清肠化湿、解毒散结为法。药用薏苡仁、槐花、地榆、败酱草、白花蛇舌草、厚朴、黄连等。

2. 气滞血瘀型　症见下腹刺痛，痛有定处，或可扪及包块，便下黏液脓血，纳呆短气，日渐消瘦，口干喜饮，舌质暗晦或有瘀斑，舌苔黄，脉弦数，治以行气活血、化瘀消瘤为法。药用槐花、地榆、败酱草、白花蛇舌草、重楼、赤芍、莪术等。

3. 气血虚弱型 症见面色苍白，头晕心悸，气短乏力，腹痛隐隐，大便溏薄或便秘，舌质淡、苔薄，脉细。治以健脾补气养血为法。药用黄芪、党参、白术、茯苓、枸杞、当归、薏苡仁等。

4. 脾肾亏虚型 症见腹部冷痛下坠，喜温喜按，腰酸膝软，大便频数，面色苍白，倦怠乏力，舌质暗晦、淡胖或有齿印，舌苔薄白，脉沉细。治以健脾益气、固肾填精为法。药用党参、茯苓、白术、巴戟天、杜仲、菟丝子、补骨脂等。

王教授认为，大肠癌的中医治疗应充分考虑现代医学诊治结果，如病理诊断、手术术式等，做到辨病与辨证相结合。如管状腺癌应多考虑行气，黏液腺癌应多考虑化湿，如出现淋巴结转移应考虑散结等。同时还指出，大肠为六腑之一，根据"六腑以通为用""泻而不藏"的生理特点，其功能以受纳腐熟水谷、传化饮食和水液、排泄糟粕为主。六腑须保持畅通，才有利于饮食的及时下传、糟粕的按时排泄及水液的正常运行。肠道恶性肿瘤多以"气滞""湿热""瘀毒"为患，腑道的通畅受阻，气血、水气运行受碍，故而临床治疗上要注意"通"法的运用。其核心包括：①保持大便的畅通；②保持气机的通畅。

王教授认为，肠腑位于中焦，中医治疗应注意"治中焦如衡（非平不安）"。即所谓：①药性要平和、轻灵，一般不要大补大泄、过于苦寒燥热；②攻邪扶正，不可偏废，去邪气之盛而复正气之衰，使归于平；③调理气机，升脾降胃，不可偏治一边。

此外，王教授发现，大肠癌与血瘀密切相关，不管是气虚气滞、湿热蕴结还是痰凝阻滞，发展的最后阶段便是"瘀"。大肠癌的许多临床表现如肿块、便血、疼痛都与血瘀有关。《医林改错》指出："肚腹结块，必有形之血凝聚。"《灵枢·百病始生》中说："凝血蕴里而不散，津液涩渗，著而不去，积皆成也"。特别是近年来西医治疗结肠癌的指南中也指出"阿司匹林可预防结直肠癌"亦可作为大肠癌与血瘀密切相关的佐证。大肠癌的治疗必须重视化瘀散结。多用蜈蚣、全蝎、僵蚕等虫类药剔络化瘀散结。

因大肠癌直接影响脾胃功能，阻碍气机运行，导致痰湿内阻，与瘀毒胶结。故而大肠癌的患者长期体质偏湿。王昌俊教授重视化湿理气、健脾补肾，综合运用化湿、利湿、渗湿、除湿等治湿八法。其特别强调，在治疗顽固性湿证时，注意辛能燥湿，即李时珍所云"辛热浮散"以祛寒燥湿，可选用半夏、草豆蔻、草果等药物。同时风者亦能燥湿，即所谓"风胜燥"，可重用风药，如苏叶、防风、荆芥、白芷等。

（二）诊疗验案

案1：参苓白术散合大黄附子汤加减治疗大肠癌

叶某，男，54 岁，2017 年 4 月 13 日初诊。患者于 2016 年 5 月因"腹痛、解黑便 1 周余"在当地医院住院治疗，行电子结肠镜检查，结果提示：结肠癌。随后行手术治疗，术后病理结果示：结肠中分化腺癌，并多发淋巴结转移，术后口服希罗达 6 个疗程治疗。2017 年 3 月发现双肺转移。现要求中医药治疗。刻下症见：疲倦，乏力，畏寒，偶咳嗽，痰白量少，大便 3 日一行，便溏，小便调，胃纳差，睡眠一般，舌质淡暗，有瘀斑，舌苔白厚腻，脉细涩。辨证属脾气亏虚，中焦虚寒，痰瘀互结证，治以健脾益气，温中散寒，通便止痛为法。处方：党参 15g，茯苓 15g，白术 30g，白扁豆 5g，山药 12g，莲子 12g，砂仁 8g，薏苡仁 30g，甘草 5g，大黄 6g，细辛 3g，附子 3g，生半夏 10g，厚朴 15g，赤芍 15g，土鳖虫 5g，蜈蚣 2 条，预知子 15g，莪术 15g，郁金 15g，僵蚕 10g，紫苏叶 10g。14 剂，水煎服，每日 1 剂，早晚两次分服。

2017 年 4 月 28 日二诊：服药后患者仍有疲倦乏力，大便成形，胃纳、睡眠有所改善，偶有咳嗽，痰白而少，无咽痒咽痛，舌淡暗有瘀斑，舌苔白，脉细涩。拟方：首诊方去紫苏叶、党参，加黄芪 30g。14 剂，水煎服，每日 1 剂，早晚两次分服。

2017 年 5 月 14 日三诊：服药后患者疲倦乏力较前减轻，大便成形，胃纳、睡眠明显改善，偶有咳嗽，痰白而少，无咽痒咽痛，舌淡暗有瘀斑，舌苔白，脉细涩。拟方：二诊方去僵蚕，加茵陈 15g，连翘 15g，牡丹皮 15g。14 剂，水煎服，每日 1 剂，早晚两次分服。

2017 年 5 月 29 日四诊：服药后患者无疲倦乏力，大便成形，胃纳可，睡眠佳，无咳嗽及咽痒咽痛，舌淡暗，舌苔薄白，脉细。拟方：三诊方原方。14 剂，水煎服，每日 1 剂，早晚两次分服。此后患者坚持门诊治疗，以健脾利湿、化痰散结为法随证加减。复查胸部 CT 提示：结肠癌术后双肺转移，肺部病灶较前无明显变化。生活质量较前好转。

按：该患者为大肠癌术后双肺转移患者，病属晚期。考虑脾为生痰之源，脾气亏虚，中焦虚寒，痰瘀互结而成本病。首诊方中用参苓白术散健脾益气扶正，大黄附子汤温中散寒止痛，生半夏、薏苡仁、白扁豆、砂仁等化痰祛湿散结，莪术、土鳖虫、蜈蚣、僵蚕、赤芍等化瘀通络。其中特别是重用白术与厚朴通腑，重用虫类药化瘀散结。二诊患者痰瘀之邪大减，症状改善，遂重用黄芪以扶正。三诊患者症状进一步改善，遂加茵陈清热利湿，连翘、牡丹皮祛风活血。整个治疗过程体现了王昌俊教授"六腑以通为用"、注重攻邪以安正的用药特点。患者经中医药辨证治疗后临床症状改善，肿瘤得以控制，收到了良好的效果。

案2：六君子汤加减治疗大肠癌

黄某，女，52岁，2016年9月17日初诊。患者2014年3月在当地医院体检时，发现结肠癌，并行手术治疗，术后病理结果示：中分化腺癌，浸润肌层，术后口服希罗达化疗6个疗程，近一周出现解黄色水样便，大便日4~5次，伴右肋及下腹部隐痛。腹部B超提示：肝内多发占位，考虑转移瘤。刻下症见：疲倦乏力，大便4~5次/天，时有右肋及下腹部隐痛，纳差，舌质淡，舌苔白，脉沉细。辨证属气血亏虚，瘀毒蕴结证。治以健脾益气，化瘀散结解毒为法。处方：党参15g，白术15g，茯苓20g，甘草6g，陈皮12g，法半夏12g，黄芪30g，山药20g，牡丹皮12g，桃仁12g，土鳖虫5g，莪术15g，蜈蚣2条，白花蛇舌草30g，菟丝子15g，杜仲10g，紫苏梗10g，砂仁10g，预知子10g。14剂，水煎服，每日1剂，早晚两次分服。

2016年10月5日二诊：服药后患者仍感疲倦乏力，大便较前好转，日3次，大便成形，纳可，右胁痛减轻，眠差，梦多，小便可。舌质淡红，舌苔白，脉沉细。拟方：首诊方加当归 10g，酸枣仁 15g。14 剂，水煎服，每日 1 剂，早晚两次分服。

2016 年 10 月 20 日三诊：服药后患者仍感疲倦乏力，四肢欠温，大便较前好转，日 2~3 次，大便成形，纳可，右胁痛明显减轻，眠差，梦多易醒，小便可。舌质淡红，舌苔薄白，脉沉细。拟方：二诊方加桂枝 10g，制附子 10g。14 剂，水煎服，每日 1 剂，早晚两次分服。

2016 年 11 月 7 日四诊：服药后患者疲倦乏力明显减轻，四肢温暖，大便较前明显好转，日 1~2 次，大便成形，纳可，无右胁痛，眠可，小便可。舌质淡红，舌苔薄白，脉沉细。拟方：三诊方原方。14 剂，水煎服，每日 1 剂，早晚两次分服。此后坚持门诊治疗，多次复查肠镜正常，肝内肿物无明显增大，生活如常人。

按：此例为结肠癌术后化疗后患者，初诊时辨为气血亏虚，瘀毒蕴结证。治以健脾益气，化瘀散结解毒为法。以党参、白术、茯苓、黄芪、山药健脾益气，陈皮、半夏行气散结，杜仲、菟丝子补肾益精养血，土鳖虫、蜈蚣、莪术化瘀散结，白花蛇舌草解毒散结。二诊时患者症状有所改善，但眠差，梦多，考虑气血亏虚，心神失养，加当归、酸枣仁养血安神。三诊时，患者二便已调，诸症基本消失，唯疲倦乏力，四肢欠温，故在此基础方加桂枝、制附子温通阳气。患者术后化疗，气血已虚，瘀毒互结，根据辨证治以扶正抗癌，收到了满意效果。

（三）名中医经验发微

王教授认为大肠癌主要为"饮食不节""情志失调"所致。饮食不节，过食肥甘厚味或生冷之物，伤及脾胃，运化失司，酿湿生热，湿热蕴毒下迫大肠，故而毒聚成痈；或因忧思郁怒，情志失调，胃肠失和，气机不畅，气滞血瘀，则成积块。病机以正虚为本，以湿、热、瘀、毒为标。肠道恶性肿瘤多以"气滞""湿热""瘀毒"为患，腑道的通畅受阻，气血、水气运行受碍，故而临床治疗上王教授强调要注意"通"法的运用。其次，因肠腑位于中焦，中医治疗应注意"治中焦如衡"的思想，药性要平和、轻灵，攻邪以扶正，调理气机，升脾降胃。此外，王教授认为大肠癌与血瘀密切相关，故临证多用蜈蚣、全蝎、僵蚕等虫类药剔络化瘀散结。

参考文献

1. 黄旭晖，林举择. 王昌俊教授中医辨治肠癌经验［J］. 现代医学，2017，17（11）：1699-1701